Wolfgang Gaebel · Ansgar Klimke (Hrsg.)

Neuroleptika bei nichtpsychotischen Störungen

Springer

Berlin
Heidelberg
New York
Barcelona
Hongkong
London
Mailand
Paris
Singapur
Tokio

Wolfgang Gaebel · Ansgar Klimke (Hrsg.)

Neuroleptika bei nichtpsychotischen Störungen

Grundlagen und Indikationen

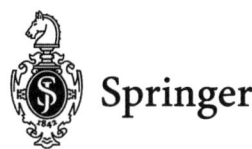 Springer

Professor Dr. med. Wolfgang Gaebel
Priv. Doz. Dr. med. Ansgar Klimke

Psychiatrische Klinik
der Heinrich-Heine-Universität
Rheinische Kliniken Düsseldorf
Bergische Landstraße 2

D-40629 Düsseldorf

ISBN-13:978-540-64940-3   e-ISBN-13:978-3-642-59977-4
DOI: 10.1007/978-3-642-59977-4

Springer-Verlag Berlin Heidelberg New York
Die Deutsche Bibliothek – CIP-Einheitsaufnahme
Neuroleptika bei nichtpsychotischen Störungen : Grundlagen und Indikationen / Hrsg.:
Wolfgang Gaebel ; Ansgar Klimke. – Berlin ; Heidelberg ; New York ; Barcelona ; Budapest ;
Hongkong ; London ; Mailand ; Paris ; Singapur ; Tokio : Springer, 1998
ISBN-13:978-540-64940-3   e-ISBN-13:978-3-642-59977-4

Herstellung: PRO EDIT GmbH, D-69123 Heidelberg
Umschlaggestaltung: Erich Kirchner, Heidelberg
Satzherstellung: Hagedorn Kommunikation, D-68519 Viernheim

SPIN 10662105   13/3135-5 4 3 2 1 0

Vorwort

Die antipsychotische Wirksamkeit der Neuroleptika sowohl bei schizophrenen Psychosen als auch bei florider psychotischer Symptomatik im Rahmen anderer psychiatrischer Erkrankungen, z. B. bei organischen Psychosen oder bei Drogenpsychosen, ist seit langem bekannt. Demgegenüber ist der Einsatz von Neuroleptika bei nichtpsychotischen Erkrankungen weniger gut abgesichert. Entsprechend sind derartige Störungen für Neuroleptika z. B. in der *Roten Liste* bzw. in den Fachinformationen der Hersteller nur bei einigen Präparaten im Sinne einer „Nebenindikation" aufgeführt. Um so erstaunlicher ist der Befund, daß nach Daten des Medizinischen Instituts für Statistik in Frankfurt, in Übereinstimmung mit skandinavischen Arzneimittelstatistiken, z. B. für das 2. Quartal 1997 in Deutschland bei nur 14 % der Neuroleptikaverordnungen schizophrene Psychosen, hingegen bei mehr als der Hälfte der Verordnungen nichtschizophrene Erkrankungen, insbesondere Neurosen (23,7 %), angegeben werden. Diese Zahlen zeigen die Notwendigkeit, auch bei den nichtpsychotischen Erkrankungen Indikationsgebiete, Nebenwirkungsspektrum und Richtlinien zur Präparate- und Dosiswahl einschließlich rechtlicher Aspekte sorgfältig zu überdenken. Die Breite der Anwendung von Neuroleptika bei diesen Erkrankungen in Arztpraxis und Klinik steht in einem gewissen Kontrast zu der relativ geringen Zahl kontrollierter wissenschaftlicher Studien außerhalb schizophrener Psychosen. Insbesondere einige neuere Präparate, wie Sertindol, Olanzapin oder Risperidon, sind bisher für andere Indikationen noch gar nicht zugelassen, obwohl gerade bei den neuen Substanzen zumindest für schizophrene Psychosen ein besonders günstiges Nutzen-Nebenwirkungs-Verhältnis anzunehmen ist.

Dieses Buch hat sich das Ziel gesetzt, den aktuellen Stand der Forschung zum Einsatz der Neuroleptika außerhalb des Indikationsgebietes schizophrener Erkrankungen darzustellen, die angesprochenen offenen Fragen kritisch zu diskutieren und zukünftige Perspektiven für Forschung und Therapie aufzuzeigen. Dabei soll insbesondere auch das Informationsbedürfnis der Kollegen der somatischen Fachgebiete bzw. der Allgemeinärzte berücksichtigt werden, die in nicht unerheblichem Umfang bei ihrer Patientenklientel Neuroleptika einsetzen.

Wir freuen uns, daß wir für diese Fragestellungen eine Reihe namhafter Experten gewinnen konnten, und bedanken uns besonders bei der Firma Promanta-Lundbeck Hamburg, die in uneigennütziger Weise dieses Buch und das zugrundeliegende Symposium unterstützt und organisiert hat.

Düsseldorf, den 12. 08. 1998

Wolfgang Gaebel
Ansgar Klimke

Inhaltsverzeichnis

Der Einsatz von Neuroleptika bei nicht schizophrenen Erkrankungen 1
W. Gaebel, A. Klimke

Pharmakologische Grundlagen der Therapie mit Neuroleptika
außerhalb ihrer Anwendung bei Schizophrenen 15
W. E. Müller
Diskussion 27

Pharmakoepidemiologie der Neuroleptika-Verordnung
bei nicht schizophrenen Störungen 31
M. Linden
Diskussion 40

Anwendung von neuen Neuroleptika bei nicht schizophrenen Erkrankungen 43
A. Klimke
Diskussion 59

Neuroleptika in der Behandlung psychischer Störungen im Kindes- und Jugendalter
außerhalb nicht schizophrener Krankheitsbilder 63
A. Warnke, G.-E. Trott, Ch. Wewetzer
Diskussion 77

Anwendung von Neuroleptika in der Gerontopsychiatrie 80
R. Ihl
Diskussion 89

Anwendung von Neuroleptika bei Abhängigkeitserkrankungen 95
L. G. Schmidt
Diskussion 105

Die Bedeutung klassischer Neuroleptika
für die Behandlung somatoformer Störungen 108
H. Peter, D. Naber
Diskussion 118

Pharmakotherapie von generalisierten Angststörungen, Panikstörungen
und Zwangsstörungen mit klassischen Neuroleptika 123
H.-P. Volz
Diskussion 133

Neuroleptika als Schlafmittel 137
R. Steinberg
Diskussion 146

Der Einsatz von Neuroleptika bei depressiven Erkrankungen 149
N. Müller, H.-J. Möller
Diskussion 164

Anwendung von Neuroleptika bei psychischen Störungen
im Rahmen internistischer Erkrankungen 166
B. Bandelow, E. Rüther
Diskussion 173

Neuroleptikatherapie bei Epilepsien und epileptischen Anfällen 175
J. Bauer
Diskussion 182

Anwendung von Neuroleptika bei Schmerzsyndromen 183
R. Saupe
Diskussion 189

Medikamentöse Therapie von Persönlichkeitsstörungen? 192
H. Saß, S. Hertpertz, A. Schürkens
Diskussion 207

Sachverzeichnis 209

Mitarbeiterverzeichnis

Bandelow, B., PD Dr.
Klinik und Poliklinik für Psychiatrie
Georg-August-Universität Göttingen
von-Siebold-Straße 5
D-37075 Göttingen

Bauer, J., PD Dr.
Klinik und Poliklinik
für Epileptologie
Zentrum für Nervenheilkunde
der Universität Bonn
Sigmund-Freud-Straße 25
D-53105 Bonn

Gaebel, W., Prof. Dr.
Psychiatrische Klinik
der Heinrich-Heine-Universität
Rheinische Kliniken Düsseldorf
Bergische Landstraße 2
D-40629 Düsseldorf

Herpertz, S., PD Dr.
Klinik für Psychiatrie
und Psychotherapie
RWTH Aachen
Pauwelsstraße 30
D-52074 Aachen

Ihl, R., PD Dr.
Psychiatrische Klinik
der Heinrich-Heine-Universität
Rheinische Kliniken Düsseldorf
Bergische Landstraße 2
D-40629 Düsseldorf

Klimke, A., PD Dr.
Psychiatrische Klinik
der Heinrich-Heine-Universität
Rheinische Kliniken Düsseldorf
Bergische Landstraße 2
D-40629 Düsseldorf

Linden, M., Prof. Dr.
Psychiatrische Klinik und Poliklinik
der Freien Universität Berlin
Eschenallee 3
D-14050 Berlin

Möller, H.-J., Prof. Dr.
Psychiatrische Klinik und Poliklinik
der Ludwig-Maximilians-Universität
Nußbaumstraße 7
D-80336 München

Müller, N., PD Dr.
Psychiatrische Klinik und Poliklinik
der Ludwig-Maximilians-Universität
Nußbaumstraße 7
D-80336 München

Müller, W. E., Prof. Dr.
Pharmakologisches Institut
Biozentrum der Universität Frankfurt
Marie-Curie-Straße 9
D-60439 Frankfurt a. M.

Naber, D., Prof. Dr.
Klinik für Psychiatrie
und Psychotherapie
Universitäts-Krankenhaus Eppendorf
Martinistraße 52
D-20246 Hamburg

Peter, H., Dr.
Klinik für Psychiatrie
und Psychotherapie
Universitäts-Krankenhaus Eppendorf
Martinistraße 52
D-20246 Hamburg

Rüther, E., Prof. Dr.
Klinik und Poliklinik für Psychiatrie
Georg-August-Universität Göttingen
von-Siebold-Straße 5
D-37075 Göttingen

Saß, H., Prof. Dr.
Klinik für Psychiatrie
und Psychotherapie
RWTH Aachen
Pauwelsstraße 30
D-52074 Aachen

Saupe, R., Dr. Dr.
Krankenhaus Stade
Abteilung für Psychiatrie
und Psychotherapie
Bremervörder Straße 111
D-21682 Stade

Schmidt, L. G., Prof. Dr.
Psychiatrische Klinik und Poliklinik
der Freien Universität Berlin
Eschenallee 3
D-14050 Berlin

Schürkens, A.
Klinik für Psychiatrie
und Psychotherapie
RWTH Aachen
Pauwelsstraße 30
D-52074 Aachen

Steinberg, R., Prof. Dr.
Pfalzklinik Landeck
Weinstraße 100
D-76889 Klingenmünster

Trott, G. E., Prof. Dr.
Klinik und Poliklinik
für Kinder- und Jugendpsychiatrie
der Johannes-Gutenberg-Universität
Langenbeckstraße 1
D-55131 Mainz

Volz, H.-P., PD Dr.
Psychiatrische Klinik
der Friedrich-Schiller-Universität Jena
Philosophenweg 3
D-07740 Jena

Warnke, A., Prof. Dr.
Klinik und Poliklinik
für Kinder- und Jugendpsychiatrie
Julius-Maximilians-Universität
Füchsleinstraße 15
D-97080 Würzburg

Wewetzer, Ch., Dr.
Klinik und Poliklinik
für Kinder- und Jugendpsychiatrie
Julius-Maximilians-Universität
Füchsleinstraße 15
D-97080 Würzburg

Der Einsatz von Neuroleptika bei nicht schizophrenen Erkrankungen

W. Gaebel · A. Klimke

Prof. Dr. med. W. Gaebel
Psychiatrische Klinik der Heinrich-Heine-Universität, Rheinische Kliniken Düsseldorf,
Bergische Landstraße 2, 40629 Düsseldorf

Definition und Pharmakologie

Neuroleptika sind pharmakologisch und klinisch keine einheitliche Substanz-
gruppe. Vielmehr wurden unter dieser Bezeichnung zunächst Substanzen zusammengefaßt, die eine bestimmte chemische Struktur aufweisen bzw. in bestimmten
tierexperimentellen Paradigmen ein charakteristisches Wirkprofil zeigen. Heute
wird der Begriff auch auf andere Substanzen angewendet, die klinisch eine
gute Wirksamkeit bei produktiven psychotischen Symptomen bzw. bei schizophrener Positivsymptomatik aufweisen, also als Synonym zum Begriff des Anti-
psychotikums verwendet.

Pharmakologische und positronenemissionstomographische Untersuchungen
zeigen, daß fast alle diese Substanzen (u. a. mit der Ausnahme des strukturell
ähnlichen, jedoch nicht antipsychotisch wirksamen Promethazins) in antipsychotischer Dosierung eine deutliche Blockade zerebraler Dopamin-D_2-Rezeptoren
bewirken. Einige Neuroleptika blockieren zusätzlich auch Dopamin-D_1-Rezepto-
ren, oder mit gleicher oder höherer Affinität nichtdopaminerge Systeme, z. B.
histaminerge, serotonerge, noradrenerge oder cholinerge Rezeptoren. Es besteht
heute weitgehende Übereinstimmung, daß diese Blockade von Dopamin-D_2-
Rezeptoren ein wesentliches pharmakologisches Prinzip für die therapeutische
Wirkung auf die akute Positivsymptomatik darstellt (Müller 1990).

Die Blockade von Dopaminrezeptoren kann zu einer Reihe unerwünschter
Begleitwirkungen, z. B. zu extrapyramidal-motorischen Störungen führen. Grundsätzlich wäre deshalb zu fordern, daß Neuroleptika bei nicht schizophrenen
Erkrankungen nur dann eingesetzt werden sollten, wenn vom Dopaminantagonismus dieser Substanzen ein spezifischer therapeutischer Nutzen erwartet werden
kann. In bezug auf die Beeinflussung anderer Neurotransmittersysteme stehen
eine Reihe anderer Substanzen zur Verfügung, die antihistaminerge (Sedation
z. B. mit Promethazin), serotonerge oder noradrenerge (z. B. Antidepressiva)
oder anticholinerge Wirkeigenschaften besitzen und die Neuroleptika insoweit
entbehrlich machen können. Inwieweit der klinische Einsatz bestimmter Neuroleptika auf ihren antidopaminergen Wirkungen oder auf der Kombination von
antidopaminergen Eigenschaften und der Blockade anderer Neurotransmitter-
Rezeptoren beruhen, bedarf noch der weiteren pharmakologischen Untersuchung.

Zu den neurobiochemischen und verhaltenspharmakologischen Auswirkungen
der Dopamin-D_2-Rezeptorblockade sowohl in höherer, antipsychotisch wirksamer Dosierung, als auch in niedriger Dosierung, gibt es eine Reihe tierexperi-
menteller Befunde, die im Beitrag von *W.E. Müller* ausführlicher dargestellt

sind. Unter anderem antagonisieren Neuroleptika bei der Maus Hypermotilität, Hypothermie bzw. motorische Stereotypien, die durch Verabreichung des Dopaminagonisten Apomorphin induziert wurden. Im Niedrigdosisbereich kommt es nach Verabreichung von Neuroleptika hingegen zu einer Motilitätszunahme, die über eine Blockade präsynaptischer Dopaminrezeptoren und damit eine verstärkte Dopaminfreisetzung erklärt werden kann.

In bezug auf nichtdopaminerge Verhaltenswirkungen gibt es nur wenige konsistente Befunde. Dabei werden insbesondere die antihistaminergen, möglicherweise auch die α_1-antagonistischen Eigenschaften für die sedierenden bzw. schlafanstoßenden Wirkungen insbesondere der niederpotenten Neuroleptika, verantwortlich gemacht.

Insgesamt reichen die vorliegenden grundlagenwissenschaftlichen Befunde jedoch nicht aus, um hieraus schlüssig den Einsatz von Neuroleptika bei nichtpsychotischen Syndromen im Rahmen nicht schizophrener Erkrankungen abzuleiten. Hierzu müßte aus der rezeptorpharmakologischen Wirkung der Neuroleptika auf dopaminerge oder nichtdopaminerge Systeme eine Modulation oder Normalisierung hypothetisch gestörter zerebraler Funktionssysteme abgeleitet werden, was bisher nicht gelungen ist. Insofern ist zusammenfassend festzustellen, daß das Rational für den klinischen Einsatz von Neuroleptika bei nicht schizophrenen Indikationen bisher nicht überzeugend aus der Neuropharmakologie bzw. tierexperimentellen Verhaltenspharmakologie entwickelt werden kann, sondern wesentlich auf empirischen Befunden beruht.

Zugelassene Indikationen und Verordnungshäufigkeit

Schon recht bald nach klinischer Einführung der Neuroleptika zur Behandlung schizophrener Psychosen zeigte sich, daß hierunter auch *floride psychotische Syndrome nicht schizophrener Genese*, z.B. im Rahmen von Drogenpsychosen, bei organischen Erkrankungen sowie bei schizoaffektiven Psychosen und wahnhafter Depression gut ansprechen können.

Neuroleptika werden aber auch bei einer Reihe nicht schizophrener Erkrankungen eingesetzt, bei denen keine produktiven psychotischen Symptome bestehen. Hierzu zählen u.a. Unruhezuständen und Verhaltensstörungen einschließlich Aggressionszuständen in der Gerontopsychiatrie, bei Alkoholentzugssyndromen, bei epilepsieassoziierten Psychosen sowie bei Patienten mit geistiger Behinderung bzw. im Rahmen organischer Erkrankungen. Eine weitere, inzwischen durch kontrollierte Studien relativ gut gesicherte Indikation für eine niedrigdosierte Neuroleptikabehandlung sind Angsterkrankungen (sog. Neuroleptanxiolyse, s. Beitrag von *H.P. Volz* in diesem Buch, S. 123).

Auch wenn diese Indikationen bei nicht schizophrenen Erkrankungen bei der überwiegenden Mehrzahl der Neuroleptika nur im Sinne einer „Nebenindikation" aufgeführt sind, steht dies im Gegensatz zu pharmakoepidemiologischen Befunden. Im Beitrag von *M. Linden* (in diesem Buch, S. 31) wird dargestellt, daß nur 14% der Neuroleptika-Verordnungen bei schizophrenen Psychosen erfolgen, wie dies auch Daten aus skandinavischen Arzneimittelstatistiken zeigen (Friebel 1989). Bei etwa einem Viertel der Verordnungen werden diagnostisch Neurosen, reaktive Störungen oder Persönlichkeitsstörungen angegeben; Verhaltensstörungen bei hirnorganischen Erkrankungen einschließlich dementieller Syndrome machen weitere 17 % aus. Die Bedeutung gerontopsychiatrischer Syndrome ist auch daran zu erkennen, daß etwa die Hälfte der Patienten, denen Neuroleptika verordnet werden, 65 Jahre oder älter sind. Weiterhin ist in diesem Zusammenhang bemerkenswert, daß eine wesentlicher Anteil der Verordnungen auf allgemeinmedizinische Praxen bzw. im somatischen Krankenhaus auf internistische, geriatrische und chirurgische Abteilungen zurückgeht.

Diese Verordnungslage steht in einem gewissen Gegensatz zu den vorliegenden empirischen Wirksamkeitsbefunden. Zur antipsychotischen Wirksamkeit bei nicht schizophrenen Psychosen sowie zur niedrigdosierten Neuroleptanxiolyse gibt es eine relativ gute Datenbasis, die auch klinische Empfehlungen rechtfertigt. Zu nahezu allen anderen genannten Indikationen liegen jedoch nur wenige aussagekräftige Studien vor, die heutigen methodischen Anforderungen entsprechen. Häufig gibt es nur unkontrollierte Fallsammlungen oder Einzelfallberichte, die im Einzelnen in den Beiträgen dieses Buches dargestellt werden.

Trotz dieser Einwände werden in den Fachinformationen der Hersteller bzw. in der Roten Liste (1997) die genannten und weitere Indikationen für eine Reihe unterschiedlicher Substanzen ausgewiesen (Tabelle 1). Die Aufnahmevoraussetzungen bestimmter Indikationen für definierte Substanzen beschränken sich im arzneimittelrechtlichen Zulassungsverfahrens in der Regel auf den Antrag des Herstellers und die dazu vorgelegten wissenschaftlichen Befunde. Für die überwiegende Mehrzahl der Neuroleptika wird dabei das Einsatzgebiet „schizophrene Psychose" bzw. „akute psychotische Syndrome" ausgewiesen. Außerhalb dieser

Tabelle 1. Indikationen für Neuroleptika bei nicht schizophrenen Syndromen und Erkrankungen

Zielsyndrom/Erkrankungen lt. Rote Liste, 1997/1998	Substanzen
Nichtschizophrene akute psychotische Syndrome	Nahezu alle im Handel befindlichen Neuroleptika Ausnahmen: – Nicht antipsychotisch wirksam: Promethazin[1] – Nur bei schizophrenen Psychosen: Neue bzw. atypische Neuroleptika: Clozapin, Zotepin, Risperidon, Olanzapin, Sertindol Ältere Substanzen: Trifluperidol, Bromperidol, Zuclopenthixoldecanoat (Depotform), Fluphenazindecanoat (Depotform):
Maniformes Syndrom/Manie	H: Fluphenazin, Perphenazin, Benperidol, Haloperidol, Perphenazinantat (Depotform), Flupentixoldecanoat (Depotform) M/N: Perazin, Clopenthixol, Zuclopenthixolacetat (Depotform), Chlorprothixen, Levomepromazin
Agitierte Depression	H: Fluphenazin N: Levomepromazin
Depressive Verstimmung	H: Flupentixol M: Thioridazin, Sulpirid

4   W. Gaebel · A. Klimke

Tabelle 1. (Fortsetzung)

Zielsyndrom/Erkrankungen lt. Rote Liste, 1997/1998	Substanzen
Angsterkrankungen	H (niedrigdosiert): Fluspirilen, Flupentixol, Perphenazin, Fluphenazin, Trifluoperazin, Haloperidol, M/N: Thioridazin, Sulpirid, Promazin, Promethazin[1]
Nichtpsychotische psycho-motorische Erregungs-/ Unruhezustände	H: Fluphenazin, Perphenazin, Benperidol, Haloperidol M/N: Perazin, Thioridazin, Prothipendyl, Pipamperon, Promazin, Chlorpromazin, Chlorprothixen, Clopenthixol („bei eretischem Schwachsinn"), Zuclopenthixol („bei seniler Demenz")
Verwirrtheitszustände bei körperlich begründbaren Psychosen/delirante Zustände	H: Haloperidol, Benperidol M/N: Clopenthixol, Pipamperon, Promazin
Schlafstörungen	N: Promethazin[1], Promazin, Prothipendyl, Melperon, Pipamperon, Chlorprothixen
Schmerzen (in Kombination mit Analgetika)	H: Haloperidol M/N: Chlorpromazin, Thioridazin, Prothipendyl, Promazin, Levomepromazin
„Neurosen"	H (niedrigdosiert): Perphenazin, Flupentixol M: Sulpirid
„Psychoreaktive Störungen"	H (niedrigdosiert): Flupentixol M: Thioridazin
„Persönlichkeitsstörungen"	M: Thioridazin
„Psychovegetative Beschwerden" einschl. funktioneller Störungen	H (niedrigdosiert): Fluspirilen, Trifluoperazin M/N: Thioridazin, Sulpirid, Prothipendyl
Suchterkrankungen	H: Flupentixol, Flupentixoldecanoat (Depotform) M/N: Melperon („Alkoholismus"), Chlorprothixen („Entziehungskuren"), Clopenthixol („Delirium tremens"), Sulpirid („Alkoholpsychosen"), Promazin („Entzugs-erscheinungen")
Übelkeit/Erbrechen	H: Perphenazin, Haloperidol N: Promethazin[1]
Autismus	H: Haloperidol M: Sulpirid
Dyskinetische Syndrome, Tics	H: Fluphenazin, Haloperidol
Andere Indikationen	H: Haloperidol („Stottern"), M/N: Prothipendyl („Konzentrationsschwäche bei Kindern"), Melperon („Oligophrenie"), Pimozid („psychisch bedingte Versagenszustände")

[1] Promethazin wird in der Roten Liste als Neuroleptikum aufgeführt, ist aber pharmakologisch als Antihistaminikum und nicht neuroleptisch wirksame Substanz (fehlender Dopaminantagonismus) zu klassifizieren.
H: hochpotente; M: mittelpotente; N: niederpotente Neuroleptika

Indikation werden allerdings abhängig vom jeweiligen Hersteller auch für gleiche oder pharmakologisch sehr ähnliche Substanzen zum Teil ganz unterschiedliche Indikationen bei nicht schizophrenen Erkrankungen angegeben.

So sind z. B. die Indikationen für Haloperidol bei mehreren Herstellern auf schizophrene Psychosen, akute Verschlechterungen chronischer therapieresistenter Schizophrenien bzw. Erregungszustände psychotischer Genese beschränkt (z. B. Haloperidol-ratiopharm), während andere Hersteller auch Indikationsgebiete wie delirante und andere exogen psychotische Syndrome, maniforme Syndrome, dyskinetische Syndrome und Tic-Erkrankungen (z. B. Chorea Huntington, Gilles-de-la-Tourette-Syndrom), chronische und schwere Schmerzen (in Kombination mit Analgetika), sowie – bei fehlendem Erfolg anderer Therapiemethoden – Erbrechen, Stottern, nichtpsychotische Angstsyndrome und Autismus (z. B. Haldol-Janssen) ausweisen. Es ist aus pharmakologischer und klinischer Sicht

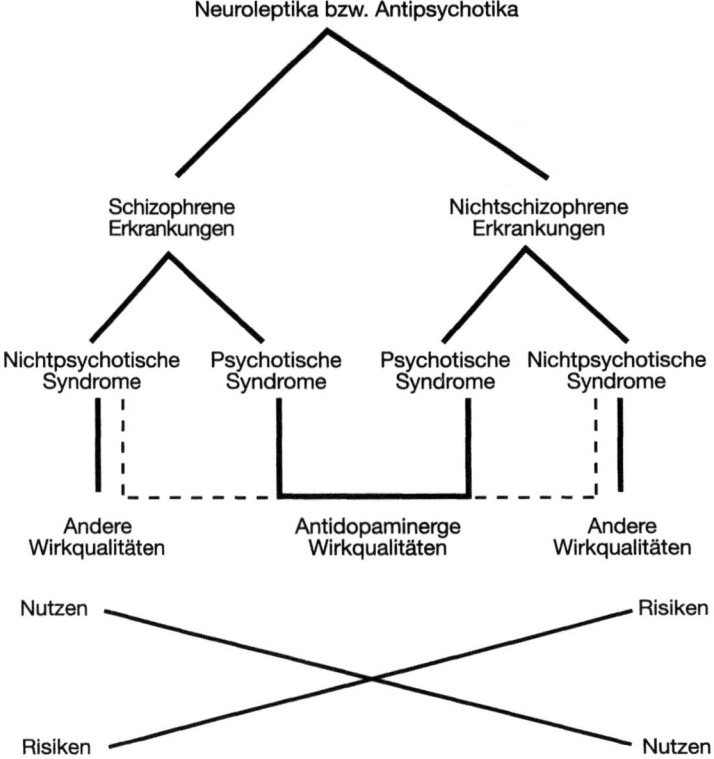

Abb. 1. Bei der Indikationsstellung für eine neuroleptische Behandlung sind schizophrene von nicht schizophrenen Erkrankungen zu differenzieren. Innerhalb dieser Gruppen ist nach psychotischen Zielsyndromen, für die nahezu alle Neuroleptika eine arzneimittelrechtliche Zulassung besitzen, bzw. nach nichtpsychotischen Zielsyndromen zu unterscheiden (z. B. Agitation, Schlafstörungen, Angsterkrankungen usw.). Während bei schizophrenen Psychosen der potentielle Nutzen der Neuroleptika gegenüber den Risiken in der Regel bei weitem überwiegt, muß bei den nicht schizophrenen Erkrankungen mit nichtpsychotischen Zielsymptomen eine sorgfältige Nutzen-Risiko-Abwägung erfolgen

auch nicht rational nachvollziehbar, daß für bestimmte Krankheitsbilder nur ganz bestimmte Neuroleptika ausgewiesen werden (z. B. Fluphenazin oder Levomepromazin bei „agitierter Depression" bzw. Thioridazin bei „Psychopathien" usw.). In diesem Zusammenhang ist zu bedauern, daß hier keine Vereinheitlichung auf Grundlage von Wirksamkeits- und Unbedenklichkeitsdaten stattgefunden hat. Sie war ursprünglich im Rahmen der systematischen Aufbereitung des Arzneimittelmarktes Psychiatrie, Neurologie und Anästhesie beim ehemaligen Bundesgesundheitsamt beabsichtigt, wurde jedoch im Jahr 1994 durch die Novellierung des Arzneimittelgesetzes (AMG) vorzeitig eingestellt (Müller-Oerlinghausen u. Schulz 1996).

Für den Nichtpsychiater in ambulanter Praxis bzw. im somatischen Krankenhaus, der bei diesen nicht schizophrenen Syndromen Neuroleptika verordnet, ist angesichts der Unübersichtlichkeit der wissenschaftlichen Studien und der Uneinheitlichkeit der Indikationen in den Fachinformationen eine gewisse Vorsicht geboten (Abb. 1).

Insbesondere der Einsatz hochpotenter Neuroleptika mit relativ hoher Inzidenz extrapyramidal-motorischer Störungen sowie die längerfristige Verordnung von Neuroleptika über Wochen und Monate sollte in der Regel durch eine fachpsychiatrische konsiliarische Stellungnahme überprüft werden, um ernsthafte Begleitwirkungen und entsprechende spätere Behandlungsfehlervorwürfe (z. B. bei Auftreten u. U. irreversibler Spätdyskinesie) möglichst weitgehend zu vermeiden.

Empfehlungen bei nicht schizophrenen Erkrankungen

Einheitliche Leitlinien z. B. der wissenschaftlichen Fachgesellschaften zum Einsatz von Neuroleptika bei nicht schizophrenen Erkrankungen gibt es in Deutschland bisher nicht.

Grundsätzlich muß beim Einsatz von Neuroleptika außerhalb schizophrener Psychosen eine sorgfältige Abwägung der zur Verfügung stehenden therapeutischen Alternativen unter besonderer Berücksichtigung des spezifischen Nebenwirkungsspektrums der Neuroleptika erfolgen (Tabelle 2). Dabei ist allerdings praktisch davon auszugehen, daß auch bei akuten psychotischen Syndromen nicht schizophrener Genese in der Regel wie bei den akuten Schizophrenien eine zumindest vorübergehende neuroleptische Behandlung indiziert ist. Eine kritische Indikationsstellung sollte hingegen bei nicht schizophrenen Erkrankungen ohne psychotische Symptomatik erfolgen.

An unerwünschten neuroleptischen Wirkungen sind als Ausdruck der antidopaminergen Wirkeigenschaften akute dyskinetische Syndrome, neuroleptikainduziertes Parkinsonoid, Akathisie sowie tardive Dyskinesien bzw. späte Hyperkinesen zu unterscheiden. In den letzten Jahren wurde auch die Möglichkeit des Auftretens neuroleptikabedingter dyskognitiver Störungen zunehmend diskutiert (Dose 1998). Während früher die Auffassung vorherrschte, daß bei schizophrenen Psychosen die Vorteile der Neuroleptika hinsichtlich der Behandlung und Besserung psychoseassoziierter kognitiver Störungen (z. B. formaler Denkstörungen) die möglichen Nachteile bei weitem überwiegen, stellt sich die Situation

Tabelle 2. Extrapyramidal-motorische und dyskognitive Begleitwirkungen der Neuroleptika

Begleitwirkung	Beschreibung/Auftretenszeitpunkt	Risiken/Therapie
Akut-Dyskinesie	Akute Verkrampfung bestimmter Muskelgruppen (z. B. „Zungen-Schlund-Krampf", „Blickkrampf"), Stunden bis wenige Tage i. d. Regel nach Verabreichung eines hochpotenten Neuroleptikums	Therapie: parenterale (orale) Einmalgabe eines Anticholinergikums (z. B. Biperiden)
Parkinsonoid	Ausbildung von Tremor, Rigor und Akinese als Folge der Blockade nigrostriataler Dopaminrezeptoren nach neuroleptischer Behandlung über Tage bzw. wenige Wochen, v. a. unter klassischen hochpotenten Neuroleptika	Risiken: Immobilität, erhöhte Sturzgefahr, Embolierisiko erhöht Therapie: Kombination mit Anticholinergikum; besser: Umstellung auf mittelpotentes bzw. atypisches Neuroleptikum
Tardive Dyskinesie, späte Hyperkinesen	Überschießende unwillkürliche choreatiforme Bewegungen (z. B. orofacial), athethoide Dyskinesien; bei älteren Patienten bzw. in sehr seltenen Einzelfällen schon nach wenigen oder einmaligen Applikationen (z. B. Fluspirilen); nur bei frühzeitigem Absetzen vollständig reversibel	Therapie: langsames Absetzen des Neuroleptikums oder bei wichtiger Indikation (z. B. Rezidivprophylaxe manischer Psychosen) Umstellung auf atypisches Neuroleptikum; symptomatisch vorübergehende Behandlung mit Benzodiazepinen Cave: Höherdosierung des bisher verordneten Neuroleptikums bewirkt zwar zunächst eine Suppression der Hyperkinesen, langfristig ist bei einer Subgruppe von Patienten eine weitere Progredienz nicht auszuschließen; deshalb wird dieses Vorgehen bei nichtpsychotischen, nicht schizophrenen Erkrankungen nicht empfohlen!
Akathisie	Subjektiv quälende und objektiv häufig motorisch sichtbare Sitz- und Bewegungsunruhe; subjektives Gefühl, nicht stillsitzen zu können; vor allem unter hochpotenten bzw. Depotneuroleptika	Risiken: Bei ausgeprägter Akathisie kann das Suizidrisiko insbesondere bei Patienten mit depressiver Begleitsymptomatik erhöht sein! Therapie: Umstellung auf mittelpotentes oder atypisches Neuroleptikum; vorübergehende Behandlung mit Benzodiazepinen möglich
Dyskognitive Störungen	Verlangsamung des Denkens, Verminderung der Lernfähigkeit, Abstumpfung des affektiven Erlebens	Therapie: evtl. Umstellung auf atypisches Neuroleptikum

bereits bei der Schizophrenie mit der Einführung nebenwirkungsarmer atypischer Neuroleptika heute anders dar. Bei nicht schizophrenen Erkrankungen, bei denen psychosebedingte kognitive Störungen von vornherein nicht bestehen, müssen deshalb in besonderem Maße neuroleptikainduzierte kognitive Störungen gegen die möglichen Vorteile abgewogen werden.

Präparatewahl und Aufklärung

Grundsätzlich ist bei nicht schizophrenen Erkrankungen zunächst einmal nach den *klinisch zugelassenen Indikationen* die Präparatewahl vorzunehmen und entsprechend den in der Fachinformation enthaltenen Hinweisen aufzuklären. Wesentliche Gesichtspunkte sind das *Risiko von extrapyramidal-motorischen Störungen und insbesondere Spätdyskinesien* sowie bei einzelnen Substanzen *spezifische Risiken* bzw. *Nebenwirkungen* (z. B. kardiovaskuläre Risiken, Sedation, Appetitsteigerung, Libido- bzw. Potenzstörungen) mit der sich daraus ergebenden Notwendigkeit der Einhaltung vorgeschriebener bzw. empfohlener Kontrolluntersuchungen (z. B. Blutbildkontrollen unter Clozapin, EKG-Kontrollen unter Sertindol, Leberenzymkontrollen v. a. bei mittel- und niederpotenten Neuroleptika).

Zwar sind Einzelfälle irreversibler Spätdyskinesien in der Literatur auch schon nach kurzzeitiger Neuroleptikagabe beschrieben worden. In der Regel kommt es aber in Abhängigkeit von der kumulativen neuroleptischen Lebenszeitdosis bevorzugt unter hochpotenten Neuroleptika vor allem bei den über lange Zeit neuroleptisch behandelten Patienten zu derartigen Symptomen. Dabei liegt die Inzidenz sog. tardiver Dyskinesien nach einer Untersuchung von Kane et al. (1986) im ersten Behandlungsjahr unter 5 %, während nach 8jähriger Behandlung bei immerhin 20 % der Patienten Spätdyskinesien gefunden werden, bei denen diese Symptome zuvor mindestens 6 Monate lang bestanden hatten.

Bei akut behandlungsbedürftigen schizophrenen Patienten überwiegen klinisch in nahezu allen Fällen die möglichen Risiken einer unterlassenen, aber indizierten neuroleptischen Behandlung (Verschlechterung der Psychose, erhöhtes Suizidrisiko) gegenüber dem Risiko von Spätdyskinesien. Bei nicht schizophrenen Erkrankungen ohne akute psychotische Symptome ist die Nutzen-Risiko-Abwägung anders gelagert. Hier sollte zumindest bei Verordnung der hochpotenten typischen Neuroleptika auf die Möglichkeit der Entwicklung von Spätdyskinesien, die vom Arzt durch genaue Verlaufsuntersuchung frühzeitig erkannt und ggf. durch rechtzeitiges Absetzen bzw. Umstellung auf ein anderes Präparat (z. B. Clozapin) behandelt werden können, bei Beginn der Behandlung im Rahmen der Aufklärung ausdrücklich hingewiesen werden. Bei sachgerechter Aufklärung können viele Patienten lernen, etwaige Symptome einer Spätdyskinesie frühzeitig selbst zu erkennen, ohne daß eine Beeinträchtigung der medikamentösen Compliance bei längerfristiger Verordnung durch eine solche ausführliche Information befürchtet werden muß (Chaplin u. Kent 1998).

Sollen bestimmte Neuroleptika bei Indikationen eingesetzt werden, für *die vom Hersteller keine Zulassung beantragt wurde*, sind an die Aufklärung und Einwilligung höhere Anforderungen zu stellen. Der Patient bzw. ggf. sein rechtlicher Vertreter (Betreuer) muß neben einer ausführlichen Aufklärung über häufige und seltene Nebenwirkungen darüber aufgeklärt werden, daß es sich bei der vorgeschlagenen Behandlung um einen Heilversuch handelt, für den das Präparat keine Zulassung besitzt. Inhalt der Aufklärung, Zustimmung des Patienten und fachliche Gründe, warum der Heilversuch durchgeführt wird, sollten unbedingt schriftlich im Krankenblatt dokumentiert werden.

Bis vor einigen Jahren war die Einhaltung der Indikationsvorgaben der Hersteller relativ leicht durch eine der Roten Liste bzw. Fachinformation entsprechende Präparatewahl möglich. Hierbei mußte bei der *Nutzen-Risiko-Abwägung* lediglich eine Entscheidung zwischen hoch- und niederpotenten Standardneuroleptika getroffen werden. Wenn hochpotente Neuroleptika mit höherem Risiko extrapyramidal-motorischer Störungen verordnet wurden, konnte darauf verwiesen werden, daß die zur Verfügung stehenden Alternativen auch spezifische Risiken haben. So können auch nieder- und mittelpotente Neuroleptika Spätdyskinesien induzieren, führen aber darüber hinaus häufig zu subjektiv störender Sedation und können aufgrund anticholinerger Wirkeigenschaften kardiovaskuläre und vegetative Störeffekte haben.

Durch die neu eingeführten atypischen Neuroleptika, z. B. Risperidon, Olanzapin und Sertindol, wird sich diese Situation möglicherweise ändern. Tierexperimentelle Daten und erste klinische Erfahrungen deuten darauf hin, daß diese Substanzen im Vergleich zu klassischen hochpotenten Neuroleptika vom Typ Haloperidol oder Fluphenazin eine wesentlich geringere Inzidenz von Spätdyskinesien aufweisen könnten. Sollte sich dies auch nach einer längeren Anwendungsperiode an größeren Patientenpopulationen bestätigen, so könnte ein Patient mit Spätdyskinesien nach Anwendung von klassischen Neuroleptika zukünftig beanstanden, daß er nicht frühzeitig auf eine neue atypische Substanz ein- bzw. umgestellt wurde, auch wenn diese Indikation noch nicht vom Hersteller beantragt wurde.

Auch die sedativen und kardiovaskulären Begleitwirkungen dieser neuen Substanzen sind wesentlich geringer als diejenigen der mittel- und niederpotenten Neuroleptika. Läßt man die arzneimittelrechtliche Zulassung einmal außer acht, so erscheinen die neuen Neuroleptika, die ansonsten pharmakologisch Dopamin-D_2-Rezeptoren in ähnlichem Ausmaß blockieren wie Standardneuroleptika aufgrund ihres günstigen Nebenwirkungsspektrums besonders geeignet, um auch Patienten mit nicht schizophrenen Erkrankungen zu behandeln. Dies gilt auch für bestimmte Risikogruppen, z. B. in der Kinder- und Jugendpsychiatrie bzw. in der Gerontopsychiatrie, bei denen bisher zunächst ein Therapieversuch mit Standardneuroleptika gemacht werden muß. Für Risperidon befindet sich eine entsprechende Zulassung allerdings in Vorbereitung.

Eine Ausnahme bildet nach wie vor Clozapin. Zwar besitzt Clozapin praktisch kein Spätdyskinesierisiko, sein Einsatz wird aber auch zukünftig durch die spezifischen Auflagen zur Leukozytenkontrolle bzw. zur Früherkennung der bei etwa 0,8–1 % der Patienten auftretenden, potentiell lebensbedrohlichen Agranulozytose limitiert. Ein Therapieversuch mit Clozapin bei nicht schizophrenen Erkrankungen ist nur in besonders schwierigen Fällen bei Therapieresistenz oder Unverträglichkeit anderer Neuroleptika gerechtfertigt, bietet dann aber durchaus begründete Aussicht auf eine klinische Besserung, z. B. bei therapieresistenter Manie, bei therapieresistenten Aggressionszuständen oder bei Borderline-Störungen (Übersicht bei Klimke u. Klieser 1995).

Indikationen für Neuroleptika bei nicht schizophrenen Erkrankungen

Außerhalb akuter psychotischer Syndrome wird die Nutzen-Risiko-Abwägung der Neuroleptika nicht nur durch die arzneimittelrechtlichen Vorgaben und durch eine nebenwirkungsgeleitete Präparatewahl, sondern auch durch die Erfolgsaussichten im Vergleich zu anderen Präparategruppen (z. B. Benzodiazepine, Antidepressiva) wesentlich bestimmt. Die Darstellung des Stands des Wissens ist Gegenstand der Beiträge dieses Buchs. Tabelle 3 faßt die sich hieraus ergebenden Indikationen, die Erfolgsaussichten und mögliche pharmakotherapeutische Alternativen zusammen.

Hieraus ergibt sich, daß bei vielen psychiatrischen Erkrankungen die in der Fachinformation bzw. Roten Liste genannten Zielsyndrome bzw. Krankheitsbilder (z. B. „Suchterkrankungen", „Angsterkrankungen") für die Neuroleptikaverordnung nur einen orientierenden Charakter haben können. Dementsprechend ist in vielen Fällen eine differenzierte psychiatrische Differentialdiagnostik erforder-

Tabelle 3. Synoptische Darstellung möglicher Indikationen für Neuroleptika bei nicht schizophrenen Syndromen und Erkrankungen in verschiedenen Einsatzbereichen

Indikationsbereich	Bewertung
Kinder- und Jugendpsychiatrie (Warnke et al. 1998)	
Wahnhafte Störungen einschließlich wahnhafter Depression	Sinnvoll
Manische Psychosen	Sinnvoll (z. B. Haloperidol)
Organische Psychosen und Durchgangssyndrome	Sinnvoll (z. B. Haloperidol, Pipamperon)
Akute Stimulantienintoxikation	Sinnvoll (z. B. Haloperidol)
Angstsyndrome bzw. akut-phobisch-anankastische Störungsbilder	Möglich (z. B. Perazin, Chlorprothixen), aber nachrangig gegenüber Benzodiazepinen bzw. Antidepressiva
Akutbehandlung aggressiver Durchbrüche	Sinnvoll (z. B. Levomepromazin, Chlorprothixen)
Störungen der Impulskontrolle und Aggressivität	Möglich (z. B. hochpotente Neuroleptika), aber nachrangig zu Lithiumsalzen bei Dauertherapie
Borderline-Syndrom	Möglich (z. B. Fluphenazin)
Autistische Syndrome bzw. Minderbegabung mit Zielsymptomen Hyperaktivität, Aggressivität, Impulsivität, Umtriebigkeit, Stereotypien und autoaggressiven Verhaltensweisen	Sinnvoll bzw. möglich, aber nur im Rahmen eines Gesamtbehandlungskonzepts
Tics bzw. Gille-de-la-Tourette-Syndrom	Möglich (z. B. Haloperidol, Pimozid); bei einfachen Tics Tiaprid als Mittel der 1. Wahl
Hyperkinetisches Syndrom	Nicht sinnvoll mit Neuroleptika zu behandeln; gutes Ansprechen auf Stimulantien

Tabelle 3. (Fortsetzung)

Indikationsbereich	Bewertung
Abhängigkeitserkrankungen (Schmidt 1998)	
Alkoholentzugssyndrom	Weniger sinnvoll (z. B. Phenothiazine, Butyrophenone), da zwar Verminderung entzugsbedingter Symptome, aber erhöhte Inzidenz von Delir und Entzugsanfällen; nachrangig gegenüber Clomethiazol, Benzodiazepinen oder Carbamazepin
Alkoholentzugsanfälle	Nicht sinnvoll; statt dessen Benzodiazepine
Alkoholentzugsdelir	Möglich als Zusatzmedikation (z. B. zu Clomethiazol) zur symptomatischen Behandlung produktiv-psychotischer Symptome; eher hochpotente Präparate (z. B. Haloperidol, Fluphenazin), Vermeidung mittelpotenter wegen Senkung der Krampfschwelle
Opiatentzugssyndrom	Weniger sinnvoll; ggf. mittel- oder niedrigpotente Neuroleptika zur Sedierung möglich (z. B. Chlorprothixen)
Alkoholentwöhnung	Keine ausreichende Datenlage; Hinweise auf mögliche Wirkung von Tiaprid; z. Zt. laufende kontrollierte Studie zu Fluphenazin-Decanoat
Alkoholhalluzinose	Sinnvoll in der Akutphase (z. B. Haloperidol 5–10 mg/d, Fluphenazin 3–12 mg/d, Flupentixol 5–10 mg/d), rasches Absetzen nach Remission der Akutsymptome
Generalisierte Angststörungen, Panikstörungen und Zwangsstörungen (Volz 1998)	
GAD bzw. diffus-ängstliche Symptomatik mit vegetativen Begleitbeschwerden	Sinnvoll bei kritischer Indikationsstellung (Abwägung gegen andere pharmakotherapeutische Alternativen unter Berücksichtigung des Risikos tardiver Dyskinesien bei Langzeitbehandlung; z. B. Fluspirilen, Fluphenazin oder Flupentixol)
Panikstörung	Nicht sinnvoll; viele pharmakotherapeutische Alternativen (z. B. Antidepressiva)
Isolierte Phobie bzw. soziale Phobie	Nicht sinnvoll
Zwangsstörung	Zugabe hochpotenter Neuroleptika sinnvoll bei SSRI-resistenter Zwangsstörung besonders bei Komorbidität mit Tic-Störungen und/oder Schizotypie
Somatoforme Störungen (Peter u. Naber 1998)	
Wahnhafte hypochondrische Störungen, Dermatozoenwahn	Unter Umständen sinnvoll (Hinweise auf Wirksamkeit von Pimozid bei insgesamt unzureichender Datenlage)

Tabelle 3. (Fortsetzung)

Indikationsbereich	Bewertung
Nicht-wahnhafte körperdysmorphe Störungen	Nicht sinnvoll
Konversionsstörungen, somatoforme autonome Störungen, somatoforme Schmerzstörungen	Möglich (z. B. Flupentixol, Haloperidol, Sulpirid), strenge Indikationsstellung unter Abwägung des Spätdyskinesie-Risikos (besonders bei längerfristiger Behandlung)
Schlafstörungen (Steinberg 1998)	Sinnvoll bei Verwendung geeigneter Präparate mit kurzer Halbwertszeit, guter Sedierung und geringer EPM-Symptomatik (z. B. Promazin, Promethazin, evtl. Levomepromazin, Melperon, Pipamperon, Prothipendyl)

Depressive Erkrankungen (Müller u. Möller 1998)

Schizoaffektive Psychosen	Sinnvoll, ggf. in Kombination mit Antidepressivum; nur wenige, z. T. kontrollierte Studien u. a. zu Chlorpromazin, Risperidon, Clozapin
Depression mit psychotischen Symptomen	Sinnvoll in Kombination mit Antidepressivum (Therapie der Wahl; 50 % Response unter antidepressiver Monotherapie, 77 % unter der Kombination); insgesamt nur wenige Studien zu atypischen Neuroleptika. Ausreichende neuroleptische Dosierung im antipsychotischen Bereich (z. B. 2,5–10 mg Haloperidol, 50–60 mg Perphenazin oder 150 mg Thioridazin pro Tag) Cave: Mögliche Interaktionen auf Ebene der Metabolisierung (Cytochrom P450) bzw. andere Arzneimittelinteraktionen bei Kombinationsbehandlung
Rückfallprophylaxe depressiver Syndrome	Möglich (vor allem bei bipolaren Psychosen oder bei wahnhafter Depression); eher nachrangig gegenüber Lithium, Carbamazepin, Valproat oder evtl. Lamotrigin
Chronische und therapieresistente Depression	Möglich; Hinweise auf Wirksamkeit von Sulpirid, Amisulprid bzw. Clozapin
Ängstlich-depressive Syndrome	Möglich mittels niedrigdosierter Neurolepsie (z. B. Fluphenazindecanoat, Flupentixoldecanoat, Fluspirilen), strenge Indikationsstellung unter Berücksichtigung des Risikos später Hyperkinesen bzw. extrapyramidal-motorischer Störungen, deshalb Begrenzung der Behandlungsdauer auf 3(–6) Monate; Untersuchungen zu neuen Atypika dringend wünschenswert

Tabelle 3. (Fortsetzung)

Indikationsbereich	Bewertung
Psychische Störungen im Rahmen internistischer Erkrankungen (Bandelow u Rüther 1998)	
Paranoide, maniforme, Erregtheits- und Unruhezustände	Sinnvoll, vorher aber Abklärung anderer, z. B. neurologischer Ursachen für das organische Psychosyndrom; Bevorzugung von Substanzen mit reinem D2-Dopaminrezeptor-Antagonismus (hochpotente Standardneuroleptika) statt Neuroleptika mit breitem Rezeptorbindungsprofil; Vorteil der Neuroleptika gegenüber Benzodiazepinen: weniger atemdepressiv, keine paradoxen Unruhezustände bei Patienten mit Demenz
Delirante Zustände	Sinnvoll bei deliranten Zuständen im Rahmen eines hirnorganischen Psychosyndroms (niedrigdosierter Beginn, z. B. Haloperidol 0,5–1,5 mg/d wegen erhöhter extrapyramidalmotorischer Empfindlichkeit, vor allem auch bei älteren Patienten) Möglich in seltenen Fällen von Alkoholentzugsdelirien mit Kontraindikation für Clomethiazol
Angst- und Schlafstörungen	Möglich bei Kontraindikation gegenüber anderen Anxiolytika oder Hypnotika (z. B. Chlorprothixen, Melperon, Pipamperon)
Epilepsie und epileptische Anfälle (Bauer 1998)	
Iktale Erregungszustände bei Grand mal	Möglich zur Sedierung (z. B. Perazin, Levomepromazin, Haloperidol), aber nachrangig gegenüber Benzodiazepinen bzw. suffizienter dauerhafter antikonvulsiver Therapie
Iktale bzw. postiktale Psychosen	Sinnvoll bei manifester Psychose nach denselben Therapieprinzipien wie bei Psychosen anderer Ätiologie (z. B. Chlorprothixen, Promethazin, Levomepromazin oder Haloperidol)
Interiktale Psychosen	Sinnvoll; Dauer und Dosierung orientiert an jeweiliger Symptomausprägung (z. B. Haloperidol, Levomepromazin, Flupentixol oder Flupentixol-Decanoat)
Schmerzsyndrome (Saupe 1998)	
Chronische Schmerzsyndrome	Möglich, u. U. sinnvoll als Adjuvantien; lediglich ältere kontrollierte Studien zur Wirksamkeit der Kombination von Antidepressiva und Neuroleptika

lich, um auf Grundlage vorliegender kontrollierter Studien die Erfolgsaussichten und Risiken im Einzelfall gegeneinander abzuwägen. Besonders kritisch sollte bei vielen Indikationen angesichts des Spätdyskinesie-Risikos die längerfristige Verordnung von Neuroleptika hinterfragt werden, wobei entsprechende pharmakologische Alternativen, aber auch nichtmedikamentöse Interventionen geprüft werden müssen. Dies gilt insbesondere für die Verordnung von Neuroleptika bei älteren Menschen z. B. in Heimen, wo die Entscheidung über Präparat, Dosierung und Behandlungsdauer unbedingt in enger Abstimmung mit dem verordnenden Arzt stattfinden sollte. In vielen Fällen wird zu Beginn der neuroleptischen Therapie sowie im langfristigen Behandlungsverlauf die konsiliarische Beurteilung durch einen Fachpsychiater sinnvoll bzw. notwendig sein.

Abschließend ist festzustellen, daß weitere kontrollierte Studien zu diesen Fragen, sowie die Erarbeitung fachkompetenter Empfehlungen bzw. Leitlinien durch die entsprechenden wissenschaftlichen Fachgesellschaften außerordentlich wünschenswert sind. Besonderes Interesse sollte dabei den neuen atypischen Neuroleptika gewidmet werden, die sich von ihrem Nebenwirkungsprofil her wahrscheinlich wesentlich besser für den Einsatz bei nicht schizophrenen Erkrankungen, insbesondere auch in bestimmten Fachgebieten wie der Kinder- und Jugendpsychiatrie, eignen als die gegenwärtig für diese Indikationsbereiche zugelassenen „klassischen" Neuroleptika.

Literatur

Chaplin R, Kent A (1998) Informing patients about tardive dyskinesia. Br J Psychiatry 172: 78–81
Dose M (1998) Unerwünschte psychische Wirkungen der Neuroleptika. In: Riederer P, Laux G, Pöldinger W (Hrsg) Neuro-Psychopharmaka. ein Therapie-Handbuch. Band 4: Neuroleptika. Zweite Aufl., Springer, Wien New York, pp 166–176
Friebel HH (1989) Psychopharmaka im internationalen Vergleich. In: Heinrich K, Linden M, Müller-Oerlinghausen B (Hrsg) Werden zuviele Psychopharmaka verbraucht? Methoden und Ergebnisse der Pharmakoepidemiologie und Phase-IV-Forschung. Thieme, Stuttgart
Kane JM, Woerner M, Borenstein M, Wegner J, Lieberman J (1986) Integrating incidence and prevalence of tardive dyskinesia. Psychopharmacol Bull 22: 254–258
Klimke A, Klieser E (1995) Das atypische Neuroleptikum Clozapin (Leponex) – aktueller Kenntnisstand und neuere klinische Aspekte. Fortschr Neurol Psychiat 63: 173–193
Müller WE (1990) Pharmakologische Aspekte der Neuroleptika-Wirkung. In: Heinrich K (Hrsg) Leitlinien neuroleptischer Therapie. Springer, Berlin Heidelberg New York, pp 3–23
Müller-Oerlinghausen B, Schulz M (1996) Abruptes Ende der systematischen Aufbereitung des Altarzneimittelmarkts im Bereich Psychiatrie, Neurologie und Anästhesie. Nervenarzt 67: 1040–1045
Rote Liste (1997) Arzneimittelverzeichnis des Bundesverbandes der Pharmazeutischen Industrie e. V. (BPI), des Verbandes forschenderArzneimittelhersteller e. V. (VFA), des Bundesverbandes der Arzneimittel-Hersteller e. V. (BAH) und des Verbandes aktiver Pharmaunternehmer e. V. (VAP). Editio Cantor, Aulendorf/Württemberg

Pharmakologische Grundlagen der Therapie mit Neuroleptika außerhalb ihrer Anwendung bei Schizophrenen

W. E. Müller

Prof. Dr. rer. nat. W. E. Müller
Pharmakologisches Institut, Biozentrum der Universität Frankfurt,
Marie-Curie-Str. 9, D-60439 Frankfurt

Im Zentrum des Wirkungsmechanismus von typischen und atypischen Neuroleptika steht die Blockade von Dopamin-D_2-Rezeptoren

Nach Einführung von Chlorpromazin als das erste Antipsychotikum Anfang der 50er Jahre hat die experimentelle Forschung sich sehr intensiv mit der Frage nach dem Wirkungsmechanismus der antipsychotischen Wirkung auseinandergesetzt. Nach vielen Rückschlägen sind wir heute in der Lage, eine relativ klares Bild zu formulieren. Im Zentrum der antipsychotischen Wirkung stehen antagonistische Eigenschaften an Dopamin-D_2-Rezeptoren als der minimale gemeinsame Nenner aller heute klinisch eingesetzten Antipsychotika. Die wesentlichen Evidenzen für diese Aussage sind von mir erst kürzlich ausführlich zusammengefaßt worden (Müller 1998). Ein wesentliches Argument für diese Kernaussage sind vor allen Dingen auch Substanzen aus der Reihe der Benzamide (z. B. Sulpirid und Amisulprid), die pharmakologisch gesehen recht selektive D_2-Antagonisten darstellen und sich in klinischen Studien als gut wirksame und anderen Substanzen gleichwertige Antipsychotika gezeigt haben. Während man im Falle des Chlorpromazins die zusätzliche antagonistische Beeinflussung einer ganzen Reihe anderer Rezeptorsysteme über viele Jahre primär als Ursache zentraler und peripherer unerwünschter Arzneimittelwirkungen angesehen hat, weiß man heute, daß eine zusätzliche Beeinflussung verschiedener Rezeptorsysteme neben den D_2-antagonistischen Effekten (z. B. D_1, D_3, D_4, 5-HT_2) wahrscheinlich die Ursachen für die sogenannten atypischen Eigenschaften verschiedener modernerer Neuroleptika darstellen (Müller 1998).

Bei dem Verständnis für die pharmakologischen Eigenschaften der atypischen Neuroleptika hat immer wieder das Zusammenspiel von therapeutischer Dosis und relativer Affinität zu den jeweiligen Rezeptorsystemen eine wichtige Rolle gespielt. Dieses Problem sei noch einmal schematisch am Beispiel von Abb. 1 aufgegriffen. Hier wird eine fiktive Substanz gezeigt, die an zwei Rezeptorsystemen mit um eine Zehnerpotenz unterschiedlichen Affinitäten bindet. Für die Bindung an das hochaffine System werden niedrigere Konzentrationen (niedrigere IC_{50}-Werte = halbmaximale Hemmkonzentrationen) benötigt als für das schwächeraffine System. Das bedeutet, je niedriger die Konzentration des Neuroleptikums ist, desto relativ bedeutsamer wird die Bindung an das hochaffine System. Umgekehrt, je größer die Konzentration des Neuroleptikums wird, desto stärker verwischt sich die Selektivität der Substanz für das hochaffine System, und in allen Bereichen in denen ausreichende Bindungen an das schwächeraffine System gesehen werden, ist die Bindung an das hochaffine System weitgehend vollständig.

Rezepturbesetzung %

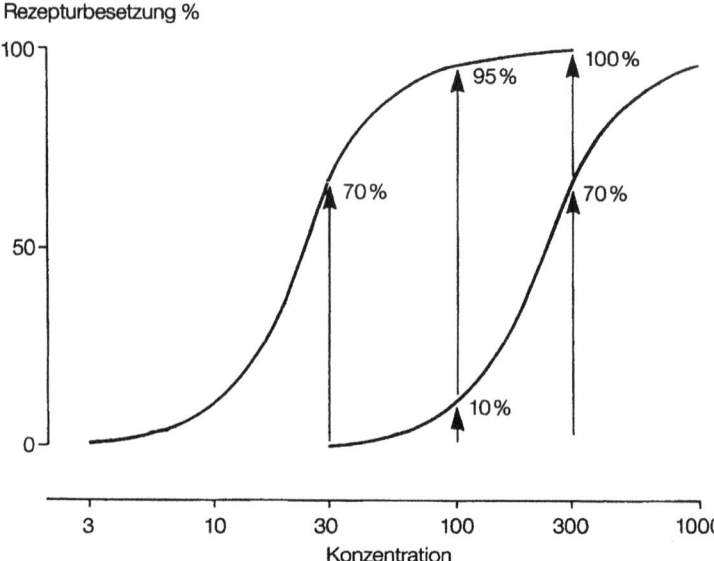

Abb. 1. Schematisches Modell der Beeinflussung zweier unterschiedlicher Rezeptorsysteme durch steigende Konzentrationen eines Neuroleptikums. Die Affinität des Neuroleptikums (Inhibitionskonstante K_i) unterscheidet sich für beide Systeme um eine Zehnerpotenz. Die Maßzahlen auf der x-Achse sind arbiträr, bewegen sich jedoch bei den meisten Neuroleptika im Nanomolarbereich

Ähnliche Betrachtungen sind in der Pharmakologie der Neuroleptika von großer Bedeutung, denn sie binden an sehr viele Rezeptorsysteme und es war lange strittig, wie relevant überhaupt die Bindung an den Dopamin-D_2-Rezeptor tatsächlich ist. Dieses Problem ist heute gelöst, und wir wissen sehr gut, daß alle Neuroleptika so dosiert werden müssen, daß eine ausreichende D_2-Rezeptorblockade erreicht wird. Dieses zunächst einmal eher theoretische pharmakologische Konzept konnte in den letzten Jahren sehr überzeugend durch die vielen Untersuchungen mit der PET-Technik belegt werden. Für die meisten Neuroleptika, ungeachtet ob typisch oder atypisch, wird im Mittel eine Blockade striataler D_2-Rezeptoren zwischen 70 und 80 % für eine ausreichende antipsychotische Wirkung benötigt (Farde 1995; Farde et al. 1992). Ausnahmen von dieser Regel stellen das Clozapin und vielleicht noch die eine oder andere atypische Substanz dar. Dies bedeutet nun aber auch, daß im therapeutischen Dosisbereich die Neuroleptika alle Rezeptorsysteme, an die sie mit höherer Affinität als an den D_2-Rezeptor binden, noch stärker besetzen als den D_2-Rezeptor. Dies läßt sich aus Abb. 1 ableiten. Dies führt zum einen zu den bekannten, über die Rezeptorprofile erklärbaren unerwünschten Arzneimittelwirkungen der Neuroleptika (Tabelle 1) und führt aber zum anderen auch im Falle der atypischen Substanzen zu der erwünschten Reduktion extrapyramidal-motorischer Nebenwirkungen und zur besseren Wirkung bei der Negativsymptomatik (zum Beispiel durch die zusätzliche 5-HT$_2$-Blockade, Muskarin-Rezeptorblockade und D_1- bzw. D_3-Blockade)

Tabelle 1. Mögliche therapeutische Konsequenzen der Blockade von Neurorezeptoren durch typische und atypische Neuroleptika (ergänzt nach Richelson, 1984 und Müller 1998)	M	– Trockener Mund – Verschwommenes Sehen, Akkomodationsstörungen – Sinustachykardie – Verstopfung – Harnretension, Miktionsstörungen – Gedächtnisstörungen
	H_1	– Sedierung, Müdigkeit, Schläfrigkeit – Verstärkung anderer zentral dämpfender Substanzen – Gewichtszunahme (?)
	a_1	– Orthostase, Blutdrucksenkung – Schwindel, Benommenheit – Schwindel, Benommenheit, Sedation – Reflextachykardie – Verstärkung der Wirkung anderer a_1-Blocker
	D_2	– Extrapyramidal-motorische Störungen – Prolactin-Erhöhung – Sexuelle Funktionsstörungen
	5-HT_2	– Appetitzunahme, Gewichtszunahme – Blutdrucksenkung
	5-HT_3	– Antiemetische Wirkung – Anxiolyse (?)

(Müller 1998). Umgekehrt bedeutet dies aber für Neuroleptika, daß im Falle einer Dosierung, die nicht mehr zu einer D_2-Okkupation von 70–80 % führt, die Bindung an die Rezeptoren überwiegt, zu denen die jeweilige Substanz eine höhere Affinität als zum D_2-Rezeptor zeigt.

Aus dem bisher Formulierten geht daher hervor, daß auf der Suche nach den relevanten Mechanismen der Neuroleptikawirkung bei nicht antipsychotischen Indikationen man zunächst einmal folgende Frage stellen muß:

1. Entspricht die benötigte therapeutische Dosis der antipsychotischen Dosis (Wahrscheinlichkeit einer D_2-Rezeptor vermittelten Wirkung).
2. Ist der Effekt bei allen Neuroleptika in ausreichender Dosierung zu sehen (Gruppeneigenschaft und damit wahrscheinlich über D_2-Rezeptoren vermittelt).
3. Ist der Effekt deutlich unterhalb der antipsychotischen Dosis zu sehen. Hier gibt es zwei Alternativen.
   a) Wiederum Gruppeneigenschaft, d.h. bei allen Neuroleptika in niedriger Dosierung zu sehen (wahrscheinlich auch über D_2-Rezeptoren vermittelt).
   b) Gilt nur für einige Neuroleptika in niedriger Dosierung (wahrscheinlich über Rezeptorsysteme vermittelt, für die die jeweiligen Substanzen höhere Affinitäten als für den D_2-Rezeptor zeigen).

Damit ist zunächst der Rahmen abgesteckt, wie wir die Neuroleptikawirkungen im Hinblick auf die vielen klinischen Indikationen klassifizieren können.

Damit ist aber auch schon aufgezeigt, daß wir in vielen Bereichen keine klaren Aussagen machen können, insbesondere dann, wenn diese Indikationen nicht systematisch klinisch untersucht wurden, so daß vor allen Dingen die Frage nicht sicher beantwortet werden kann, ob oder ob nicht für diese jeweiligen Indikationen Neuroleptika aus unterschiedlichen Klassen (hochpotente versus niederpotente, typische versus atypische) gleich wirksam sind. Aus diesem Grund sollen sich die vorliegenden Ausführungen auch nur auf wenige Indikationen beschränken, für die von pharmakologischer Seite einigermaßen eindeutige Aussagen formuliert werden können.

Im Vordergrund der hypnotischen Wirkung von Neuroleptika steht der H₁-Rezeptorantagonismus

Wir wissen schon aus den Nebenwirkungsbetrachtungen (Tabelle 1), daß für die sedierenden bzw. schlafanstoßenden unerwünschten Arzneimittelwirkungen der Neuroleptika hauptsächlich die Histamin-H_1-antagonistischen Eigenschaften verantwortlich gemacht werden, möglicherweise in Kombination mit anticholinergen Wirkungen und mit a_1-antagonistischen Eigenschaften. Auch in dieser Indikation gibt es keine systematischen Untersuchungen, sondern nur die auf der klinischen Erfahrung beruhende Klassifikation von Rüther und Hippius (1979) (Abb. 2), in der eine ganze Reihe älterer Neuroleptika einschließlich des Clozapins im Hinblick auf ihre sedierenden, schlafanstoßenden Eigenschaften gereiht wurde. Wie man dieser Abbildung entnehmen kann, korreliert die schlafanstoßende Wirkung nicht mit der Bindungsstärke an den Dopamin-D_2-Rezeptor. Tatsächlich wissen wir auch aus schlafpolygraphischen Untersuchungen, daß ein reiner D_2-Antagonismus eher nicht zu einer hypnotischen Wirkung führt, daß aber leicht schlafanstoßende Effekte gerade für niedrige Dosen von D_2-Antagonisten beschrieben wurden (Wauquier 1995). Vielmehr sind die Substanzen, die eine gute schlafinduzierende Wirkung zeigen, auch die, die überproportional stark an den Histamin-

Abb. 2. Beziehung zwischen neuroleptischer Potenz und sedierenden Eigenschaften von Neuroleptika (nach Müller 1995). Die neuroleptische Potenz steigt mit abnehmender halbmaximaler Hemmkonstante (K) für den D_2-Rezeptor, während die sedierenden Eigenschaften (nach Rüther und Hippius 1989) zunehmen mit dem Quotienten der K_i (D_2-Rezeptor) durch K_i^2 (a_1- bzw. H_1-Rezeptor). Rezeptor-Affinitäten wurden den Tafeln von Seeman (1993) entnommen

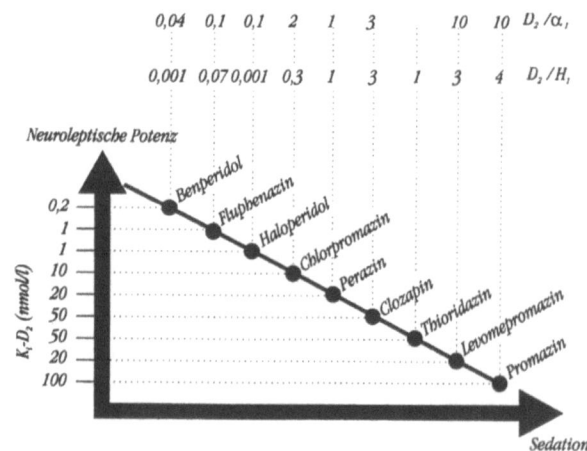

H_1- und/oder den a_1-Rezeptor binden, was in Abb. 2 durch die Quotienten der Bindungsstärken jeweils im Vergleich zum D_2-Rezeptor angedeutet ist. Da darüber hinaus die für die hypnotische Wirkung benötigte Dosis deutlich unter der neuroleptischen Dosis liegt und einige dieser älteren Substanzen stärkere Antihistaminika als D_2-Antagonisten sind (z. B. Chlorpromazin), kann man davon ausgehen, daß für die schlafanstoßende Wirkung von Neuroleptika im Niedrigdosisbereich primär die H_1-antihistaminischen Eigenschaften gegebenenfalls auch die a_1-blockierenden (Peroutka et al. 1977) Eigenschaften eine Rolle spielen, nicht aber die D_2-antagonistischen Effekte. Inwieweit die bei der niedrigen Dosis zu erwartenden geringen Effekte im dopaminergen System überhaupt eine Rolle spielen oder ob eine pharmakologische Beeinflussung des dopaminergen Systems für diese Indikation ohne jede Bedeutung ist, kann auf der Basis der heutigen Datenlage nicht sicher beantwortet werden. Sicher ist aber, daß die schlafanstoßende Wirkung der Neuroleptika eine Indikation darstellt, die primär nicht mit der antidopaminergen Eigenschaft zusammenhängt.

Niedrigdosisanwendung von Neuroleptika bei Angst- und Depression

Auch bei Niedrigdosisanwendung steht hier eine Beeinflussung von D_2-Rezeptoren im Vordergrund

Im Gegensatz zu der Indikation Schlaf, bei der nicht alle Neuroleptika eingesetzt werden können, sondern eher die, die sehr starke antihistaminerge Eigenschaften haben, scheint die Wirksamkeit niedriger, deutlich unter der neuroleptischen Schwelle liegender Dosen von Neuroleptika bei ängstlichen bzw. ängstlich-depressiven Syndromen für sehr viele, möglicherweise zumindest im Prinzip für alle Substanzen zu gelten. Hier sei an die ganz alte Drei-Dosis-Regel für Chlorpromazin (Pöldinger u. Sieberns 1983) erinnert (niedrigste Dosis: anxiolytisch; etwas höhere Dosis: antidepressiv; deutlich höhere Dosis: antipsychotisch) und an viele meist ältere Studien, die zeigen, daß diese Effekte für sehr viele unterschiedliche Neuroleptika im Niedrigdosisbereich zu beobachten sind (Übersichten: Robertson u. Trimble 1982; Fog 1991; Möller 1991). Betrachtet man sich nun die Rezeptorprofile für wichtige in dieser Indikation eingesetzte Substanzen (Tabelle 2), so sieht man hier Substanzen mit einem sehr breiten Rezeptorprofil (Thioridazin), bei denen die Zuordnung nur eines Mechanismus zur antidepressiven Wirkung schwierig wird. Auffallend ist aber, daß einige der bei uns häufig eingesetzten Substanzen (Fluspirilen und Fluphenazin) zum einen hochpotente Neuroleptika sind und zum anderen relativ selektive D_2-Antagonisten darstellen (Tabelle 2). Dies gilt besonders für das Fluphenazin, da das Fluspirilen auch noch 5-HT_2-antagonistische Eigenschaften zeigt. Bezogen auf die unter Abb. 1 gemachten Aussagen bedeutet dies, daß z. B. im Falle des Fluphenazins bei Abnahme der Dosis deutlich unter die neuroleptische Dosis die Selektivität der Wirkung dieser Substanz am D_2-Rezeptor noch sehr viel stärker ausgeprägt sein muß als unter neuroleptischer Dosierung. Für das Fluphenazin und auch für andere in dieser Indikation eingesetzte Neuroleptika, die mit höchster Affinität an den D_2-Rezeptor binden, muß daher geschlossen werden, daß bei Dosie-

Tabelle 2. Rezeptorprofile einiger Neuroleptika, die häufig im Niedrigdosisbereich bei Angst und Depression eingesetzt werden

| | IC_{50} (nmol/l) | | | | | | |
	D_1-	D_2-	M-	a_1-	H_1-	$5\text{-}HT_1$-.	$5\text{-}HT_2$-
Chlorprothixen	12	12	74	1	1	94	0,3
Flupentixol	1,5	0,5	50	5	1000	350	2
Fluphenazin	5	0,5	500	10	50	1200	20
Fluspirilen	30	0,5	-	240	1700	1400	3,4
Haloperidol	430	1	4400	19	4400	1500	27
Sulpirid	>10000	31	>10000	>10000	>10000	>10000	>10000
Thioridazin	50	16	10	10	20	750	4,2

Dargestellt sind halbmaximale Hemmkonzentrationen für verschiedene Rezeptorsysteme in vitro. Die unterlegten Werte weichen vom D_2-Wert bis maximal fünffach nach oben ab oder stellen höhere Affinitäten dar und werden daher als relevant für die In-vivo-Situation auch im Niedrigdosisbereich angesehen (siehe Abb. 1).

rungen deutlich unterhalb der neuroleptischen Dosis eine antagonistische Wirkung an D_2-Rezeptoren den primären pharmakologischen Wirkungsmechanismus darstellen muß. Geht man davon aus, daß für die neuroleptische Wirkung eine Dopamin-Rezeptorbesetzung von ca. 70 bis 80 % benötigt wird, wird dies natürlich bedeuten, daß die Rezeptorokkupation im Niedrigdosisbereich deutlich geringer sein wird. Bevor wir diese theoretische Überlegung akzeptieren können, müssen wir erst einmal der Frage nachgehen, ob auch andere pharmakologische Evidenzen für spezifische Wirkungsqualitäten der Neuroleptika im Niedrigdosisbereich, also bei geringer bis mittlerer D_2-Rezeptorokkupation nachzuweisen sind.

Niedrigdosierungen von Neuroleptika hemmen präferentiell präsynaptische D_2-Rezeptoren

Hypermotilität als verhaltenspharmakologisches Korrelat

Eine der wenigen pharmakologischen Eigenschaften, die sich für Neuroleptika spezifisch im Niedrigdosisbereich nachweisen läßt, ist eine Verhaltensaktivierung, wie sie für Haloperidol in Abb. 3 dargestellt ist. Gezeigt ist hier der Effekt zunehmender Haloperidol-Dosen auf drei durch eine einmalige Gabe von Apomorphin ausgelöste Verhaltensänderungen von Mäusen, nämlich Hypermotilität, Hypothermie und die für Apomorphin typischen Stereotypien. Alle drei Effekte werden durch D_2-Rezeptoren vermittelt und können daher im Dosisbereich oberhalb von 0,05 mg/kg durch Haloperidol mit identischen Dosen gehemmt werden. Während Hypothermie und Stereotypien im Niedrigdosisbereich durch Haloperidol nicht beeinflußt werden, führen niedrige Dosen von Haloperidol zu einer Zunahme der Motilität der Tiere, d. h., die durch Apomorphin ausgelöste Zunahme der Motilität wird hier in Gegenwart von Haloperidol noch verstärkt (Abb. 3). Ähnlich wie das Haloperidol verhalten sich das Pimozid und das Sulpi-

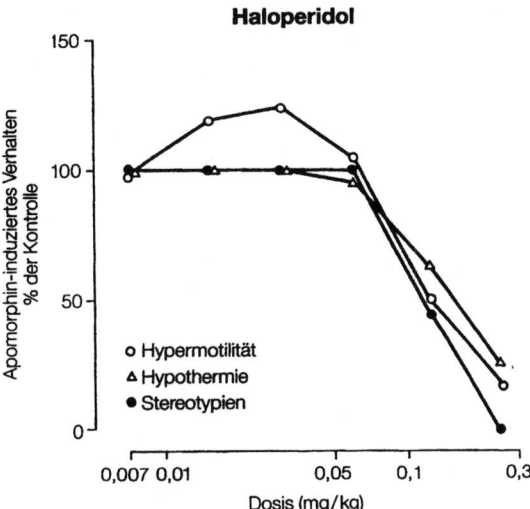

Haloperidol

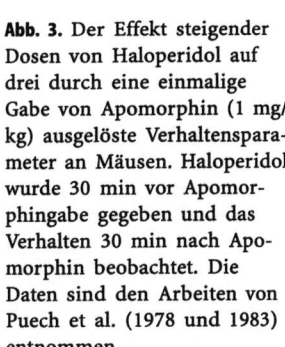

Abb. 3. Der Effekt steigender Dosen von Haloperidol auf drei durch eine einmalige Gabe von Apomorphin (1 mg/kg) ausgelöste Verhaltensparameter an Mäusen. Haloperidol wurde 30 min vor Apomorphingabe gegeben und das Verhalten 30 min nach Apomorphin beobachtet. Die Daten sind den Arbeiten von Puech et al. (1978 und 1983) entnommen

rid (Tabelle 3), die alle im Niedrigdosisbereich die apomorphininduzierte Hypermotilität verstärken, ohne daß Hypothermie und Stereotypien beeinflußt werden. In höherer Dosierung hemmen auch die beiden anderen Substanzen gleichermaßen alle drei Apomorphineffekte (Tabelle 3).

Im Gegensatz zu diesen drei Substanzen zeigt Flupentixol im Dosisbereich, der zu einer maximalen Potenzierung der apomorphininduzierten Hypermotilität führt, schon eine deutliche Senkung der apomorphininduzierten Hypothermie, während die Stereotypien kaum beeinflußt werden (Abb. 4). Auch hier wird im Höherdosisbereich eine konzentrationsabhängige Hemmung aller drei apomorphininduzierten Verhaltensparameter gesehen (Abb. 4). Ähnlich wie das Flupentixol verhält sich das Fluphenazin (Tabelle 3).

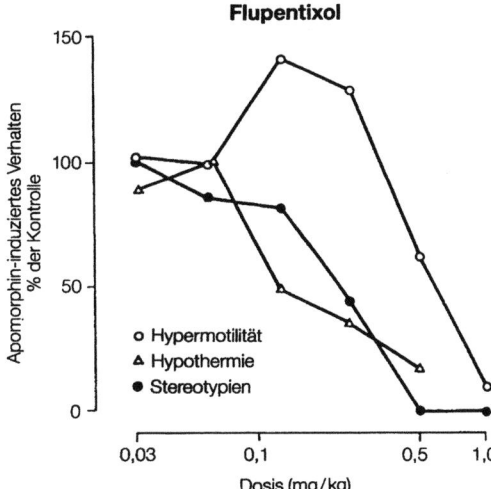

Flupentixol

Abb. 4. Der Effekt steigender Dosen von Flupentixol auf drei durch eine einmalige Gabe von Apomorphin (1 mg/kg) ausgelöste Verhaltensparameter an Mäusen. Für weitere Details siehe Abbildung 3

Tabelle 3. Die Effekte steigender Dosen verschiedener Neuroleptika auf drei unterschiedliche Verhaltensparameter von Mäusen

Neuroleptikum (Dosis, mg/kg)		Apomorphin-induziertes Verhalten (in Prozent der Kontrolle)		
		Stereotypien	Hypothermie	Hypermotilität
Haloperidol	(0,03)	100	100	124
	(0,25)	0	25	16
Pimozid	(0,03)	100	100	178
	(2,0)	0	19	12
Sulpirid	(4)	100	84	159
	(64)	0	26	19
Flupentixol	(0,125)	82	48	141
	(1,0)	0	–	10
Fluphenazin	(0,06)	100	53	117
	(0,125)	53	39	147
	(0,5)	0	0	8

Die Neuroleptika wurden 30 min nach Gabe von Apomorphin (1 mg/kg, subkutan) i. p. in den angegebenen Dosen appliziert. Die Daten wurden den Arbeiten von Puech et al. (1978 und 1983) entnommen.

Blockade präsynaptischer inhibitorischer D_2-Autorezeptoren als biochemisches Korrelat

Die einzige mögliche Erklärung für diesen Niedrigdosiseffekt von Neuroleptika ist eine präferentielle Blockade von inhibitorischen D_2-Autorezeptoren durch niedrige Konzentrationen von Neuroleptika, die in diesem Dosisbereich funktionell relevanter ist als die postsynaptische D_2-Blockade (Müller 1991). Wie in Abb. 5 schematisch dargestellt, finden wir an der typischen dopaminergen Synapse neben den postsynaptisch lokalisierten D_2-Rezeptoren auch präsynaptische D_2-Rezeptoren, deren Stimulation durch Dopamin zu einer Reduktion bzw. Hemmung der Dopaminfreisetzung führt. Unter physiologischen Bedingungen oder im Falle einer Apomorphin-Gabe ist die resultierende Hypermotilität immer die Resultante der direkten postsynaptischen Rezeptoraktivierung, die die Hemmung der Dopaminfreisetzung durch Aktivierung der Autorezeptoren überwiegt.

Die im Niedrigdosisbereich durch Neuroleptika zu beobachtende Motilitätszunahme, sei es alleine gegeben (Niemegeers 1988) oder nach Apomorphin-Gabe (Puech et al. 1978, 1983), kann nun dadurch erklärt werden, daß Neuroleptika im Niedrigdosisbereich präsynaptische Autorezeptoren (Abb. 5) hemmen, so daß deren inhibierende Effekte auf die Dopaminfreisetzung reduziert sind. Es kommt damit an der Synapse zu einem relativen Überangebot von Dopamin, einer verstärkten Aktivierung postsynaptischer D_2-Rezeptoren und einer Zunahme der dopamininduzierten Motilitätsveränderung. Die postsynaptische D_2-Blockade ist in diesem Konzentrationsbereich funktionell noch nicht relevant (Lidsky u. Banerjee 1993). Bei Ratten kommt es z. B. im Falle von Haloperidol im Niedrigdosisbereich (0,02 mg/kg), der eine Motilitätszunahme auslöst (Abb. 3), zu einer D_2-Rezeptorbesetzung von ca.20 % (Niemegeers 1988). Bei der gleichen Dosis ist schon eine Zunahme des Dopaminmetabolismus (Abb. 6), gemessen

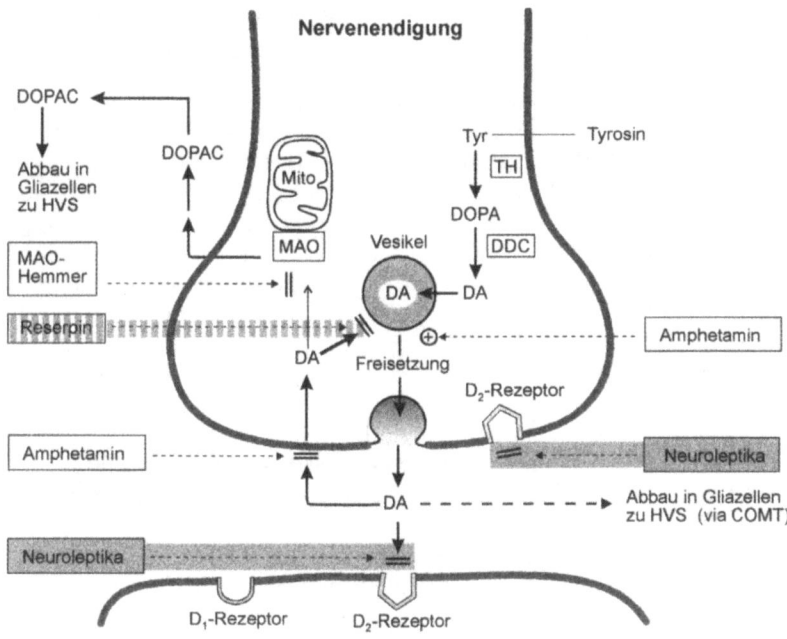

Abb. 5. Modell einer zentralen dopaminergen Synapse

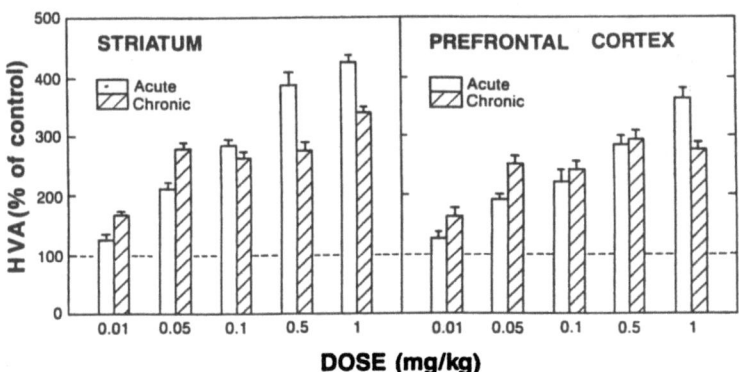

Abb. 6. Akute bzw. chronische Effekte von Haloperidol auf die Konzentration des Dopaminmetaboliten HVA im Striatum und im präfrontalen Cortex der Ratte (nach Chang et al. 1989)

durch einen Anstieg des Metaboliten Homovanillinsäure, nachweisbar (Chang et al. 1987, 1988; Westerink u. deVries 1989). Die erhöhte Umsetzungsrate von Dopamin bleibt auch bei chronischer Gabe erhalten (Abb. 6). Diese Erklärungsmöglichkeit ist wesentlich plausibler als die von Niemegeers (1988) vorgeschlagenen sehr komplexen Mechanismen, die von einem Rückkoppelungsmechanismus bei geringer postsynaptischer Rezeptorbesetzung ausgehen. Darüber hinaus gibt es für die Hypothese von Niemegeers (1988) keine experimentellen Evidenzen, während eine Blockade präsynaptischer D_2-Rezeptoren durch Haloperidol auch im Niedrigdosisbereich experimentell gezeigt werden konnte (Chang et ai. 1989). Die Hypothese wird zusätzlich gestützt von der Beobachtung, daß spezifische Antagonisten von D_2-Autorezeptoren auch eine Motilitätssteigerung bewirken (Carlsson 1987). Obwohl die präferentielle präsynaptische Blockade funktionell für sehr viele unterschiedliche Neuroleptika zu sehen ist (Tabelle 3), gibt es einige Hinweise, daß Substanzen wie das Sulpirid hier möglicherweise eine zusätzliche Selektivität aufweisen (Kendler et al. 1982). Für Sulpirid konnte darüber hinaus gezeigt werden, daß es spezifisch D_2-Autorezeptoren im mesolimbischen dopaminergen System desensitiviert und damit noch über diesen Mechanismus eine zusätzliche dopaminerge Aktivierung auslöst (Diana et al. 1996).

Kann eine Aktivierung dopaminerger Mechanismen durch partielle Blockade von D_2-Autorezeptoren anxiolytische und/oder antidepressive Effekte erklären?

Die Hypothese einer dopaminergen Aktivierung als antidepressivem Wirkungsmechanismus ist zunächst etwas ungewöhnlich, deckt sich aber tatsächlich mit einer Fülle anderer Daten (Übersicht: Kapur u. Mann 1992).

Für Versuchstiere konnte z. B. gezeigt werden, daß der Neurotransmitter Dopamin eine wichtige Rolle im Belohnungssystem („rewardsystem") und beim motivierten Lernen spielt (Baumgarten 1985). Konfliktsituationen im Tierexperiment führen hier zu einer Aktivierung des mesokortikalen dopaminergen Systems. In Übereinstimmung mit diesen Befunden konnten für einige Dopamin-Rezeptor-Agonisten im niedrigen Dosisbereich (präferentielle Aktivierung von präsynaptischen Rezeptoren) eine Wirksamkeit in tierexperimentellen Angstmodellen demonstriert werden (File 1984; Taylor et al. 1983). Darüber hinaus scheint es bei chronischer Gabe von trizyklischen Antidepressiva und MAO-Hemmern, aber auch nach Elektrokrampfbehandlung, zu einer Desensitivierung von Dopamin-Autorezeptoren zu kommen (Post u. Jimerson 1983; Müller 1997).

Auch auf der klinischen Seite gibt es Befunde über eine Wirksamkeit dopaminerger Agonisten (L-Dopa, Apomorphin, Piribedil, Bromocriptin) bei Angst und Depression (Jimerson 1987; Kapur u. Mann 1992). Auch einige neuroendokrine und neurochemische Befunde weisen auf eine Veränderung dopaminerger Mechanismen im Rahmen der Depression hin (Kapur u. Mann, 1992). Auch tierexperimentelle Untersuchungen in einem Angst-Modell (Vogel-Test) weisen auf eine Wirksamkeit niedrig dosierter Neuroleptika (z. B. 0,05 mg/kg Haloperidol) bei diesen Indikationen hin (Abb. 7).

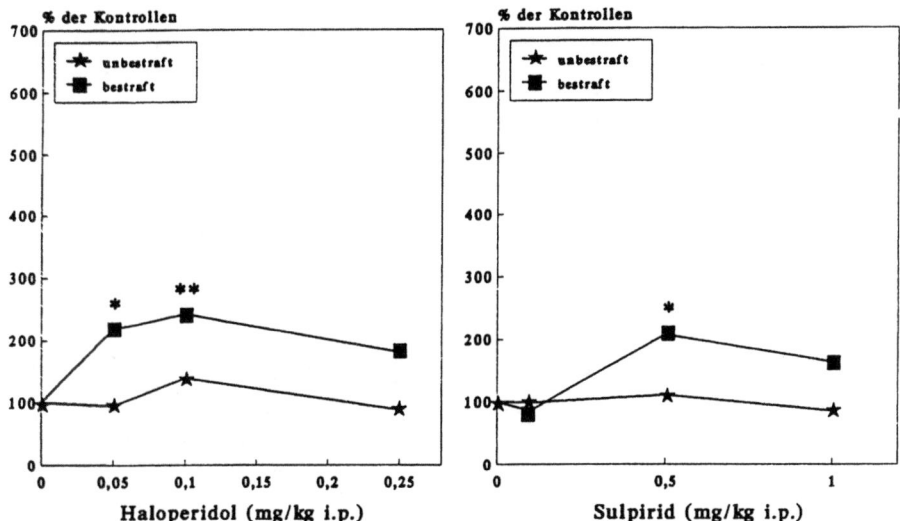

Abb. 7. Dosisabhängige kurvilineare Enthemmung („Anxiolyse") Schock-bestraften Trinkens (Vogel-Test) bei der Ratte unter akuter Behandlung mit den Neuroleptika Haloperidol und Sulpirid (nach Pich und Samanin 1986, Fritze 1995)

Schlußfolgerung

Die tierexperimentellen wie auch die klinischen Befunde über eine mögliche Beteiligung dopaminerger Mechanismen bei Angst und Depression bzw. deren pharmakologische Behandlung sind bei weitem nicht vollständig und eher anekdotisch als umfassend untersucht. Sie sind aber auf der anderen Seite dahingehend konsistent, daß eine Aktivierung dopaminerger Mechanismen zu einer Remission ängstlicher und/oder depressiver Symptome führen kann. Sie sind daher durchaus im Einklang mit der im vorangehenden ausgeführten Hypothese, daß die Wirksamkeit niedrigdosierter Neuroleptika beim ängstlich-depressiven Syndrom auf eine Aktivierung dopaminerger Mechanismen durch eine Blockade präsynaptischer Autorezeptoren zurückzuführen sind, die in diesem Dosisbereich die postsynaptische Blockade überwiegt.

Literatur

Baumgarten HG (1985) Neurobiologische Grundlagen der Angst in Experiment und Klinik. In: Hippius H (Hrsg) Buspiron-Workshop. Gräfelfing, Socio-med, S. 36–52

Carlson A (1987) The dopamine hypothesis of schizophrenia 20 years later. In: Häfner H, Gattaz WF, Janzarik W (eds) Search for the causes of schizophrenia. Springer, Heidelberg, pp 223–235

Chang WH, Chen TY, Yeh EK (1987) Time-response curves of homovanillic acid in caudate and pre-frontal cortex following acute neuroleptic administration. Psychopharmacology 93:403–404

Chang WH, Jaw SS, Wu HS (1988) Time course of homovanillic acid in brain regions and drug levels in plasma and striatum in haloperidol-treated rats. Biol Psychiat 24:705–709

Chang WH, Jaw SS, Tsay L (1989) Chronic haloperidol treatment with low doses may enhance the increase of homovanillic acid in rat brain. Eur J Pharmacol 162:151–156

Diana M, Muntoni AL, Pistis M, Collu M et al. (1996) Chronic administration of l-sulpiride at low doses reduces A10 but not A9 somatodentric dopamine autoreceptor sensitivity. Eur J Pharmacol 312:179–181

Farde L (1995) PET-Studien zur Dopaminrezeptorbindung bei neuroleptisch behandelten Patienten. In: Gerlach J (Hrsg) Schizophrenie: Dopaminrezeptoren und Neuroleptika. Springer, Berlin Heidelberg, 70–78

Farde L, Nordström AL, Wiesel FA, Pauli S et al. (1992) Positron emission tomographic analysis of central D_1 and D_2 dopamine receptor occupancy in patients treated with classical neuroleptics and clozapine. Arch Gen Psychiatry 49:538–544

File SE (1984) The neurochemistry of anxiety. In: Burrows GD, Norman TR, Davies B (Hrsg) Antianxiety agents, drugs in psychiatry, vol. 2. Elsevier, Amsterdam, pp 13–32

Fog R (1991) Skandinavische Erfahrungen mit niedrigdosiertem Flupentixol (decanoat) bei Angst und Depression. In: Pöldinger W (Hrsg) Niedrigdosierte Neuroleptika bei ängstlich-depressiven Zustandsbildern und psychosomatischen Erkrankungen. Braun-Verlag, Karlsruhe, S 74–77

Fritze J (1995) Experimentelle Pharmakologie, Neurobiochemie, Wirkmechanismus. In: Riederer P, Laux G, Pöldinger W (Hrsg) Neuro-Psychopharmaka, Bd. 2, Tranquilizer und Hypnotika. Springer, Wien, New York 166–177

Jimerson DC (1987) Role of dopamine mechanisms in the affective disorders. In: Meltzer HY (Hrsg) Psychopharmacology, the third generation of progress. Raven, New York, pp 505–511

Kapur S, Mann JJ (1992) Role of the dopaminergic system in depression. Biol Psychiat 32:11–17

Kendler KS, Bracha HS, Davis KL (1982) Dopamine autoreceptor and postsynaptic receptor blocking potency of neuroleptics. Eur J Pharmacol 79:217–223

Lidsky TI, Banerjee SP (1993) Acute administration of haloperidol enhances dopaminergic transmission. J Pharmacol Exp Ther 265:1193–z

Möller HJ (1991) Niedrigdosierte Neuroleptika: Indikationen. In: Pöldinger W (Hrsg) Niedrigdosierte Neuroleptika bei ängstlich-depressiven Zustandsbildern und psychosomatischen Erkrankungen. Braun-Verlag, Karlsruhe, S 52–61

Müller WE (1991) Wirkungsmechanismus niedrigdosierter Neuroleptika bei Angst und Depression. In: Pöldinger W (Hrsg) Niedrigdosierte Neuroleptika bei ängstlich-depressiven Zustandsbildern und psychosomatischen Erkrankungen. Braun-Verlag, Karlsruhe, S 24–38

Müller WE (1995) Wie wirken Schlafmittel? 2. Sedierende Antidepressiva und Neuroleptika. ZNS im Dialog 2 (1):8–9

Müller WE (1997) Pharmakodynamische Aspekte neuer Antidepressiva. Psychopharmakotherapie 4 (6):2–7

Müller WE (1998) Rezeptorprofile erklären therapeutische und unerwünschte Wirkungen typischer und atypischer Neuroleptika. In: Rüther E, Bandelow B (Hrsg) Therapie mit klassischen Neuroleptika, heute und morgen. Springer, Berlin Heidelberg New York Tokio, S 3–20

Niemegeers CJE (1988) Pharmakologie und Biochemie niedrig dosierter Neuroleptika. In: Hippius H, Laakmann G (Hrsg) Therapie mit Neuroleptika-Niedrigdosierung. Perimed, Erlangen, S 10–19

Peroutka SJ, U'Prichard DC, Greenberg DA, Snyder SH (1977) Neuroleptic drug interaction with norepinephrine alpha-receptor binding sites in rat brain. Neuropharmacol 16:549–56

Pich EM, Samanin R (1986) Disinhibitory effects of buspirone and low doses of sulpiride and haloperidol in two experimental anxiety models in rats: possible role of dopamine. Psychopharmacology 89:125–130

Post RM, Jimerson DC (1983) Dopamine in the symptoms and treatment of affective illness. In: Ackenheil M, Matussek N (Hrsg) Special aspects of psychopharmacology. Expansion Scientifique Francaise, Paris, pp 315–328

Pöldinger W, Sieberns S (1983) Depression-inducing and antidepressive effects of neuroleptics. Neuropsychobiology 10:131–136

Puech AJ, Rioux P, Simno P (1983) Pharmacological classification of central effects of neuroleptics. In: Ackenheil M, Matussek N (Hrsg) Special aspects of psychopharmacology. Expansion Scientifique Française, Paris, pp 361–374

Puech AJ, Simon P, Boissier JR (1978) Benzamides and classical neuroleptics: comparison of their actions using 6 apomorphine-induced effects. Eur J Pharmacol 50:291–300

Richelson E (1984) Neuroleptic affinities for human brain receptors and their use in predicting adverse effects. J Clin Psychiatry 43:331–336

Robertson MM, Trimble MR (1982) Major tranquilizers used as antidepressants. J Affect Dis 4:173–193

Rüther E, Hippius H (1979) Schlafstörungen und Schlafmittel in der Psychiatrie. In: Harrer G, Leutner V (Hrsg) Schlaf und Pharmakon. Ed. Roche, z, S 149–162

Seeman P (1993) Receptor tables Vol. 2. Drug dissociation constants for neuroreceptors and transporters. SZ Research,Toronto

Taylor DP, Riblet LA, Stanton HC (1983) Dopamine and anxiolytics. In: Malik JB, Enna SJ, Yamamura HI (eds) Anxiolytics, neurochemical, behavioral, and clinical perspectives. Raven Press, New York, 77–91

Wauquier A (1995) Pharmacology of the catecholaminergic system. In: Kales A (Hrsg) Handbook of experimenal pharmacology, Vol. 116. The pharmacology of sleep. Springer, Berlin Heidelberg, S 65–90

Westerink BHC, deVries JB (1989) On the mechanism of neuroleptic induced increase in striatal dopamine release: brain dialysis provides direct evidence for mediation by autoreceptors localized on nerve terminals. Neurosci Lett 99:197–202

Diskussion

Linden

Sie haben auf die Bedeutung der Verhaltenspharmakologie im Zusammenhang mit schizophrenen Psychosen hingewiesen, insbesondere auf die Antagonisierung amphetamininduzierter Hypermotilität. Was kann man über die Wirkungen der Neuroleptika aus anderen tierexperimentellen Paradigmen z. B. hinsichtlich verhaltenssteuernder Dimensionen ableiten? Beispielsweise ist die spezifische Unterdrückung von Vermeidungsverhalten charakteristisch für Neuroleptika. Vermeidungsverhalten ist aber bei einer Reihe von Angsterkrankungen der eigentliche pathogenetische Mechanismus.

Müller

Ich habe mich in meinem Beitrag vor allem auf verhaltensexperimentelle und neurobiochemische Befunde bezogen, die bei niedriger Dosierung von Neuroleptika gefunden wurden. In den Untersuchungen zur Unterdrückung von „Avoidance" werden höhere Dosen eingesetzt, mit denen auch Stereotypien antagonisiert werden können, so daß höchstwahrscheinlich diesen Befunden wiederum eine antidopaminerge Wirkung zugrundeliegt. Ich habe aber generell Schwierigkeiten damit, tierexperimentelle Befunde zu direkt auf den Menschen zu übertragen. Das Problem besteht aber darin, daß beim Tier oft die Unterdrückung von tatsächlicher Angst, also von Realangst, geprüft wird, während die klinischen Symptome des Angstpatienten offensichtlich etwas anderes sind.

Schmidt

Sie haben gezeigt, daß die Wirkung niedrigdosierter Neuroleptika wahrscheinlich auf dem prodopaminergen Mechanismus beruht. Wo liegt nun der Unterschied zu Dopaminagonisten, z. B. Bromocriptin, die ja nicht in gleicher Weise bei Angst und Depression effizient sind?

Müller (Frankfurt)

Es gibt einige ältere Studien, die zeigen, daß einige Dopaminagonisten bis zu einem gewissen Grad auch antidepressive Wirkungen haben können. Pharmakologisch ist es immer ein Unterschied, ob Sie einen Agonisten oder einen niedrigdosierten Antagonisten geben. Durch den Antagonisten wird die dopaminerge Neurotransmission verstärkt, wenn sie physiologisch aktiv ist, während der Agonist eher kontinuierlich stimuliert. Viele Dopaminagonisten haben zudem auch eine sehr starke D_1-Rezeptor-Affinität und wirken darüber hinaus auch präsynaptisch agonistisch, also hemmend auf die Dopaminfreisetzung. Pharmakologisch erreichen Sie mit dem Agonisten also möglicherweise das Gegenteil.

Steinberg

In den von Ihnen gezeigten Untersuchungen zur Wirkung niedriger Neuroleptikadosen wurden bei der Ratte relativ hohe Dosen von 0,1 mg pro kg Körpergewicht eingesetzt, die beim Menschen eindeutig antipsychotisch wirken. Sind die Dosierungen nicht einfach auf den Menschen übertragbar?

Müller

Die Ratte braucht immer deutlich mehr als der Mensch, bezogen auf das Körpergewicht. Es gibt aber Befunde, die Rezeptorbesetzung und Verhaltensbeobachtung beim Tier in Beziehung setzen. Hieraus ergibt sich, daß die typischen Verhaltenswirkungen in dopaminergen Modellen dann einsetzen, wenn eine etwa 80 %ige Besetzung der D_2-Dopaminrezeptoren im Striatum erreicht wird, bei der klinisch die antipsychotische Wirkung vorhanden ist.

Warnke

Ich nehme an, daß sich Ihre Befunde auf das Erwachsenenalter beziehen. Die Rezeptordichteverhältnisse sind ja im Laufe der Entwicklung erheblichen Veränderungen unterworfen. Gibt es eigentlich Befunde zu den Besonderheiten der Rezeptorbindungsqualitäten der einzelnen Neuroleptika im Kinder- und Jugendalter?

Müller

Studien zur Veränderung der Rezeptorbindungsqualität während der Entwicklung im vorliegenden Kontext sind mir nicht bekannt. Eigentlich ist das nicht zu erwarten, weil der Rezeptor ein genetisch determiniertes Protein ist, das exprimiert wird oder nicht. Es wäre denkbar, daß sich das Verhältnis unterschiedlicher Rezeptoren im Laufe der Hirnreifung ändert und daß dies auch für die

Behandlung mit unterschiedlichen Neuroleptika Bedeutung haben könnte. Aus den wenigen Studien hierzu kann man aber ableiten, daß diese Veränderungen im Lebensalter von 10 Jahren weitgehend abgeschlossen sind.

Rüther
Die dopaminerge Begründung für depressive Erkrankungen gibt es seit 40 Jahren, ohne daß etwas Wesentliches gefunden wurde. Andererseits haben alle dopaminergen Antiparkinsonmittel, z. B. das Deprenyl, DOPA und vor allem jetzt das Amantadin klinisch antidepressive Wirkungen. Die Wirkung der Dopaminagonisten hält aber nur 3–4 Wochen an. Danach wird es wieder schlechter oder Wahnsymptome treten auf. Gibt es ein Tiermodell für Dopamin als Antidepressivum? Welche Rolle spielen noradrenerge Mechanismen?

Müller
In vielen der traditionellen Antidepressivamodelle sind auch dopaminerge Mechanismen involviert, z. B. bei der Untersuchung des sog. „Behavioral Despair". Eine Bedeutung des Noradrenalins ist unwahrscheinlich, weil auch selektive Dopaminantagonisten, z. B. Fluspirilen, Fluphenazin oder Sulpirid, in diesem Paradigma die Wirkung von Antidepressiva aufheben können.

Klimke
Sie haben gezeigt, daß für die antipsychotische Wirkung der Neuroleptika in höherer Dosierung die Dopaminrezeptorblockade verantwortlich ist. Andererseits unterscheiden sich davon die neurobiochemischen und verhaltensexperimentellen Wirkungen bei niedrigdosierter Neurolepsie. Könnten bei Substanzen, die in niedriger Dosierung auch eine Blockade nichtdopaminerger Rezeptoren bewirken, die beschriebenen Effekte teilweise über einen Serotonin- oder Noradrenalin-Antagonismus erklärt werden? Gibt es Befunde zur klinischen Bedeutung der subchronischen Blockade nichtdopaminerger Systeme?

Müller
Die Blockade noradrenerger α-Rezeptoren könnte z. B. beim Chlorpromazin eine Rolle spielen. Generell wird man das bei Substanzen in Betracht ziehen, die etwa gleiche Affinität für dopaminerge wie für nichtdopaminerge Rezeptoren aufweisen. Man muß aber zur Erklärung der pharmakologischen Wirkungen niedrigdosierter Neuroleptika nach einem Mechanismus suchen, der alle Neuroleptika verbindet, und das ist eben die D_2-Dopaminrezeptorblockade.

Steinberg
Man sollte noch mal hervorheben, daß das Promethazin keinerlei antipsychotische Wirkung hat, weil es eben keine nennenswerte Blockade der D_2-Rezeptoren bewirkt.

Saß
Ich gebe Promethazin gerne und auch als Antipsychotikum. Man muß zwischen den Begriffen Antipsychotikum und Neuroleptikum differenzieren. Atosil wirkt nicht neuroleptisch, aber es ist insoweit ein Antipsychotikum, als es dämpft,

und damit psychotische Phänomene reduziert oder unterdrückt, genauso wie die Benzodiazepine. Auch wenn Sie einen Patienten mit produktiver psychotischen Symptomatik nur mit Benzodiazepinen behandeln, kann es sein, daß die psychotische Symptomatik abklingt.

Müller

Das ist eine terminologische Debatte. Der Begriff Antipsychotika ist nach meinem Verständnis ein Synonym für Neuroleptika. Es ist klar, daß Sie mit dämpfenden Substanzen in eine akute Psychose positiv eingreifen können, dann aber noch keine eigentlich antipsychotische Wirkung haben.

Gaebel

Nochmal zu unserer Ausgangsfrage: Einige bekannte Effekte der Neuroleptika, z.B. Sedierung und Dämpfung werden klinisch genutzt. In bezug auf die hier dargestellten dopaminergen Effekte in niedriger Dosierung wissen wir eigentlich nicht, inwieweit ein Zusammenhang zur klinischen Wirkung auf Angst, Depression und andere Störungsbereiche gegeben ist. Rechtfertigt bei nicht schizophrenen Erkrankungen dieses noch nicht ganz verstandene Wirkspektrum der Neuroleptika ihren Einsatz oder weitere Forschung, oder kann man diese Effekte auf das dopaminerge System mit neuen Neuroleptika eleganter und ohne die bekannten unerwünschten Begleitwirkungen bewirken?

Müller

Ich habe hier zwei Modelle gezeigt. Einerseits können nichtneuroleptische pharmakologische Mechanismen für die schlafanstoßende und sedierende Wirkung ausgenutzt werden. Andererseits könnte bei den modellhaft diskutierten Syndromen Angst und Depression die präsynaptische dopaminerge Beeinflussung eine Rolle spielen. Dies ist vor allem bei solchen Störungsbildern anzunehmen, bei denen Neuroleptika klinisch niedrigdosiert eingesetzt werden, und bei denen prinzipiell alle Neuroleptika wirksam sind.

Pharmakoepidemiologie der Neuroleptika-Verordnung bei nicht schizophrenen Störungen

M. Linden

Prof. Dr. med. M. Linden
Psychiatrische Klinik und Poliklinik der Freien Universität Berlin,
Eschenallee 3, 14050 Berlin

Verordnungshäufigkeit von Neuroleptika

Als Neuroleptika werden nach der ATC („Anatomical, Therapeutic, Chemical") Klassifikation, Abschnitt N5 A (NLN 1985), eine chemisch heterogene Gruppe von Substanzen zusammengefaßt, denen gemeinsam ist, daß sie bei schizophrenen Psychosen oder bei paranoid halluzinatorischen Psychosen verschiedener Ätiologie „antipsychotisch" wirken. Hinzu kommen einzelne Präparate, die diese Eigenschaft nicht haben (z. B. Promethazin, Tiapridex), die jedoch strukturchemische Verwandtschaft mit den Hauptvertretern der jeweiligen Klassen haben (Laux 1992).

Nach den Daten des Arzneiverordnungsreports (Schwabe u. Paffrath 1996; Lohse u. Müller-Oerlinghausen 1996) werden pro Jahr in der Bundesrepublik Deutschland rund 1120 Mio. sog. „DDD" an Psychopharmaka und darunter 291 Mio. DDD an Neuroleptika für Versicherte der Gesetzlichen Krankenversicherung (GKV) verordnet (Abb. 1). Unter DDD („defined daily dose") versteht man definierte Tagesdosen je Person der Grundgesamtheit. Im Arzneiverordnungsreport der GKV (Schröder u. Selke 1996) wird dieser Bezug auf die Zahl der Ver-

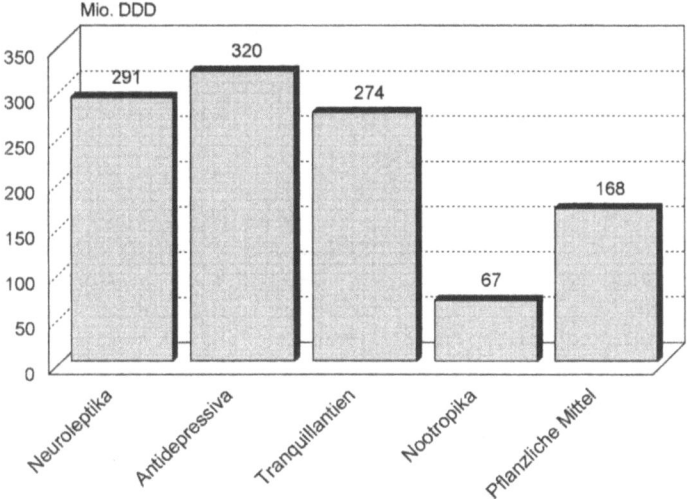

Abb. 1. Anzahl der verordneten durchschnittlichen Tagesdosen von Psychopharmaka in Deutschland (2000 meist verordnete Arzneimittel 1995, n. Lohse u. Müller-Oerlinghausen 1996)

sicherten in der Regel jedoch nicht hergestellt, sondern nur die Zahl der Verordnungen von rechnerischen Tagesdosen angegeben. Will man diesbezüglich internationale Vergleiche anstellen, dann muß man die angegebenen Zahlen durch ca.
65–70 Mio. Versicherte dividieren, um international vergleichbare DDD-Angaben
zu erhalten. Dann ergibt sich ein DDD Wert für Neuroleptika von ca. 4 der so zu
interpretieren ist, daß jeder Versicherte in der GKV im Durchschnitt pro Jahr
4 Tage mit einer Durchschnittsdosierung irgendeines Neuroleptikums behandelt
werden kann oder ca. 1 % der Versicherten für 365 Tage. Die Verordnungsmengen
für die beiden anderen großen Psychopharmakaklassen, die Antidepressiva und
Tranquilizer, liegen mit 320 Mio. bzw. 274 Mio. DDD etwa in derselben Größen-
ordnung wie die Neuroleptika. Die angesprochene Tages-Durchschnittsdosis ist
eine rechnerische Mitteldosis, die sich an der theoretischen Hauptindikation
eines Arzneimittels orientiert. Dies ist bei Neuroleptika zunächst einmal die antipsychotische Wirkung. Würde man annehmen, daß alle Neuroleptika in sog.
„Tranquilizer-Indikationen" eingesetzt werden, bei denen in der Regel Dosierungen verwendet werden, die in der Praxis nur ein Drittel bis ein Viertel der antipsychotischen Dosis betragen, dann müßte man von einer entsprechend höheren
Rate verordneter Tagesdosen ausgehen. Im GKV-Index wird eine solche Differenzierung für einige der Neuroleptika, jedoch nicht für alle vorgenommen.

Tabelle 1 gibt eine Übersicht aus dem GKV-Index über die häufig verordneten
Neuroleptika-Präparate wieder. Marktführer sind Haldol und Eunerpan aus der
Gruppe der Butyrophenome sowie Atosil, Prothazin und Melleril als Phenothiazine. Schließlich ist noch auf die große Zahl der Verordnungen des Depotneuro-
leptikums Imap hinzuweisen. Haloperidol ist fraglos eines der wichtigsten Antipsychotika und von großer Bedeutung in der Behandlung schizophrener
Erkrankungen. Allerdings wird diese Substanz auch bei anderen Indikationen
eingesetzt wie z. B. bei Alkoholentzugssyndromen oder Aggressionszuständen.
Die übrigen am häufigsten verordneten Neuroleptika sind Vertreter solcher Präparate, die typischerweise bei nicht schizophrenen Zuständen eingesetzt werden,
bzw. wie Promethazin sogar nicht einmal eine ausreichende antipsychotische
Wirkung haben.

Indikationsgebiete für Neuroleptika

Wie aus der Präparateübersicht bereits abzuleiten ist, muß es einen hohen Ver-
ordnungsanteil von Neuroleptika bei Indikationen außerhalb der schizophrenen
Psychosen geben. Abbildung 2 gibt eine Übersicht über die wichtigsten Diagno-
seobergruppen, für die Neuroleptika verordnet werden, auf der Basis von Daten
des Instituts für Medizinische Statistik Frankfurt. Die diagnostischen Zuordnungen basieren auf frei formulierten Angaben der verordnenden Ärzte, die anschlie-
ßend in Anlehnung an die ICD-Klassifikation in Gruppen zusammengefaßt wurden. Danach werden 14,2 % der Verordnungen für schizophrene Psychosen
ausgestellt. In 23,7 % werden Neurosen, Reaktionen oder Persönlichkeitsstörungen als Verordnungsindikation genannt und in 5,1 % Schlafstörungen. Eine weitere wichtige Indikationsgruppe sind hirnorganische Störungen, d. h. insbesondere dementielle Erkrankungen unterschiedlicher Genese, mit einem Anteil von

Tabelle 1. Anzahl der verordneten durchschnittlichen Tagesdosen von führenden Neuroleptika (Lohse u. Müller-Oerlinghausen 1996)

Präparat	Bestandteile	DDD 1996 in Mio.
Phenothiazine		
Atosil	Promethazin_b	22,5
Melleril	Thioridazin_a	16,1
Prothazin	Promethazin_b	15,1
Promethazin-neuraxpharm	Promethazin_b	11,8
Taxilan	Perazin	11,1
Neurocil	Levomepromazin	10,6
Lyogen/Depot	Fluphenazin	10,2
Levomepromazin-neuraxpharm	Levomepromazin	5,8
Dominal	Prothipendyl_a	2,5
Decentan	Perphenazin_a	1,6
Melleretten	Thioridazin_b	1,0
Protactyl	Promazin	0,6
Propaphenin	Chlorpromazin_b	0,6
Sinophenin	Promazin_b	0,5
		109,9
Butyrophenone		
Haldol	Haloperidol	40,1
Eunerpan	Melperon	34,0
Dipiperon	Pipamperon	11,1
Haloperidol-neuraxpharm	Haloperidol	9,5
Haloperidol-ratiopharm	Haloperidol	8,6
		103,4
Andere Neuroleptika		
Impap 1,5 mg	Fluspirilen_b	28,5
Truxal	Chlorprothixen_b	8,4
Fluanxol	Flupentixol	7,7
Leponex	Clozapin	7,6
Imap	Fluspirilen_b	4,7
Ciatyl-Z	Zuclopenthixol	3,5
Nipolept	Zotepin	3,3
Risperdal	Risperidon	3,0
Dogmatil Forte/Amp.	Sulpirid	2,1
Fluanxol 0,5 mg	Flupentixol_b	2,0
Meresa forte/Amp.	Sulpirid	1,5
		72,3
Summe:		285,5

Die mit _a gekennzeichneten Präparate werden auch, die mit _b gekennzeichneten überwiegend oder ausschließlich als niedrigdosierte Neuroleptika eingesetzt. Bei der Berechnung der definierten Tagesdosen sind die entsprechenden Dosierungsempfehlungen berücksichtigt worden.

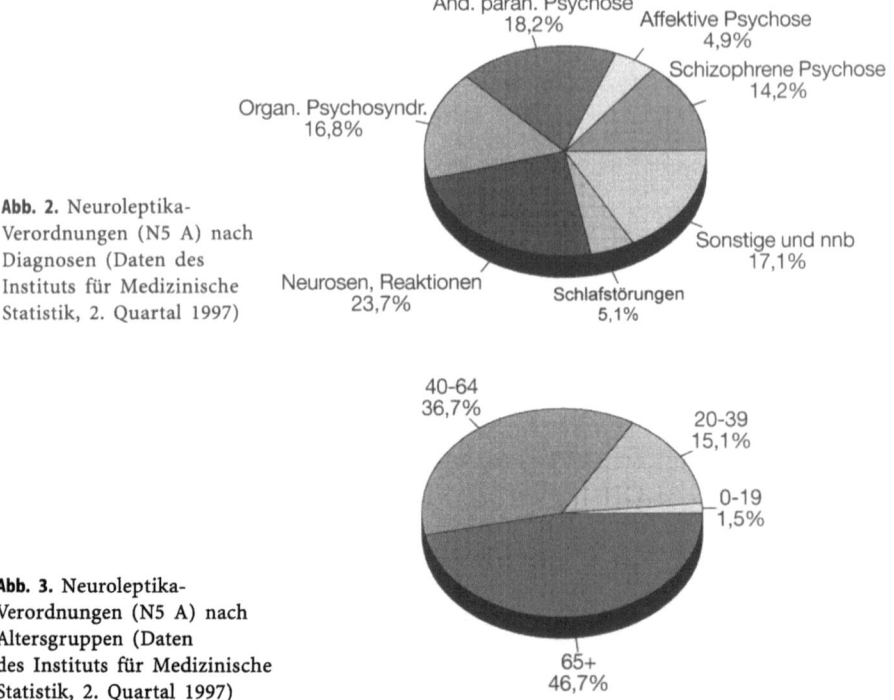

Abb. 2. Neuroleptika-Verordnungen (N5 A) nach Diagnosen (Daten des Instituts für Medizinische Statistik, 2. Quartal 1997)

And. paran. Psychose
18,2%

Affektive Psychose
4,9%

Schizophrene Psychose
14,2%

Organ. Psychosyndr.
16,8%

Sonstige und nnb
17,1%

Neurosen, Reaktionen
23,7%

Schlafstörungen
5,1%

Abb. 3. Neuroleptika-Verordnungen (N5 A) nach Altersgruppen (Daten des Instituts für Medizinische Statistik, 2. Quartal 1997)

40-64
36,7%

20-39
15,1%

0-19
1,5%

65+
46,7%

16,8 % an den Verordnungen. Behandlungsziel sind dabei z. B. sog. Verhaltensstörungen wie Agitation oder Aggressivität.

Die Bedeutung der gerontopsychiatrischen Syndrome zeigt auch die Altersverteilung der Patienten die Neuroleptikaverordnungen erhalten (Abb. 3). 46,7 % der Patienten, für die entsprechende Rezepte ausgestellt werden, sind 65 Jahre und älter. Es ist klinisch evident, daß dies in der überwiegenden Mehrzahl keine schizophrenen Patienten sein können. Geht man davon aus, daß in der Bundesrepublik Deutschland etwa 350.000 Menschen in Pflegeeinrichtungen leben und von diesen ca. 200.000 behandlungsbedürftige Verhaltens-, Unruhe- oder Schlafstörungen haben (Linden et al. 1996a), dann würde unter der Annahme einer Dauerbehandlung dies alleine schon die Verordnung von 73 Mio. Tagesdosen bzw. ca. ein Viertel der Gesamtanwendungen erklären können. Im Vergleich zum großen Umfang der Behandlungen im Alter sind die Verordnungen an Kinder und Jugendliche mit 1,5 % aus epidemiologischer Sicht nahezu bedeutungslos. Diese niedrige Verordnungsrate läßt sogar eher die Frage aufkommen, ob in dieser Altersklasse nicht eine Unterbehandlung besteht.

Will man aus den verordnungsepidemiologischen Daten Rückschlüsse auf die zugrundeliegenden Therapierationale ziehen, dann bietet sich eine Betrachtung und ein Vergleich von einzelnen Präparaten an. Sowohl zwischen den chemischen Klassen wie z. B. Butyrophenonen versus Chlorpromazinderivaten wie auch zwischen Präparaten derselben Klasse wie z. B. Melperon versus Haloperidol bestehen

Tabelle 2. Neuroleptika-Verordnungen (N5 A) bei ausgewählten psychischen Erkrankungen (Daten des Instituts für Medizinische Statistik, 2. Quartal 1997)

	Schizophrene Psychosen (295.1)	Neurosen, Reaktion, Persönlichkeitsstörungen (300–316)	Angstneurose und Phobie (300.0)	Funktionsstörungen (306)	Neurasthenie (300.5) und Nervenschwäche (799.2)	Schlaf (780.0)
Atosil	4,9	28,5	3,8	5,3	8,2	13,9
Chlorprothixen-Neuropharm	19,6	16,9	0,8	1,7	7,6	1,4
Dipiperon	5,4	12,3	1,0	1,1	6,4	8,6
Dogmatil Synthelabo	3,0	41,1	1,9	2,8	0,4	3,3
Eunerpan	2,0	16,5	0,6	1,3	9,6	11,6
Fluanxol	30,8	19,3	2,1	0,3	0,8	0,7
Fluspirilen Hexal	0,0	79,3	22,5	18,2	11,0	4,7
Haldol	29,6	5,5	0,6	2,0	1,6	0,0
Imap	1,5	62,8	6,0	11,3	10,3	2,0
Leponex	42,3	2,5	0,3	0,4	0,0	0,7
Levomepromazin-Neuropharm	23,2	20,2	3,8	0,0	2,3	4,2
Lyogen	41,1	10,8	0,7	0,0	0,0	1,5
Melleril	11,6	34,0	22,0	2,6	3,6	4,3
Meresa	1,8	62,3	5,1	5,2	1,4	1,2
Neurocil	15,7	20,2	1,5	2,7	1,0	7,0
Risperdal	28,6	6,4	0,6	0,0	0,0	1,7
Taxilan	20,8	24,9	4,0	2,1	0,9	1,7
Truxal	12,3	26,5	1,9	1,4	10,3	4,3
Zyprexa	49,7	3,4	0,0	1,7	0,0	0,0

erhebliche Unterschiede im Profil der pharmakodynamischen Rezeptoraffinitäten (Laux 1992) wie auch den dadurch erklärbaren klinischen Wirkungsdimensionen. In diesem Sinne haben unterschiedliche Neuroleptika stärkere oder geringere sedierende Eigenschaften, sind antriebsreduzierend oder antriebssteigernd oder haben vegetativ stabilisierende oder vegetativ labilisierende Wirkungen.

Tabelle 2 gibt einen Überblick über häufig verordnete Neuroleptika und den Anteil der Verordnungen bei schizophrenen Psychosen im engeren Sinne einerseits und hirnorganischen Psychosyndromen und Neurosen andererseits, sowie ausgewählte enger gefaßte klinische Syndrome. Als primäre „Antischizophrenika" können die Dibenzazepin-Neuroleptika Clozapin (Leponex) und Olanzapin (Zyprexa) bezeichnet werden sowie das vergleichsweise hochpotente Neuroleptikum Fluphenazin (Lyogen). Führende Präparate deren Hauptindikation Verhaltensstörungen bei hirnorganischen Erkrankungen sind, sind die Butyrophenone Melperon (Eunerpan), Haloperidol (Haldol) und Pipamperon (Dipiperon) sowie die Chlorpromazinderivate Chlorprotixen (Clorprothixen-Neuraxpharm, Truxal) und Levomepromazin (Neurocil, Levomepromazin-Neuraxpharm). Mit Ausnahme von Haloperidol haben alle genannten Substanzen wesentliche sedierende Wirkkomponenten.

Neuroleptika die vorrangig bei Neurosen, psychischen Reaktionen und Persönlichkeitsstörungen eingesetzt werden sind zum einen das hochpotente Butyrophenon Fluspirilen (Imap, Fluspirilen Hexal), das vorwiegend in Niedrigdosis und als parenterales Depotpräparat verwendet wird. An zweiter Stelle steht Sulpirid (Dogmatil, Meresa) ein atypisches Neuroleptikum aus der Benzamidgruppe, das u. a. auch antidepressive Wirkungen zeigt.

Ein aufschlußreiches Bild ergibt die Betrachtung ausgewählter nicht psychotischer Erkrankungszustände und der Anteil der Verordnungen je Präparat für diese ausgewählten Indikationen (Tab. 2). Hier sind die Angsterkrankungen (ICD-9: 300.0), funktionellen Störungen psychischen Ursprungs (ICD-9: 306.x), Neurasthenie und Nervenschwäche (ICD-9: 300.5 und 799.2) und Schlafstörungen (ICD-9: 780.0) von besonderer verordnungsepidemiologischer Bedeutung (Linden 1996b).

Angsterkrankungen, vorwiegend im Sinne der generalisierten Angstsyndrome, sind Primärindikationen für Fluspirilen und Thioridazin. Beide Arzneimittel markieren zugleich Extremvarianten der pharmakologischen und klinischen Profile der Neuroleptika. In Mittel- und Niedrigdosierung kommt Fluspirilen eine vegetativ stabilisierende aber wenig sedierende Wirkung zu, während Thioridazin sedierend und partiell antidepressiv wirksam ist. Weitere Präparate mit relevanten Verordnungsanteilen in der Indikation Angststörungen sind Sulpirid (Meresa, Dogmatil), Taxilan (Perazin), Promethazin (Atosil) und Flupentixol (Fluanxol), die sich mit Ausnahme von Sulpirid ebenfalls entweder dem Fluspirilen oder Thioridazintyp zuordnen lassen.

Ein partiell ähnliches Profil der bevorzugt eingesetzten Präparate findet sich bei den sog. „funktionellen Störungen psychischen Ursprungs". Allerdings spielt Thioridazin bei dieser Indikation im Vergleich zu den Angstsyndromen eine relativ geringere Rolle. Neurasthenische Syndrome und Syndrome sog. allgemeiner Nervenschwäche werden am häufigsten in Zusammenhang mit Fluspirilen Verordnungen genannt, jedoch auch häufig bei Melperon (Eunerpan) und Pipamperon (Dipiperon) sowie Clorprothixen (Truxal, Clorprothixen) und Promethazin (Atosil) mit jeweils etwa 10 % der Verordnungen. Beides sind sedierende Präparate wenn auch mit unterschiedlichem sonstigen pharmakologischen Profil.

Diese letztgenannten Arzneimittel haben auch wesentliche Verordnungsanteile bei den Schlafstörungen. Hinzu kommt in dieser Indikation das ebenfalls deutlich sedierende Levomepromazin (Neurocil, Levomepromazin-Neuraxpharm).

Vergleicht man die Rangreihe der verordneten Arzneimittel über die genannten vier Hauptindikationen dann markieren Angstsyndrome einerseits und Schlafstörungen andererseits zwei entgegengesetzte Pole und dazwischen die funktionellen Störungen mit größerer Ähnlichkeit zu den Angstsyndromen, während das Verordnungsprofil bei neurasthenischen Syndromen eine größere Nähe zu den Schlafstörungen hat.

Verordner von Neuroleptika

Traditionell wird die Verordnung von Neuroleptika außerhalb schizophrener Psychosen mit Vorbehalt kommentiert und gelegentlich auch als Resultat unzureichender psychopharmakologischer Kenntnisse der verordnenden Ärzte angesehen. Insofern ist eine wichtige Frage, wer die Verordner sind. Tabelle 3 gibt den Anteil der Fachärzte an den Gesamtverordnungen je Präparat wieder. Wie zu erkennen, werden einige der Arzneimittel, die von besonderer Bedeutung in der Behandlung von Neuroseerkrankungen sind, zum überwiegenden Teil von Nicht-Nervenärzten eingesetzt. Etwa 90 % der Fluspirilenverordnungen erfolgt durch Allgemeinärzte oder Internisten und nur 10 % durch Nervenärzte. Allerdings werden andererseits auch einige Präparat wie Chlorprothixen zu einem wesentlichen Anteil von Nervenärzten verordnet.

Zusammengefaßt gibt Abbildung 4 den Anteil der Neuroleptika-Verordnungen von Nervenärzten und sonstigen Ärzten wieder. 59,7 % werden von Nicht-Nervenärzten verordnet. Da es aber sehr viel mehr sonstige niedergelassene Ärzte als Nervenärzte gibt, können Angaben zu Globalverordnungsanteilen zu Fehlinterpreationen führen. Spalte 2 und 3 von Tabelle 3 gibt deshalb die durchschnittliche Zahl der Verordnungen im 2. Quartal 1997 pro Arzt für die verschiedenen Arzneimittel wieder. Danach stellen Nervenärzte für alle Neuroleptika, unabhängig von ihren Indikationsschwerpunkten, deutlich mehr einschlägige Verordnungen aus als z. B. praktische Ärzte und Allgemeinmediziner. Dies gilt für Fluspirilen, Promethazin oder Sulpirid gleichermaßen, um nur einige wichtige Beispiele zu nennen.

Tabelle 3. Verschiedene Arztgruppen in der Verordnung von Neuroleptika (Daten des Instituts für Medizinische Statistik, 2. Quartal 1997)

	% NA an Verordnern	Verordnungen/Arzt NA	PRAK
Atosil	16,4	4,2	1,5
Chlorprothixen-Neuropharm	79,6	4,6	0,1
Dipiperon	27,7	9,6	2,0
Dogmatil Synthelabo	27,3	5,6	1,2
Eunerpan	30,9	10,4	1,9
Fluanxol	66,3	11,9	0,5
Fluspirilen Hexal	10,3	0,2	0,1
Haldol	43,5	8,4	1,0
Imap	10,1	3,4	2,0
Leponex	78,2	19,5	0,5
Levomepromazin-Neuropharm	61,4	7,3	0,4
Lyogen	58,4	4,5	0,3
Melleril	39,0	7,1	0,9
Meresa	36,2	5,0	0,7
Neurocil	33,4	6,5	1,2
Risperdal	78,9	9,2	0,2
Taxilan	67,5	12,0	0,5
Truxal	37,5	12,3	1,8
Zyprexa	76,1	2,4	0,1

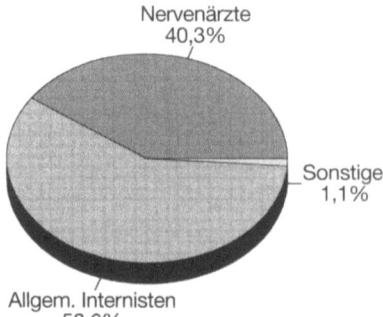

Abb. 4. Neuroleptika-Verordnungen (N5 A) nach Arzt-
gruppen (Daten des Instituts
für Medizinische Statistik,
2. Quartal 1997)

Neuroleptika-Verordnungen im Kontext sonstiger Psychopharmaka

Verordnungen einzelner Arzneimittel müssen stets im Kontext der Verordnungs-
alternativen gesehen werden. So hat es beispielsweise unmittelbare Konsequenzen
für die Nutzen-Risiko-Einordnung eines Arzneimittels, ob Alternativen verfügbar
sind und gegebenenfalls verträglicher oder risikoreicher sind. Einen wichtigen
Hinweis auf die Einordnung der Neuroleptika in den Kontext der sonstigen Psychopharmaka und damit zugleich auch einen Hinweis auf die Bedeutung der
Neuroleptika in der Behandlung von nicht schizophrenen Erkrankungen ergeben
Verordnungstrends für Neuroleptika und andere Psychopharmaka über die Jahre
hin. Neuroleptika zeigen seit Anfang der achtziger Jahre ebenso wie Antidepressiva und Phythopharmaka einen kontinuierlichen Anstieg in den Verordnungsra-
ten. Gleichzeitig war ein stetiger Abfall in den Benzodiazepin- und Barbituratver-
ordnungen zu beobachten, was die Schlußfolgerung nahelegte, daß es sich hierbei
um einen Arzneimittel-Substitutionsprozeß handelt (Linden 1989; Linden u.
Gothe 1993). Diese Gegenüberstellung von Veränderungen der Verordnungstrends von Arzneimittelalternativen ist seitdem fester Bestandteil des Arzneimit-

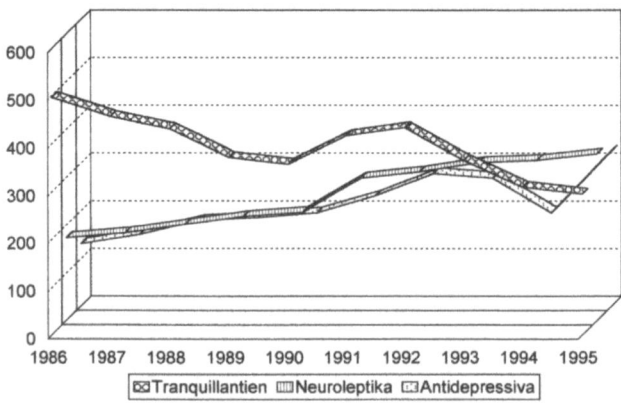

Abb. 5. Verordnungstrends von Neuroleptika im Kontext anderer Psychopharmaka (n. Lohse u.
Müller-Oerlinghausen 1996)

tel-Reports der GKV (Lohse u. Müller-Oerlinghausen 1996). Die beschriebene Komplementärentwicklung hat sich zwischenzeitlich auch in die neunziger Jahre hin fortgesetzt (Abb. 5). Inzwischen übertrifft das Verordnungsvolumen der Neuroleptika bereits das der Benzodiazepine. Da der lineare Anstieg und die Vervielfachung der Neuroleptikaverordnungen seit 20 Jahren schwerlich über eine Zunahme der Schizophreniebehandlungsfälle erklärt werden kann bleibt als Erklärung nur, daß es sich um eine Zunahme der Verordnungen außerhalb schizophrener Psychosen handelt und hierbei um Behandlungsindikationen, die zuvor mit Benzodiazepinen behandelt wurden. Statt Benzodiazepintranquilizern werden nach dieser epidemiologischen Schlußfolgerung vermehrt Neurolepttranquilizer verordnet.

Schlußfolgerungen

Die dargestellten Daten belegen jenseits von jedem Zweifel, daß die Gruppe der Neuroleptika in der ärztlichen Praxis seit vielen Jahren primär bei anderen Indikationen als der Behandlung schizophrener Psychosen Verwendung findet und unter verordnungsepidemiologischer Perspektive eher der Obergruppe der Tranquilizer, denn der Antipsychotika zuzuordnen wäre.

Der Befund, daß Neuroleptika zum überwiegenden Teil außerhalb von schizophrenen Psychosen verordnet werden ist nicht neu und gilt auch international. Daten aus skandinavischen Arzneimittelstatistiken (Friebel 1989) zeigen, daß sowohl 1979 wie 1986 dort nur 6 % bis 9 % aller Neuroleptika bei schizophrenen Erkrankungen verordnet wurden, während etwa 40 % für Psychoneurosen oder um 10 % für Schlafstörungen verschrieben wurden. Solche Zahlen sind weniger erstaunlich wenn man sich allgemein bekannte Daten aus der psychiatrischen Epidemiologie vor Augen hält. Schizophrene Erkrankungen betreffen danach ca. 0,5 % bis 1 % der Bevölkerung, andere akut behandlungsbedürftige psychische Erkrankungen ca. 15 % bis 20 % (Dilling et al. 1984). Nimmt man noch Einzelsymptome wie z. B. Schlafstörungen u. a. hinzu, dann ist die Zahl der potentiellen Behandlungsindikationen z. B. für Tranquilizer, Anxiolytíka, Hypnotika, Antineurasthenika oder Antiaggressiolytika etwa 20fach höher als Behandlungsfälle für „Antischizophrenika".

Zusammenfassend ist es daher bei Berücksichtigung solcher Basisdaten nicht überraschend, daß Neuroleptika unter verordnungsepidemiologischen Gesichtspunkten nicht primär „Antischizophrenika" sondern „Tranquilizer" sind. Überraschend ist allerdings, wie wenig die Fachöffentlichkeit und Wissenschaft sich mit diesem Problembereich befaßt. Statt dessen wird die Diskussion eher nach dem Prinzip geführt, daß nicht sein kann, was nicht sein darf. Eine Konsequenz aus den dargestellten Daten ist daher unzweifelhaft zu ziehen: Der Umfang der entsprechenden Verordnungen ist von solcher Bedeutung, daß er nicht ignoriert und nicht wegdiskutiert werden kann. Es ist statt dessen eine vordringliche Aufgabe wissenschaftlich zu klären, welche Behandlungsprobleme im Detail zu den entsprechenden Verordnungen führen, welche positiven und welche negativen Effekte zu beobachten sind und wie die Wertigkeit der Neuroleptika im Kontext alternativer Behandlungsoptionen zu sehen ist. Diesbezüglich liegt ein erheblicher Forschungsbedarf nicht nur hinsichtlich pharmako- und versorgungsepidemiologischer Studien sondern auch insbesondere an kontrollierten Therapieprüfungen vor.

Literatur

Dilling H, Weyerer S, Castell R (1984) Psychische Erkrankungen in der Bevölkerung. Enke, Stuttgart

Friebel HH (1989) Psychopharmaka im internationalen Vergleich. In: Heinrich K, Linden M, Müller-Oerlinghausen B (Hrsg) Werden zuviele Psychopharmaka verbraucht? Methoden und Ergebnisse der Pharmakoepidemiologie und Phase-IV-Forschung. Thieme, Stuttgart

Laux G (1992) Pharmakopsychiatrie. Gustav Fischer, Stuttgart

Linden M (1989) Benzodiazepin-Substitution. Münch. Med. Wschr z

Linden M, Gothe H (1993) Benzodiazepine Substitution in medical practice. Analysis of pharmakoepidemiological data based on expert interviews. Pharmacopsychiatry 26: 107–113

Linden M, Gilberg R, Horgas AL, Steinhagen-Thiessen E (1996a) Die Inanspruchnahme medizinischer und pflegerischer Hilfe im hohen Alter. In: Mayer KV, Baltes PB (Hrsg) Die Berliner Altersstudie. Akademie Verlag, Berlin

Linden M, Maier W, Achberger M, Herr R, Helmchen H, Benkert O (1996b) Psychische Erkrankungen und ihre Behandlung in Allgemeinarztpraxen in Deutschland. Ergebnisse aus einer Studie der Weltgesundheitsorganisation (WHO). Der Nervenarzt 67: 205–215

Lohse MJ, Müller-Oerlinghausen B (1996) Psychopharmaka. In: Schwabe U, Paffrath D (Hrsg) Arzneiverordnungsreport '96. Gustav Fischer, Jena

NLN (Nordisk Läkemedelsstatistik) (1985) Guidelines for ATC classification. NLN Publication No. 16, Nordic Council of Medicines, Uppsala

Schwabe U, Paffrath D (Hrsg) (1996) Arzneiverordnungsreport '96. Gustav Fischer, Jena

Schröder H, Selke GW (1996) Ergänzende statistische Übersicht. In: Schwabe U, Paffrath D (Hrsg) Arzneiverordnungsreport '96. Gustav Fischer, Stuttgart

Diskussion

Steinberg
Die ansteigenden Verordnungen von Neuroleptika und Antidepressiva bei Absinken der Benzodiazepin-Verordnungen sehe ich als positiven Hinweis für ein Umdenken innerhalb der Ärzteschaft, z. B. Depressionen mit Antidepressiva statt mit Benzodiazepinen zu behandeln.

Naber
Sind die zum Teil polypragmatischen Verordnungen der niedergelassenen Ärzte in Ordnung, oder müssen sie von der universitären Psychiatrie kritisch hinterfragt werden? Ich habe jedenfalls meine größten medizinischen Erfolge durch systematisches Absetzen gerade von Neuroleptika bzw. Benzodiazepinen erzielt, wodurch es vielen Patienten schon nach einer Woche deutlich besser ging.

Linden
Jeder von uns kennt Patienten bzw. Kollegen mit solchen Verordnungen. Erstens sollte unsere Beurteilung aber berücksichtigen, daß es sich dabei um überindividuelle, zeitstabile, internationale und veränderungsresistente Phänomene handelt, für die es einen Grund geben muß, den wir noch nicht kennen. Zweitens möchte ich auch aufgrund meiner Mitarbeit in der WHO-Gruppe „Primary Health Care", die sich gerade mit diesen Störungsbildern beschäftigt, fragen, was wir hier eigentlich an empirischen Daten zur Behandlung, z. B. von Somatisierungsstörungen, besitzen.

Ihl
Fallzahlen und Schweregrade der Erkrankung stationärer psychiatrischer Patienten sind in den letzten Jahren bis zu 25 % angestiegen. Dies könnte zum Teil die höheren Verordnungszahlen von Neuroleptika und Antidepressiva erklären.

Saß
Aus meiner Sicht muß man mit der Interpretation und Bewertung sehr vorsichtig sein, weil die Daten hinsichtlich der Verwendung der diagnostischen Begriffe völlig unzuverlässig sind. Die in den Praxen notierten Diagnosen müßten durch eine unabhängige Untersuchung der Patienten gesichert oder zumindestens stichprobenartig auf ihre Zuverlässigkeit geprüft werden. Möglicherweise werden bestimmte Präparate doch in der richtigen Indikation verordnet, nur die auf dem Bogen angegebene Diagnose ist unzutreffend.

Gaebel
Einerseits ist es aufgrund der dargestellten methodischen Einschränkungen offenbar schwierig, zu verläßlichen Bewertungen des Verordnungsverhaltens in der Praxis zu kommen. Andererseits ist uns aus vielen epidemiologischen Studien bekannt, daß praktisches Verordnungsverhalten und theoretische Leitlinien nicht unerheblich voneinander abweichen. Man könnte nun fordern, daß in den Praxen zunächst einmal das universitär gesicherte Wissen umgesetzt werden soll. Trotzdem bleiben darüber hinaus noch viele Fragen offen. Wie kann man hier weiterkommen?

Linden
Zunächst einmal ist darauf hinzuweisen, daß die zum Verordnungsverhalten erfaßten Daten für den eigentlichen Erhebungszweck, nämlich zur Abschätzung der Marktanteile der verschiedenen Präparate unterschiedlicher pharmazeutischer Hersteller, bestens geeignet sind. Unser Problem ist, daß wir an diesen Datensatz ganz andere Fragestellungen richten und die Daten in Ermangelung geeigneterer Befunde entsprechend überinterpretieren. Die Schlußfolgerung ist, daß wir hier grundlagenwissenschaftliche Forschung brauchen. Auf einem kürzlich stattgehabten NIMH-Kongreß waren „algorithms in psychiatry" eines der Hauptthemen. Diese Art von Forschung wird in den nächsten Jahren mit Sicherheit einer der Brennpunkte unseres Fachs werden.

Gaebel

Es bleibt die Frage, ob die Implementation der Richtlinien in der Praxis immer mit dem notwendigen Nachdruck erfolgt, was natürlich auch eine Supervision des Einzelfalls einschließt.

Müller

Ich möchte die Argumentation von Herrn Saß unterstützen. Man sollte bedenken, daß viele Psychopharmaka von Internisten und Allgemeinärzten verordnet werden, die ja überhaupt nicht in psychiatrischer Diagnostik geübt sind. Was das Phänomen der Zeitkonstanz angeht, so könnte es eine Rolle spielen, daß diese Verordner die einmal bei Entlassung aus der Klinik empfohlene Medikation zum Teil über Jahre unverändert weiter geben.

Steinberg

Kann man denn aus diesen Zahlen die Erstverordnungen herauslesen? Ich glaube, daß sich die Verordnungen des Hausarztes wesentlich auf die einmal gegebene Empfehlung eines psychiatrischen Fachkollegen stützen, und gar nicht so viel selbst daran ändern.

Linden

Wir brauchen eine bessere Datenbasis und bessere wissenschaftliche Untersuchungen, um diese Fragen zu beantworten.

Anwendung von neuen Neuroleptika bei nicht schizophrenen Erkrankungen

A. Klimke

Priv. Doz. Dr. med. A. Klimke
Psychiatrische Klinik der Heinrich-Heine-Universität, Rheinische Kliniken Düsseldorf, Bergische Landstraße 2, 40629 Düsseldorf

Die antipsychotische Wirkung der Neuroleptika beruht nach heutigem Kenntnisstand auf der pharmakologischen Blockade von Dopaminrezeptoren vom D_2-Subtyp (vgl. hierzu Müller 1998, in diesem Buch). Neuroleptika werden klinisch aber auch bei nicht schizophrenen Erkrankungen und bei nichtpsychotischen Syndromen erfolgreich angewendet, wobei der genaue pharmakologische Mechanismus für die Wirkung nicht abschließend geklärt ist. Es kann aber vermutet werden, daß auch hier die Dopaminrezeptorblockade eine wesentliche Rolle spielt.

Atypische bzw. neuartige Neuroleptika blockieren gleichfalls Dopaminrezeptoren, jedoch in unterschiedlichem Ausmaß. Prototyp dieser Substanzen ist Clozapin. Ursprünglich wurde Clozapin als „atypisch" klassifiziert, weil es in den gängigen tierexperimentellen Paradigmen zur Identifizierung von Neuroleptika keinen bzw. einen nur schwachen Dopaminantagonismus aufwies, und trotzdem klinisch eine gute antipsychotische Wirksamkeit zeigte. Später wurde sowohl die Tatsache, daß Clozapin – im Gegensatz zu allen anderen Neuroleptika – beim Menschen praktisch keinen Parkinsonismus induziert, als auch der Nachweis der Wirksamkeit bei schizophrenen Patienten, die unter Standardneuroleptika therapieresistent waren, als weitere Argumente für ein atypisches Wirkprofil angeführt. Neuere PET-Studien haben gezeigt, daß Clozapin die striatalen Dopaminrezeptoren in wesentlich geringerem Maße als andere Neuroleptika, nämlich nur zu 30–60 %, blockiert (Farde u. Nordstrøm 1992), und diese Blockade auch durch eine weitere Dosissteigerung nicht erhöht werden kann. Hierin könnte ein Grund für die unter Clozapin praktisch fehlenden extrapyramidal-motorischen Begleitwirkungen liegen. Der pharmakologische Mechanismus für die Wirkung von Clozapin bei Therapieresistenz ist hingegen noch nicht aufgeklärt.

Einige Autoren nennen als weitere Kriterien für ein atypisches Neuroleptikum die spezifische Wirksamkeit auch auf schizophrene Minussymptomatik, eine nur geringe oder fehlende Erhöhung der Prolaktinfreisetzung, einen besonders hoher Quotient der Affinität für Serotonin-5-HT_{2A}-Rezeptoren im Verhältnis zur D_2-Rezeptor-Affinität, eine stärkere Blockade mesolimbischer Dopaminrezeptoren (gegenüber nigrostriatalen Rezeptoren), keine elektrische Inaktivierung der Substantia nigra (A9) im Tierexperiment („Depolarisationsblock), eine deutlich geringere Inzidenz extrapyramidal-motorischer Störungen als unter „typischen" Neuroleptika bzw. keine Induktion später Hyperkinesen (tardive Dyskinesien) bzw. keine „Sensitivierung" von Dopaminrezeptoren im Tierexperiment.

Tabelle 1. Pharmakologische Charakteristika neuer bzw. in der Entwicklung befindlicher Neuroleptika

Substanzen mit hohem 5-HT$_{2A}$/D$_2$-Ratio
Risperidon
Sertindol
Ziprasidon[1]
Seroquel (Quetiapine)[2]
Iloperidon (HP-873)[2]
Zotepin

Substanzen mit clozapinanalogem breitem Rezeptorbindungsprofil
Olanzapin

Substanzen mit selektiver Blockade von D$_2$-/D$_3$-Dopaminrezeptoren
Sulpirid
Remoxiprid[4]
Racloprid[3]
Amisulprid[1]

[1] In Deutschland Zulassung angestrebt
[2] Gegenwärtig in Phase-II-Prüfungen
[3] Voraussichtlich keine klinische Einführung
[4] Nach Markteinführung wegen kasuistischer Berichte über Panzytopenien vom Markt genommen

Auf der Grundlage dieser „erweiterten" Definitionskriterien werden eine Reihe neuerer Substanzen als „atypische Neuroleptika" klassifiziert, von denen in Deutschland bisher u. a. Zotepin (Nipolept), Risperidon (Risperdal), Olanzapin (Zyprexa) bzw. Sertindol (Serdolect) zugelassen worden sind. Weitere Substanzen, z. B. Quetiapin (Seroquel), Amisulprid, Ziprasidon bzw. Iloperidon befinden sich gegenwärtig in der Phase-III-Prüfungen (Tabelle 1). Kritisch soll allerdings hier angemerkt werden, daß die Frage, inwieweit auch ältere Substanzen, z. B. Sulpirid oder andere mittelpotente Neuroleptika wie Perazin (Taxilan) oder Thioridazin zumindest einige dieser Kriterien erfüllen, in Ermangelung entsprechender Vergleichsprüfungen nicht abschließend geklärt ist.

An die Entwicklung neuer Neuroleptika ist u. a. die Erwartung geknüpft, Substanzen zu erhalten, die wesentliche Wirkeigenschaften des Clozapins ohne dessen Nebenwirkungen, insbesondere ohne das Risiko einer Agranulozytose, besitzen. Zu den genannten neueren Substanzen gibt es aber bisher nur wenige Untersuchungen bei nicht schizophrenen Erkrankungen. Prinzipiell bietet sich der Einsatz der neuen Neuroleptika bei allen Indikationen an, bei denen grundsätzlich auch unter typischen Neuroleptika eine gute Wirksamkeit erwartet werden kann. Dabei kommen vor allem solche Patienten in Betracht, bei denen typische Neuroleptika nicht vertragen werden (insbesondere bei ausgeprägten neuroleptikainduzierten extrapyramidal-motorischen Syndromen) bzw. die auf Standardneuroleptika nicht ausreichend ansprechen.

In dem hier vorliegenden Beitrag sollen unter Berücksichtigung von Studien und Fallberichten zur Wirkung von Clozapin (als Prototyp eines „atypischen" Neuroleptikums) bei nicht schizophrenen Erkrankungen die vorliegenden Befunde zu den genannten neuen Substanzen dargestellt und diskutiert werden.

Wirksamkeit von Clozapin bei nicht schizophrenen Erkrankungen

Bereits in den 60er Jahren wurden Clozapin und andere seinerzeit entwickelte Neuroleptika bei unterschiedlichen psychiatrischen Krankheitsbildern eingesetzt und zum Teil auch über gute Erfolge berichtet (Übersicht bei Klimke u. Klieser 1995). Diese klinischen Beobachtungen führten dazu, daß Clozapin trotz der seit Mitte der 70er Jahre geltenden Auflagen bzgl. der Kontrollen des weißen Blutbild über viele Jahre z. B. in Deutschland nicht nur zur Behandlung schizophrener Psychosen, sondern auch bei therapieresistenten anderen schweren psychotischen Erkrankungen zugelassen war. 1992 erfolgte dann auf Vorschlag des Herstellers weltweit eine Vereinheitlichung der Indikation auf „akute und chronische Formen schizophrener Psychosen, wenn der Patient auf andere vergleichbare Medikamente nicht anspricht oder diese nicht verträgt". Gleichzeitig mit dieser Indikationseinschränkung wurde aber vor allem in der angloamerikanischen Literatur in den letzten Jahren zunehmend über erfolgreiche Behandlungen nicht schizophrener Krankheitsbilder berichtet (Tabelle 2). Hierzu zählen nicht schizophrene psychotische Syndrome, z. B. bei Chorea Huntington, bei Borderline-Erkrankungen, bei L-DOPA-induzierten Psychosen oder bei Wochenbettpsychosen. Weiterhin wurden aber auch Therapieerfolge bei therapieresistenter Manie und bei depressiven Syndromen berichtet. Schließlich gibt es auch Publikationen über erfolgreiche Behandlungen von neuroleptikainduzierten Spätdyskinesien bzw. Akathisie, von Hyperkinesen bei Chorea Huntington, sowie von tremor- bzw. dopaminagonisteninduzierten Dyskinesien bei Morbus Parkinson.

Bisher konnte nicht aufgeklärt werden, warum Clozapin bei bestimmten Patienten eine gegenüber anderen Neuroleptika überlegene Wirkung besitzt. Es kann allerdings vermutet werden, daß bei den nicht schizophrenen produktiven *psychotischen* Syndromen, und möglicherweise auch bei Manien der gleiche Mechanismus zugrundeliegt, der auch die Besserung therapieresistenter *schizophrener* Erkrankungen bewirkt. Diskutiert werden in diesem Zusammenhang die gleichzeitige Antagonisierung von Dopamin-D_1- und D_2-Rezeptoren, die nur mäßige Blockade von Dopamin-D_2-Rezeptoren, aber auch die gleichzeitige

Tabelle 2. Mögliche Anwendungsgebiete für Clozapin bei nicht schizophrenen Erkrankungen[1]

- Organische Psychosen (L-DOPA-induzierte Psychosen bei M. Parkinson[2], Chorea Huntington)
- Nichtschizophrene Psychosen im Wochenbett
- Wahnhafte Depression, therapieresistente affektive Psychosen/Manie
- Borderline-Persönlichkeitsstörung
- Therapieresistente Aggressionszustände
- Bewegungsstörungen (z. B. neuroleptika-induzierte Spätdyskinesien)

[1] Entsprechend den geltenden Zulassungsauflagen von Clozapin ist eine Anwendung nur im Rahmen eines sog. Therapieversuchs zulässig. Das bedeutet insbesondere, daß der Patient auf diesen Umstand hingewiesen und eine sorgfältige Nutzen-Risiko-Abwägung (z. B. im Hinblick auf das Agranulozytoserisiko) vorgenommen und dokumentiert werden sollte.

[2] Die Einstellung von Patienten mit Psychosen bei M. Parkinson sollte unter Berücksichtigung des bei multimorbiden und älteren Patienten erhöhten Risikos kardiorespiratorischer Komplikationen nur in Zentren mit entsprechender Erfahrung und in niedrigstmöglicher Dosierung (i. d. Regel 6,5–25 mg Tagesdosis) erfolgen

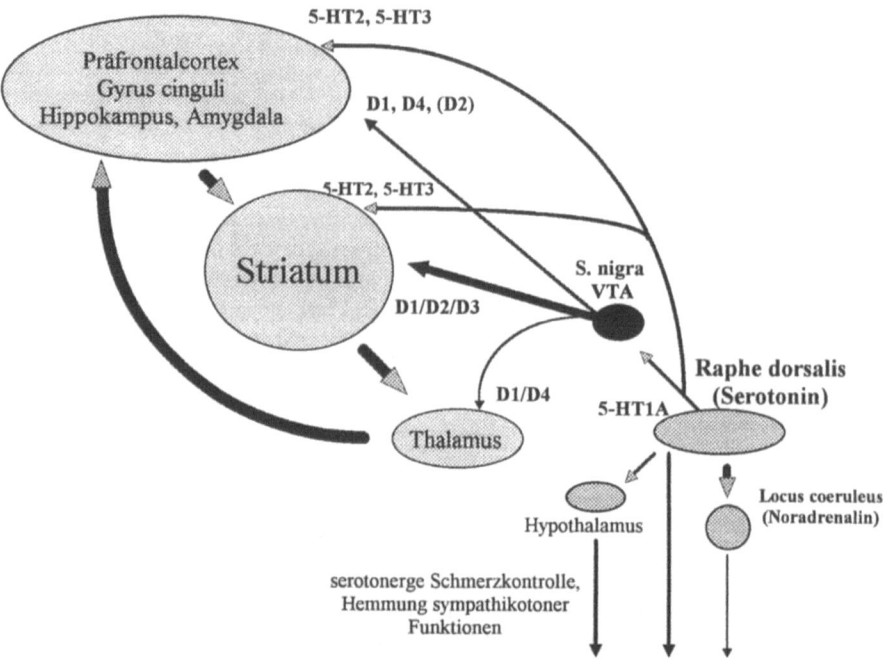

Abb. 1. Interaktion des serotonergen Systems mit Dopamin und Noradrenalin. Das dopaminerge System moduliert die neuronale Aktivität in Striatum, Cortex und Thalamus über unterschiedliche Rezeptorsubtypen (z. B. D_1-, D_2-, D_4-Dopaminrezeptoren). Es wird seinerseits vom serotonergen System überwiegend inhibitorisch beeinflußt. Eine verstärkte Freisetzung von Serotonin resultiert in einer verminderten Aktivität dopaminerger Neurone, eine Blockade von postsynaptischen 5-HT_2-Rezeptoren bzw. eine Hemmung serotonerger Neurone durch Stimulation von 5-HT_{1A}-Autorezeptoren steigert die Dopaminfreisetzung und könnte über diesen Mechanismus z. B. zu einer Verminderung extrapyramidal-motorischer Symptome bzw. zu einer Reduktion einer Dysfunktion des Präfrontalcortex (postuliertes Substrat der Minussymptomatik) führen

blockierende Wirkung auf andere Rezeptoren, z. B. die Blockade von Serotonin-5-HT_{2A}-Rezeptoren bzw. von cholinergen muskarinergen M_1-Rezeptoren, noradrenergen a_1- und a_2-Rezeptoren bzw. histaminergen H_1-Rezeptoren.

In den letzten Jahren wurde in diesem Zusammenhang vor allem die mögliche therapeutische Bedeutung einer Blockade serotonerger 5-HT_{2A}-Rezeptoren hervorgehoben. Das serotonerge System hat neuromodulatorische Einflüsse auf unterschiedliche Hirnstrukturen und Neurotransmitter (Abb. 1). Insbesondere werden solche Hirnstrukturen serotonerg innerviert, die auch dopaminerge Projektionen aufweisen, z. B. Präfrontalcortex und limbischer Cortex, Hippocampus und Amygdala sowie Striatum. Serotonin hemmt über eine Stimulation von 5-HT_2-Rezeptoren im Mittelhirn die Aktivität dopaminerger Neurone und die Dopaminfreisetzung in Striatum und Cortex (Übersicht bei Kapur u. Remington 1996), wobei die Effekte des Serotonins zumindest zum Teil über eine Modulation cholinerger und GABAerger Interneurone vermittelt werden. Angesichts der

Komplexität dieser Interaktionen kann gegenwärtig nicht erklärt werden, ob überhaupt und auf welchem der genannten Mechanismen die postulierte Wirkung antidopaminerg-antiserotonerger Neuroleptika z. B. für die Besserung schizophrener Minussymptomatik bzw. für die niedrige Inzidenz von EPS beruher könnte. Trotzdem muß man die Möglichkeit in Betracht ziehen, daß neue Neuroleptika mit ausgeprägter antiserotonerger Komponente, z. B. *Risperidon* oder *Sertindol*, ein anderes oder besseres klinisches Wirkprofil bei bestimmten Indikationen aufweisen könnten. In Betracht kämen etwa affektive Erkrankungen, suizidale Syndrome oder Aggressions- und Erregungszustände bzw. Störungen der Impulskontrolle, bei denen eine Beteiligung des serotonergen Systems diskutiert wird.

Empirische Befunde zur Wirksamkeit von neuartigen bzw. atypischen Neuroleptika bei nicht schizophrenen Erkrankungen

Produktive psychotische Syndrome bei nicht schizophrenen Erkrankungen

Nach den frühen Studien zur Wirksamkeit von *Clozapin* bei unterschiedlichen psychiatrischen Erkrankungen (Angst et al. 1971) richtete sich das Interesse seit der Zulassung in den USA im Jahr 1990 zunehmend auch auf die Wirkung bei nicht schizophrenen Psychosen. Frankenburg und Zanarini (1993) untersuchten in einer offenen Pilotstudie 15 Patienten mit einer Borderline-Persönlichkeitsstörung, bei denen gleichzeitig über lange Zeit oder phasenweise sehr ausgeprägte psychotische Symptome bestanden. Nach einer Behandlungsdauer zwischen 2 und 9 Monaten zeigte sich eine signifikante Besserung positiver und negativer Symptome einschließlich der globalen Funktionsfähigkeit („Global Assessment Scale", GAS). Die Autoren weisen auf die Notwendigkeit hin, diesen Befund in kontrollierten Studien zu bestätigen. Befunde zur Wirksamkeit anderer neuer Neuroleptika auf psychotische Symptome bei Borderline-Patienten liegen bisher nicht vor.

Weiterhin weisen Untersuchungen an Patienten mit M. Parkinson und L-DOPA-induzierter Psychose auf eine gute antipsychotische Wirksamkeit von Clozapin schon in Tagesdosierungen von 25–50 mg hin (Übersicht bei Auzou et al. 1996), wobei es zu keiner Verschlechterung der motorischen Symptome kommt, und die Dosis des Dopaminagonisten oftmals noch erhöht werden kann. Diederich et al. (1995) fanden bei einer durchschnittlichen Behandlungsdauer von 10 Monaten und einer Tagesdosis von 33 (S. D.: 30) mg eine gute antipsychotische Wirksamkeit. Allerdings verstarben 2 der untersuchten 13 Patienten nach 2 bzw. 3 Behandlungsmonaten außerhalb der Klinik, wobei die Patientengrupe insgesamt mit einem mittleren Alter von 69 Jahren schon relativ alt war. Rabey et al. (1995) fanden gute antipsychotische Wirkungen von Clozapin in Tagesdosierungen zwischen 12,5–75 mg, wobei bei 2 der 27 Patienten Clozapin in einer Dosis von 25 mg nach 5 Tagen wegen Somnolenz abgesetzt werden mußte. Wagner et al. (1996) fanden bei einer retrospektiven Analyse von 49 Patienten unter im Mittel 16 mg Clozapin ein Ansprechen der psychotischen Symptome bei 70–80 %. Ruggieri et al. (1997) behandelten 36 Parkinson-Patienten mit dopaminagonisteninduzierter Psychose mit im Mittel 11 mg Clozapin pro Tag über 12 Monate unter offenen Studienbedingungen. Die Anfangsdosis lag bei 6,25 mg und wurde ggf. schrittweise gesteigert. Bei allen Patienten zeigte sich ein deutliche Wirkung auf die psychotische Symptomatik.

Ein engmaschiges Monitoring von Parkinson-Patienten unter Clozapin erscheint dringend empfehlenswert, um mögliche kardiorespiratorische Begleitwirkungen rechtzeitig zu erkennen, genauso wie eine möglichst geringe Dosis. Angesichts potentieller ernstzunehmender Begleitwirkungen von Clozapin bei dieser Patientengruppe ist die Wirksamkeit anderer atypischer Neuroleptika in dieser Indikation von besonderem Interesse.

Wolters et al. (1996) untersuchten die Wirkung von *Olanzapin* bei Parkinson-Patienten in einer Tagesdosis von 1–15 mg. Sie fanden eine signifikante Reduktion der dopaminagonisteninduzierten psychotischen Symptomatik, aber keine Verschlechterung der extrapyramidal-motorischen Krankheitssymptome. Für das zwischenzeitlich nicht mehr im Handel befindliche substituierte Benzamid *Remoxiprid* fanden Sandor et al. (1996) bei 7-wöchiger Behandlungsdauer eine Reduktion der psychotischen Symptomatik bei 8 von 9 Parkinson-Patienten mit L-DOPA-induzierter Psychose, allerdings bei zwei Patienten eine Verschlechterung der motorischen Leistungen. Mendis et al. (1994) fanden nur bei einem ihrer 7 untersuchten Patienten unter Remoxiprid eine deutliche motorische Verschlechterung. Rich et al. (1995) fanden nur bei einem von 6 Patienten mit Psychose bei M. Parkinson unter *Risperidon* eine gute Besserung, während die übrigen eine intolerable Verschlechterung der motorischen Symptome entwickelten. Vier dieser Patienten sprachen nachfolgend gut auf eine Behandlung mit Clozapin an, so daß Risperidon nach Meinung dieser Autoren keinen Ersatz für Clozapin darstellt und in dieser Indikation nur mit Vorsicht eingesetzt werden sollte.

Auch bei der Behandlung psychotischer Syndrome bei Chorea Huntington wurde über erfolgreiche Behandlungen mit Clozapin berichtet (Sajatovic et al. 1991; Dose 1992).

Die Behandlung psychotischer Syndrome bei hirnorganischer Vorschädigung bzw. bei älteren und/oder multimorbiden Patienten mit Clozapin ist aufgrund möglicher Komplikationen nicht unproblematisch, z. B. aufgrund erhöhten Auftretens zerebraler Krampfanfälle (Michals et al. 1993) bzw. kardiorespiratorischer Komplikationen. Furmaga et al. (1997) berichten über zufriedenstellende Wirkungen bei guter Verträglichkeit nach Behandlung von 7 Patienten mit psychotischen Symptomen als Folge verschiedener somatischer Grunderkrankungen mittels Risperidon in einer Tagesdosierung von 3 (S. D.: 0,7) mg. Zimnitzky et al. (1996) fanden eine klinisch relevante Besserung von psychotischen Symptomen mit Antriebssteigerung bei einem 19jährigen Patienten mit ischämischer Hirnschädigung innerhalb von 4 Tagen mit einer Behandlungsdosis von 2×3 mg Risperidon pro Tag. Andere Untersucher berichten kasuistisch über ein Ansprechen einer organischen Katatonie (Cook et al. 1996) bzw. deliranter Syndrome (Sipahimalani u. Masand 1997) auf Risperidon.

Affektive Psychosen

Manie

Neuroleptika werden schon seit vielen Jahren zur Behandlung manischer Syndrome eingesetzt. Zum *Clozapin* gab es über viele Jahre nur wenige klinische Erfahrungsberichte (Müller u. Heipertz 1977). Nach Zulassung in den USA gibt es nunmehr eine Reihe neuerer Befunde (Übersicht bei Zarate et al. 1995). Suppes et al. (1992) berichteten über gute Besserungen bei 7 therapieresistenten bipolaren Patienten mit psychotischen Symptomen nach Umstellung auf Clozapin, und eine anhaltende Besserung der psychosozialen Funktionsfähigkeit im 3–5jährigen Follow-up-Zeitraum. Banov et al. (1994) fanden bei therapieresistenten, bipolaren bzw. schizoaffektiven Patienten innerhalb eines Follow-up-Zeitraums von durchschnittlich 18,7 Monaten unter Clozapin ein signifikant besseres Behandlungsergebnis als bei unipolar Depressiven bzw. unipolar schizoaffektiven Patienten. Suppes et al. (1994) fanden kasuistisch bei drei therapieresistenten bipolaren Patienten mit schnellem Wechsel zwischen manischen und depressiven Phasen („rapid cycler") gleichfalls eindrucksvolle Remissionen unter Clozapin. Antonacci und Swartz (1995) berichten ausgeprägte Symptombesserungen bei Umstellung 4 therapieresistenter manischer Patienten, deren Symptomatik durch gehobene Stimmungslage, Überaktivität und beschleunigte Sprache gekennzeichnet war. Calabrese et al. (1996) fanden in ihrer 13wöchigen prospektiven Studie bei 25 manischen Patienten unter Clozapin bei 72 % eine deutliche Besserung der manischen Symptomatik (gemessen mit der Young Mania Rating Scale), bzw. bei 32 % eine deutliche Besserung auch in der Brief Psychiatric Rating Scale (BPRS). Bipolare Patienten sprachen besser an als Schizoaffektive, und Patienten mit keinem schnellen Wechsel zwischen manischen und depressiven Phasen besser als sog. „rapid cycler". Barbini et al. (1997) verglichen unter offenen Studienbedingungen 15 bipolar manische Patienten unter Clozapin (mittlere Dosis: 166 mg/Tag) mit 12 Patienten unter Chlorpromazin (310 mg/Tag) über eine 3wöchige Behandlungsdauer. Beide Behandlungsgruppen erhielten zusätzlich Lithiumsalze. Im Ergebnis zeigte sich ein signifikant schnelleres Anprechen in der Clozapin-Gruppe bereits in der zweiten Woche, jedoch kein Unterschied am Studienende.

Zur Wirksamkeit von *Risperidon* bei manischen Syndromen im Rahmen affektiver bzw. schizoaffektiver Psychosen gibt es divergente Befunde. Dwight et al. (1994) behandelten 8 konsekutiv aufgenommene schizoaffektive Patienten, davon 6 mit bipolarem und 2 mit depressivem Verlaufstyp) mit durchschnittlich 7 mg Risperidon pro Tag. Bei den 6 bipolaren Patienten kam es nach einer mittleren Behandlungsdauer von 7 Tagen zu einem Neuauftreten bzw. einer Verschlechterung der manischen Symptomatik, die bei 3 Patienten ohne zusätzliche Intervention unter Risperidon-Weiterbehandlung wieder abklang, und bei 2 Patienten erfolgreich mit einer Valproat-Komedikation behandelt wurde. Die Autoren diskutieren, daß Risperidon bei manischen Patienten nicht ausreichend wirksam ist oder alternativ, daß es unter Risperidon zu einer Exazerbation manischer Symptome kommt, möglicherweise im Zusammenhang mit der ausgeprägten Blockade serotonerger 5-HT$_2$-Rezeptoren. Auch Koek und Kessler (1996) berichten eine Kasuistik eines 44jährigen Patienten mit rezidivierender Depression und stimmungskongruenten auditorischen Halluzinationen, der nach Steigerung der Dosis von Risperidon von 1 auf 2 mg/Tag (unter Fortführung der Medikation mit trizyklischen Antidepressiva) am Beginn der zweiten Behandlungswoche eine eindeutige manische Symptomatik mit gehobener Stimmung, Größenideen, Mangel an Krankheitseinsicht und reduziertem Schlafbedürfnis entwickelte. Nach Absetzen von Risperidon am Ende der zweiten Behandlungswoche kam es innerhalb von 72 Stunden zu einer Remission dieser Symptome.

Demgegenüber fanden Tohen et al. (1996) unter einer Kombination von 2–6 mg Risperidon/Tag mit einem Phasenprophylaktikum (Lithium, Valproat oder Carbamazepin) bei 8 von 13 Patienten mit akuter Manie und psychotischen Symptomen nach 2 Wochen eine mindestens 50 %ige Besserung in der BPRS und bei allen Patienten eine mindestens 25 %ige Reduktion der Symptome. In keinem Fall kam es bei guter Verträglichkeit zu einer Verschlechterung der Symptomatik. Auch Vieta et al. (1995) berichten über 2 Patienten mit sog. dysphorischer Manie, d. h. mit manischem oder hypomanischem Syndrom plus mindestens 3 definierten depressiven Symptomen (McElroy et al. 1992), die nach Umstellung von Haloperidol auf Risperidon unter Fortführung der Phasenprophylaktika (Carbamazepin bzw. Lithium) rasche Besserungen aufwiesen. Singh und Catalan (1994) berichteten kasuistisch über 4 Patienten mit HIV-assoziierter Psychose, die sich unter 2–4 mg Risperidon/Tag zufriedenstellend besserten. ohne daß extrapyramidal-motorische Symptome wie unter der Vormedikation u. a. mit Haloperidol beobachtet wurden.

Harada und Otsuki (1986) berichten auch unter *Zotepin* über deutliche Besserungen manischer Syndrome bei drei Vierteln der untersuchten 16 Patienten, allerdings bei der Hälfte der Patienten einen Umschlag des manischen in ein depressives Syndrom. Bei einem Drittel der Patienten wurde über extrapyramidal-motorische Syndrome geklagt, bei einem Fünftel fanden sich EEG-Auffälligkeiten. Insoweit entspricht das Wirkungs-/Nebenwirkungsprofil von Zotepin eher demjenigen eines klassischen Neuroleptikum.

Depression

Im Gegensatz zu Patienten mit schizoaffektiven Psychosen gibt es bei Major Depression nur wenige Befunde zur Wirkung atypischer Neuroleptika.

Kasuistisch wurde unter *Clozapin* über Besserungen therapieresistenter depressiver Syndrome berichtet (Dassa et al. 1993; Privitera et al. 1993). Ranjan und Meltzer (1996) fanden bei drei Patienten mit therapieresistenter wahnhafter Depression sowohl ein gutes Ansprechen der psychotischen als auch der depressiven Symptome unter einer Clozapin-Monotherapie und keinen Rückfall innerhalb der folgenden 4–6 Monate. Jacobsen (1995) fand bei 4 Patienten mit Major Depression und psychotischen Symptomen, von denen allerdings zwei zusätzlich andere Antidepressiva erhielten, unter 1–6 mg *Risperidon* pro Tag eine vollständige Remission der Symptomatik.

Systematische klinische Studien wurden aber nur zur antidepressiven Wirkung von *Amisulprid* durchgeführt, wobei vermutet wird, daß die in niedriger Dosierung vorhandene Blockade präsynaptischer Autorezeptoren zu einer Steigerung der Dopaminfreisetzung führt, die der klinischen Wirkung möglicherweise zugrundeliegt. In einer kontrollierten Studie an 219 Patienten mit Dysthymie und Major Depression wurden Amisulprid (50 mg/Tag), Imipramin (100 mg/ Tag) und Plazebo hinsichtlich ihrer antidepressiven Wirksamkeit verglichen. Amisulprid bzw. Imipramin waren beide Plazebo signifikant überlegen, wobei die Rate unerwünschter Nebenwirkungen in der Imipramin-Gruppe höher war (Lecrubier et al. 1997).

Pathologische Aggressivität und Verhaltensstörungen

Bereits in frühen klinischen Studien wird eine unspezifisch dämpfende Wirkung der Neuroleptika und eine gute therapeutische Wirksamkeit auf Erregungszustände bei akut schizophrenen Patienten beschrieben. Die neuroleptische Behandlung von Unruhezuständen und pathologischer Aggressivität unterschiedlicher Ätiologie, sowohl bei Patienten mit Minderbegabung als auch bei hirnorganischen Erkrankungen bzw. Demenz, ist eine mögliche pharmakologische Option (Fava 1997) und in der Praxis weit verbreitet. Dabei sollte allerdings bedacht werden, daß Neuroleptika selbst Unruhezustände auslösen und unterhalten können, z. B. im Sinne einer Akathisie, so daß bei Therapieresistenz neben einem Präparatewechsel auch ein kontrollierter Absetzversuch unter klinischen Bedingungen sinnvoll sein kann.

In ihrer frühen Untersuchung an 40 mäßig bis sehr schwer geistig behinderten Patienten mit Verhaltensstörungen (Aggressivität, Ablenkbarkeit, Agitation und Schlaflosigkeit), die fast alle auf klassische Neuroleptika keine Besserung gezeigt hatten, fanden Vyncke et al. (1974) unter 25–75 mg Clozapin pro Tag bei 16 der 20 mäßig behinderten Patienten, und bei 4 von 20 schwer geistig behinderten Patienten ein gutes bis sehr gutes Ansprechen. Ratey et al. (1993) fanden unter offenen Bedingungen an fünf psychiatrischen Patienten, die wegen schwerster Aggressionszustände in einer speziellen Abteilung behandelt wurden, nach einem Jahr unter Behandlung mit *Clozapin* eine deutlich reduzierte Frequenz auto- und fremdaggressiver Handlungen, während psychotische Symptome keine wesentliche Änderung zeigten.

Clozapin wurde kasuistisch auch erfolgreich zur Behandlung pathologischer Aggressionszustände bei psychotischen Patienten nach Schädel-Hirn-Trauma eingesetzt (Michals et al. 1993); allerdings erlitten zwei der neun behandelten Patienten generalisierte Krampfanfälle, deren Inzidenz unter Clozapin bei hirnorganischer Vorschädigung bekanntermaßen erhöht ist. Cohen und Underwood (1994) berichten bei 6 Patienten mit mäßiger-schwerer geistiger Behinderung eine signifikante Reduktion von Aggressivität, selbstbeschädigenden Verhaltensweisen und psychotischen Symptomen.

Auch zur Wirksamkeit von *Risperidon* in den genannten Indikationen gibt es erste Befunde. Van den Borre et al. (1993) untersuchten mittels Cross-over-Design die Wirkung einer dreiwöchigen Behandlung mit Risperidon gegenüber

Plazebo (unter Weiterführung der vorhandenen Medikation) bei 30 Patienten mit Verhaltensstörungen bei geistiger Behinderung. Risperidon war sowohl im klinischen Gesamturteil („Clinical Global Impression") als auch in bezug auf die Verhaltensauffälligkeiten („Aberrant Behavior Checklist") gegenüber Plazebo signinkant überlegen. Lott et al. (1996) fanden bei 61 % ihrer 33 auto- oder fremdaggressiven, institutionalisierten Patienten mit geistiger Behinderung eine mehr als 50 %ige Reduktion mindestens eines Zielsymptoms unter 1–8 mg Risperidon pro Tag. Nach 6 Behandlungsmonaten wurden 85 % der Patienten als gebessert und 15 % als unverändert beurteilt. Die Anzahl der durch aggressive Handlungen der Patienten verursachten Ausfalltage des Pflegepersonals reduzierte sich von 444 innerhalb der 6 Monate vor Behandlung mit Risperidon auf 29 in den folgenden 6 Monaten. Bei 9–12 % der Patienten wurden als unerwünschte Begleitwirkungen Sedierung, Parkinsonoid, mögliche Akathisie bzw. Gewichtszunahme beschrieben.

Eine weitere Indikation für neuere Neuroleptika könnte in der Behandlung älterer Patienten liegen, bei denen insbesondere unter hochpotenten Standardneuroleptika ein erhöhtes Risiko extrapyramidal-motorischer Begleitwirkungen (Parkinsonoid) besteht (Thorpe 1997). Zarate et al. (1997) analysierten die Krankengeschichten von 122 psychogeriatrischen Patienten (65 Jahre oder älter), die erstmals mit im Mittel 1,6 mg Risperidon pro Tag (Range: 0,25–8 mg, 78 % erhielten 2 mg) aufgrund Agitiertheit oder psychotischer Symptome bei Demenz, oder aufgrund affektiver oder anderer Störungen behandelt wurden. Die Mehrzahl der Patienten hatte andere somatische Erkrankungen und erhielt zusätzliche psychotrop oder kardiovaskulär wirksame Medikamente. Risperidon war bei 85 % der Patienten klinisch wirksam, wurde aber bei 11 % aufgrund von Unverträglichkeit und bei 7 % wegen mangelnder Wirksamkeit abgesetzt. Häufigere unerwünschte Begleitwirkungen umfaßten Hypotension (29 %) oder symptomatische Orthostase (10 %) sowie extrapyramidal-motorische Symptome (11 %). Bei zwei Patienten wurde im Therapieverlauf ein Herzstillstand beobachtet, der bei einem Patienten tödlich verlief. Bei zwei weiteren Patienten trat ein delirantes Zustandsbild auf. Unerwünschte Wirkungen waren mit einer vorbestehenden kardiovaskulären Vorschädigung, gleichzeitiger Behandlung mit einem selektiven Serotonin-Wiederaufnahmehemmer oder mit Valproat, sowie mit einer relativ raschen Dosissteigerung assoziiert. Insgesamt bewerten die Autoren Risperidon als wirksam und sicher für viele ältere Patienten unter der Voraussetzung einer niedrigen Dosierung und langsamen Dosissteigerung.

Aus einer plazebokontrollierten, randomisierten Verträglichkeitsuntersuchung an 238 über 65jährigen Patienten deuten an, daß bei achtwöchiger Behandlung mit 1–8 mg *Olanzapin* pro Tag gegenüber Plazebo keine signifikanten Unterschiede in bezug auf behandlungsbedürftige extrapyramidal-motorische Syndrome, orthostatische Blutdruckveränderungen, Transaminasenerhöhung bzw. Leukopenien bestehen (Satterlee et al. 1995). Entsprechende Wirksamkeitsuntersuchungen stehen allerdings noch aus.

Das substituierte Benzamid *Remoxiprid* zeigte in einer Dosierung von 50–300 mg gute Wirkungen auf Verhaltensstörungen (insbesondere auf motorische Überaktivität) und psychotische Symptome bei 103 Patienten über 65 Jahre (Robertsson et al. 1996), wobei nur bei 5 Patienten extrapyramidal-motorische

Symptome beobachtet wurden. Remoxiprid ist jedoch zwischenzeitlich nicht mehr im Handel; der Befund deutet aber an, daß auch andere substituierte Benzamide wie das *Amisulprid* in dieser Indikation eine nebenwirkungsarme Alternative sein könnten.

Neurologische Syndrome

Die Tatsache, daß unter Clozapin extrapyramidal-motorische Begleitwirkungen praktisch fehlen, obwohl pharmakologisch eine bis zu 50%ige Blockade von Dopamin-D_2-Rezeptoren vermittelt wird, legt nahe, daß Clozapin auch bei extrapyramidal-motorischen Bewegungsstörungen (Hyperkinesen bei Chorea Huntington, tardive Dyskinesien bei längerfristiger Neuroleptika-Behandlung) therapeutisch wirksam sein kann (Übersicht bei Factor u. Friedman 1997). Bei diesen neurologischen Syndromen führen auch hochpotente Standardneuroleptika zunächst zu einer Symptomsuppression; bei längerer Anwendung kommt es aber zu einem Wirkungsverlust bzw. zunehmender Verschlechterung der neuroleptikainduzierten Spätdyskinesien.

Bonuccelli et al. (1994) behandelten 5 Patienten mit unwillkürlichen Bewegungen bei Chorea Huntington über 3 Wochen mit Clozapin in ansteigender Dosierung von 25–150 mg pro Tag. Bei allen Patienten trat eine moderate bis deutliche Besserung der Bewegungsstörungen ein, ohne daß relevante Begleitwirkungen auftraten. Hinweisend auf eine spezifische Wirkung ist die Beobachtung, daß die Besserung dosisabhängig war und sich eine Woche nach Absetzen von Clozapin wieder eine deutliche Verschlechterung der motorischen Symptome zeigte. van Vugt et al. (1997) behandelten 33 Patienten mit Chorea Huntington unter doppelblinden Bedingungen mit maximal 150 mg Clozapin vs. Plazebo über 31 Tage, wobei 12 Patienten eine vorbestehende neuroleptische Medikation unverändert weiter erhielten. In dieser kontrollierten Studie fand sich lediglich ein Trend zu einer Reduktion der choreatiformen Symptome bei den Patienten, die keine anderen Neuroleptika erhielten, wobei Besserungen vor allem in höherer Dosis beobachtet wurden. Unter Clozapin beendeten 6 Patienten die Studie vorzeitig und bei weiteren 8 wurde aufgrund unerwünschter Begleitwirkungen (Sedation und Benommenheit, anticholinerge Symptome bzw. Beeinträchtigung des Gehens) eine Dosisreduktion notwendig.

Nach Umstellung von Standardneuroleptika auf Clozapin wurde in mehreren Untersuchungen an schizophrenen Patienten eine Besserung extrapyramidalmotorischer Syndrome einschließlich tardiver Dyskinesien beschrieben (Simpson et al. 1978; Cole et al. 1980; Gerbino et al. 1980; Small et al. 1987). In einer über 25 Monate durchgeführten Studie von Lieberman et al. (1991) wurde bei 30 Patienten unter Clozapin in einem Dosisbereich von 500–650 mg pro Tag eine mittlere Besserung der Spätdyskinesien um 38% beschrieben, wobei vor allem 7 Patienten mit einer schweren Symptomatik besonders profitierten. Spivak et al. (1997) untersuchten 20 schizophrene Patienten mit neuroleptika-induzierter tardiver Dyskinesie, Parkinsonismus und chronischer Akathisie vor Umstellung auf Clozapin und im Verlauf der weiteren Behandlung über 18 Wochen. Unter einer Dosierung von im Mittel 210 mg Clozapin pro Tag kam es im Therapieverlauf bei mehr als 2/3 der Patienten zu einer deutlichen Besserung von tardiver Dyskinesie, Parkinsonismus und Akathisie. Dabei muß allerdings offen bleiben, ob Clozapin einen spezifischen Effekt auf tardive Dyskinesien hat, oder ob es sich bei den beobachteten Besserungen um die Folge des Absetzens der vorherigen neuroleptischen Medikation handelt.

Eine weitere Indikation, bei der der Einsatz atypischer Neuroleptika diskutiert wird, sind bestimmte motorische Symptome bei M. Parkinson. Nachdem kasuistische Beobachtungen an psychotischen Parkinson-Patienten eine unerwartete und beeindruckende Besserung des Tremors unter *Clozapin* erbrachte, führten Fischer et al. (1990) eine offene Studie an 12 Parkinson-Patienten durch. In einer Dosierung von 6,25 bis maximal 100 mg Tagesdosis ergab sich, in guter Übereinstimmung mit früheren Befunden von Pakkenberg et al. (1986), eine signifikante Reduktion des Tremors sowie der tremorassoziierten Funktionseinschränkung. Die günstige therapeutische Wirkung hielt auch in der Langzeitbehandlung bis zu 2 Jahren an (Fischer 1992). Friedman et al. (1997) fanden in einer Doppelblind-Untersuchung hingegen lediglich eine vergleichbare Wirkung des Anticholinergikums Benztropin (3 mg/Tag) gegenüber Clozapin (39 mg/Tag) auf den Tremor bei M. Parkinson.

Weiterhin gibt es kasuistische Besserungen von Dyskinesien bei Parkinson-Patienten unter Therapie mit L-DOPA bzw. mit Dopaminagonisten (Übersicht bei Giron und Koller 1996), die zusätzlich mit Clozapin behandelt werden. Durif et al. (1997) beschrieben bei 7 L-DOPA-responsiven Patienten nach 2wöchiger Clozapin-Behandlung eine signifikante Besserung von Dyskinesien, die durch Challenge mit dem Dopaminagonisten Apomorphin induziert wurden.

Demgegenüber führte ein Therapieversuch bei Peak-dose-Dyskinesien unter L-DOPA bereits bei den ersten 4 Patienten unter 10–25 mg *Remoxiprid* zu schweren Off-Perioden, so daß die an 9 Patienten geplante Studie vorzeitig beendet werden mußte (Lang et al. 1995).

Andere Indikationen

Clozapin wurde in einer Dosierung von 12,5–50 mg verschiedentlich als Sedativum bei therapieresistenten Schlafstörungen unterschiedlicher Genese empfohlen. Das Risiko der Agranulozytose, die damit verbundenen Blutbildkontrollen und fehlende klinische Studien lassen den Einsatz in dieser Indikation nur in Ausnahmefällen als gerechtfertigt erscheinen.

Bei Angsterkrankungen wurden verschiedentlich Standardneuroleptika (z. B. Fluspirilen) erfolgreich eingesetzt. Zu den neuen Neuroleptika gibt es bisher keine entsprechenden Untersuchungen. Auch zur Therapie von Zwangserkrankungen gibt es einige kasuistische Befunde (Steinert et al. 1996), andere deuten hingegen auf Unwirksamkeit (McDougle et al. 1995) bzw. eine Exazerbation bzw. Verschlechterung von Zwangssymptomen bei schizophrenen Patienten hin (Baker et al. 1992), so daß keine ausreichende Grundlage für eine Empfehlung vorliegt.

Zusammenfassung und Schlußfolgerungen

Die neu entwickelten Neuroleptika Risperidon, Olanzapin und Sertindol weisen pharmakologisch bestimmte Gemeinsamkeiten mit dem Rezeptorbindungsprofil von Clozapin auf, das als Prototyp eines atypischen Neuroleptikums angesehen wird. Diese Substanzen blockieren u. a. gleichzeitig dopaminerge D_2-Rezeptoren und serotonerge 5-HT_{2A}-Rezeptoren, wie auch das schon etwas länger auf dem Markt befindliche Zotepin. Substituierte Benzamide, z.B. Amisulprid, blockieren hingegen selektiv Dopaminrezeptoren vom D_2- und D_3-Typ und zeigen darüber hinaus eine hohe Affinität für präsynaptische Dopamin-Autorezeptoren.

Insgesamt gibt es nur wenige kontrollierte Studien zur Wirksamkeit der neuen bzw. atypischen Neuroleptika bei nicht schizophrenen Erkrankungen, wobei die Mehrzahl der Publikationen sich mit Clozapin beschäftigt. Grundsätzlich kommen für die Behandlung mit neuen Neuroleptika vor allem solche Patienten in Betracht, bei denen typische Neuroleptika nicht vertragen werden, bzw. die auf Standardneuroleptika nicht ausreichend ansprechen. Dabei ist allerdings darauf hinzuweisen, daß eine förmliche Zulassung für nicht schizophrene Erkrankungen in der Regel *nicht* besteht, so daß mögliche Vorteile und Erfolgsaussichten gegen Begleitwirkungen und die Schwere des Krankheitsbilds (im Sinne eines Therapieversuchs im Einzelfall) abgewogen und in die Aufklärung des Patienten aufgenommen werden müssen.

Unter diesen Voraussetzungen kann Clozapin zur Behandlung therapieresistenter psychotischer Syndrome (Plus-Symptomatik) z.B. bei Borderline-Persönlichkeitsstörung oder bei wahnhafter Depression, und in niedrigstmöglicher Dosierung (6,25–25 mg) bei L-DOPA-induzierten Psychosen bei M. Parkinson (cave: kardiorespiratorische Komplikationen bei multimorbiden oder älteren Patienten) und bei psychotischen Syndromen bei Patienten mit Chorea Huntington eingesetzt werden. Clozapin kann auch bei therapieresistenter Manie wirksam sein, und hat bei niedrigdosierter längerfristiger Anwendung möglicherweise auch einen phasenprophylaktischen Effekt. Schließlich scheinen auch (therapieresistente) Aggressionszustände oder Verhaltensstörungen bei Patienten mit geistiger Behinderung oder bei hirnorganischer Vorschädigung gut auf Clozapin anzusprechen, insbesondere wenn eine zusätzliche sedative Komponente erwünscht ist. Clozapin wird auch bei verschiedenen extrapyramidal-motorischen Syndromen im Rahmen von M. Parkinson empfohlen, wobei jeweils die niedrigstmögliche Dosis verordnet und die Ersteinstellung nur in Zentren mit spezieller Erfahrung erfolgen sollte.

Eine Wirksamkeit bei Therapieresistenz unter Standardneuroleptika ist für Risperidon und die anderen neuen Neuroleptika bisher nicht nachgewiesen worden. Vielmehr sind diese Substanzen eine nebenwirkungsarme Alternative bei Patienten, bei denen Clozapin aufgrund seines Nutzen-Risiko-Verhältnisses (z.B. erhöhtes Krampfanfallrisiko bei hirnorganischer Vorschädigung, kardiorespiratorische Komplikationen bei Multimorbidität und bei älteren Patienten, keine gesicherte Einhaltung der Blutbildkontrollen) nicht in erster Linie eingesetzt werden soll. Auch für Risperidon gibt es Hinweise auf eine gute Wirkung bei nicht schizophrenen Psychosen mit Plussymptomatik, genauso wie auf Aggressionszustände und Verhaltensstörungen. Risperidon wurde in niedriger

Dosierung (0,5–2 mg) auch erfolgreich bei gerontopsychiatrischen Patienten eingesetzt, wobei allerdings bei einer kleineren Subgruppe mit dem Auftreten extrapyramidal-motorischer Begleitwirkungen zu rechnen ist Bei kardiovaskulären Vorerkrankungen oder multipler Komedikation sollte nach bisherigem Kenntnis stand die Indikation streng gestellt und der Therapieverlauf unter Risperidon besonders sorgfältig überwacht werden.

Für Olanzapin bzw. Sertindol fehlen bisher aussagekräftige Studien zur Anwendung bei nichtschizophrenen Erkrankungen. Olanzapin scheint auch bei älteren Patienten gut verträglich zu sein und nur sehr selten extrapyramidalmotorische Syndrome zu induzieren, wobei entsprechende Wirksamkeitsuntersuchungen noch ausstehen.

Für das Amisulprid als Vertreter der substituierten Benzamide gibt es schließlich erste Hinweise auf eine mögliche antidepressive Wirksamkeit in niedrigerer Dosierung, die über eine Blockade präsynaptischer Dopaminrezeptoren vermittelt werden könnte.

Zusammenfassend ist festzustellen, daß der Einsatz von neuen Neuroleptika bei nicht schizophrenen Erkrankungen einen therapeutischen Fortschritt darstellen könnte, weil hierdurch die Hoffnung auf eine nebenwirkungsärmere und wirksamere Behandlung besteht. Entsprechende klinische Studien, die als Grundlage einer differentiellen Verordnung der neuen Substanzen dienen könnten, stehen allerdings gegenwärtig noch weitgehend aus.

Literatur

Angst J, Jaenicke U, Padrutt A, Scharfetter (1971) Ergebnisse eines Doppelblindversuchs von HF 1854 (8-Chlor-11-[4-methyl-1-piperazinyl]-5H-dibenzo[b,e][1,4]diazepin) im Vergleich zu Levomepromazin. Pharmakopsychiatrie 4: 192–200

Antonacci DJ, Swartz CM (1995) Clozapine treatment of euphoric mania. Ann Clin Psychiatry 7 (4): 203–206

Azou et al. (1996) Clozapine for the treatment of psychosis in Parkinson's disease: a review. Acta Neurol Scand 94 (5): 329–336

Baker RW, Chengappa KN, Baird JW, Steingard S, Christ MA, Schooler NR (1992) Emergence of obsessive compulsive symptoms during treatment with clozapine. J Clin Psychiatry 53 (12): 439–442

Banov MD, Zarate CA, Tohen M (1994) Clozapine therapy in refractory affective disorders: polarity predicts response in long-term follow-up. J Clin Psychiatry 55: 295–300

Barbini B, Scherillo P, Benedetti F, Crespi G, Colombo C, Smeraldi E (1997) Response to clozapine in acute mania is more rapid than that of chlorpromazine. Int Clin Psychopharmacol 12 (2): 109–112

Bonuccelli U, Ceravolo R, Maremmani C, Nuti A, Rossi G, Muratorio A (1994) Clozapine in Huntington's chorea. Neurology 44 (5): 821–823

Calabrese JR, Kimmel SE, Woyshville MJ, Rapport DJ, Faust CJ, Thompson PA, Meltzer HY (1996) Clozapine for treatment-refractory mania. Am J Psychiatry 153 (6): 759–764

Cohen SA, Underwood MT (1994) The use of clozapine in a mentally retarded and aggressive population. J Clin Psychiatry 55 (10): 440–444

Cole JO, Gardos G, Tarsy D (1980) Drug trials in persistent dyskinesia. In: Fann WE, Smith RC, Davis JM (eds) Tardive Dyskinesia, Research and Treatment. SP Medical and Scientific Books, New York, pp 419–427

Cook EH Jr, Olson K, Pliskin N (1996) Response of organic catatonia to risperidone. Arch Gen Psychiatry 53 (1): 82–83

Dassa D, Kaladjian A, Azorin JM (1993) Clozapine in the treatment of psychotic refractory depression. Br J Psychiatry 163: 822–824

Diederich N, Keipes M, Graas M, Metz H (1995) Clozapine in the treatment of mental manifestations of Parkinson's disease. Rev Neurol (Paris) 151 (4): 251–257

Dose (1992) Clozapin (Leponex) in der Behandlung der Huntington'schen Krankheit. In: Naber D, Müller-Spahn F (Hrsg) Clozapin – Pharmakologie und Klinik eines atypischen Neuroleptikums. Schattauer, Stuttgart, New York, S 121–126

Durif F, Vidailhet M, Assal F, Roche C, Bonnet AM, Agid Y (1997) Low-dose clozapine improves dyskinesias in Parkinson's disease. Neurology 48 (3): 658–662

Dwight MM, Keck PE Jr, Stanton SP, Strakowski SM, McElroy SL (1994) Antidepressant activity and mania associated with risperidone treatment of schizoaffective disorder. Lancet 344: 554–555

Factor SA, Freidman JH (1997) The emerging role of clozapine in the treatment of movement disorders. Mov Disord 12 (4): 483–496

Farde L, Nordstrøm AL (1992) PET analysis indicates atypical central dopamine receptor occupancy in clozapine-treated patients. Br J Psychiatry [Suppl] 17 :30–33

Fava M (1997) Psychopharmacologic treatment of pathologic aggression. Psychiatr Clin North Am 20 (2): 427–451

Fischer PA, Baas A, Hefner R (1990) Treatment of parkinsonian tremor with clozapine. J Neural Transm Park Dis Dement Soc 2: 233–238

Fischer PA (1992) Clozapin in der Behandlung des Parkinson-Tremors. In: Naber D, Müller-Spahn F (Hrsg.) Clozapin – Pharmakologie und Klinik eines atypischen Neuroleptikums. Schattauer, Stuttgart, New York, S 83–88

Frankenburg FR, Zanarini MC (1993) Clozapine treatment of borderline patients: a preliminary study. Compr Psychiatry 34: 402–405

Friedman JH, Koller WC, Lannon MC, Busenbark K, Swanson-Hyland E, Smith D (1997) Benztropine versus clozapine for the treatment of tremor in Parkinson's disease. Neurology 48 (4): 1077–1081

Furmaga KM, DeLeon OA, Sinha SB, Jobe TH, Gaviria M (1997) Psychosis in medical conditions: response to risperidone. Gen Hosp Psychiatry 19 (3): 223–228

Gerbino L, Shopsin B, Collora M (1980) Clozapine in the treatment of tardive dyskinesia: an interim report. In: Fann WE, Smith RC, Davis JM (eds) Tardive Dyskinesia, Research and Treatment. SP Medical and Scientific Books, New York, pp 475–489

Giron LT Jr, Koller WC (1996) Methods of managing levodopa-induced dyskinesias. Drug Saf 14 (6): 365–374

Harada T, Otsuki S (1986) Antimanic effect of zotepine. Clin Ther 8 (4): 406–414

Jacobsen FM (1995) Risperidone in the treatment of affective illness and obsessive-compulsive disorder. J Clin Psychiatry 56 (9): 423–429.

Kapur S, Remington G (1996) Serotonin-Dopamine Interaction and Its Relevance to Schizophrenia. Am J Psychiatry 153 (4): 466–476

Klimke A, Klieser E (1995) Das atypische Neuroleptikum Clozapin (Leponex) – Aktueller Kenntnisstand und neuere klinische Aspekte. Fortschr Neurol Psychiat 63: 173–195

Koek RJ, Kessler CC (1996) Probable Induction of Mania by Risperidone. J Clin Psychiatry 57 (4): 174–175

Lang AE, Sandor P, Duff J (1995) Remoxipride in Parkinson's disease: differential response in patients with dyskinesias fluctuations versus psychosis. Clin Neuropharmacol 18 (1): 39–45

Lecrubier Y, Boyer P, Turjanski S, Rein W (1997) Amisulpride versus imipramine and placebo in dysthymia and major depression. Amisulpride Study Group. J Affect Disord 43 (2): 95–103

Lieberman JA, Saltz BL, Johns A et al. (1991) The effect of clozapine on tardive dyskinesia. Brit J Psychiatry 158: 503–510

Lott RS, Kerrick JM, Cohen SA (1996) Clinical and Economic Aspects of Risperidone Treatment in Adults With Mental Retardation and Behavioral Disturbance. Psychopharmacol Bull 32 (4): 721–729

McDougle CJ, Barr LC, Goodman WK, Pelton GH, Aronson SC, Anand A, Price LH (1995) Lack of efficacy of clozapine monotherapy in refractory obsessive-compulsive disorder. Am J Psychiatry 152 (12): 1812–1814

McElroy S, Keck PE, Pope HG Jr, Hudson JI, Faedda GL, Swann AC (1992) Clinical and research implications of the diagnosis of dysphoric or mixed mania or hypomania. Am J Psychiatry 149: 1633–1644

Mendis T, Mohr E, George A, Rusk IN, Gray P, Grimes JD (1994) Symptomatic relief from treatment-induced psychosis in Parkinson's disease: an open-label pilot study with remoxipride. Mov Disord 9 (2): 197–200

Michals ML, ML Crismon, Roberts S, Childs A (1993) Clozapine response and adverse effects in nine brain-injured patients. J Clin Psychopharmacol 13: 198–203

Müller WE (1998) Pharmakologische Grundlagen der Therapie mit Neuroleptika außerhalb ihrer Anwendung bei Schizophrenen. In: Gaebel W, Klimke A (Hrsg.) Stellenwert der Neuroleptika bei der Behandlung nicht schizophrener Erkrankungen. Springer, Heidelberg, pp 15–30

Müller P, Heipertz R (1977) Zur Behandlung manischer Psychosen mit Clozapin. Fortschr Neurol Psychiat 45: 420–424

Privitera MR, Lamberti JS, Mahara K (1993) Clozapine in a bipolar depressed patient [letter]. Am J Psychiatry 150: 986

Rabey JM, Treves TA, Neufeld MY, Orlov E, Korczyn AD (1995) Low-dose clozapine in the treatment of levodopa-induced mental disturbances in Parkinson's disease. Neurology 45: 432–434

Ranjan R, Meltzer HY (1996) Acute and long-term effectiveness of clozapine in treatment-resistant psychotic depression. Biol Psychiatry 40 (4): 253–258

Ratey JJ, Leveroni C, Kilmer D, Gutheil C, Swartz B (1993) The effects of clozapine on severely ill aggressive psychiatric inpatients in a state hospital. J Clin Psychiatry 54: 219–223

Rich SS, Friedman JH, Ott BR (1995) Risperidone versus clozapine in the treatment of psychosis in six patients with Parkinson's disease and other akinetic-rigid syndromes. J Clin Psychiatry 56 (12): 556–559

Robertsson B, Karlsson I, Eriksson L, Olsson JO, Olofsson H, Jacobsson NO, Arnell G (1996) An atypical neuroleptic drug in the treatment of behavioural disturbances and psychotic symptoms in elderly people. Dementia 7 (3): 142–146

Ruggieri S, De Pandis MF, Bonamartini A, Vacca L, Stocchi F (1997) Low dose of clozapine in the treatment of dopaminergic psychosis in Parkinson's disease. Clin Neuropharmacol 20 (3): 204–209

Sandor P, Lang AE, Singal S, Angus C (1996) Remoxipride in the treatment of levodopa-induced psychosis. J Clin Psychopharmacol 16 (5): 395–399

Sajatovic M, Verbanac P, Ramirez LF, Meltzer HY (1991) Clozapine treatment of psychiatric symptoms resistant to neuroleptic treatment in patients with Huntington's chorea. Neurology 41: 156

Satterlee WG, Reams SG, Burns PR, Hamilton S, Tran PV, Tollefson GD (1995) A clinical update on olanzapine treatment in schizophrenia and in elderly Alzheimer's disease patients. Psychopharmacol Bull 31: 534-z

Simpson GM, Lee JH, Shrivastava (1978) Clozapine in tardive dyskinesia. Psychopharmacology 56 (1): 75–80

Singh AN, Catalan J (1994) Risperidone in HIV-related manic psychosis [letter]. Lancet 344: 1029–1030

Sipahimalani A, Masand PS (1997) Use of risperidone in delirium: case reports. Ann Clin Psychiatry 9 (2): 105–107

Small JG, Milstein V, Marhenke JD (1987) Treatment outcome with clozapine in tardive dyskinesia neuroleptic sensitivity and treatment-resistant psychosis. J Clin Psychiatry 48: 263–267

Spivak B, Mester R, Abesgaus J, Wittenberg N, Adlersberg S, Gonen N, Weizman A (1997) Clozapine Treatment for Neuroleptic-Induced Tardive Dyskinesia, Parkinsonism, and Chronic Akathisia in Schizophrenic Patients. J Clin Psychiatry 58 (7): 318–322

Suppes T, McElroy SL, Gilbert J, Dessain EC, Cole JO (1992) Clozapine in the treatment of dysphoric mania. Biol Psychiatry 32 (3): 270–280

Suppes T, Phillips KA, Judd CR (1994) Clozapine treatment of nonpsychotic rapid cycling bipolar disorder. Biol Psychiatry 36: 338–340

Steinert T, Schmidt-Michel PO, Kaschka WP (1996) Considerable improvement in a case of obsessive-compulsive disorder in an emotionally unstable personality disorder, borderline type under treatment with clozapine. Pharmacopsychiatry 29 (3): 111–114

Thorpe L (1997) The treatment of psychotic disorders in late life. Can J Psychiatry 42 (Suppl. 1): 19 S–27 S

Tohen M, Zarate CA, Centorrino F, Hegarty JI, Froeschl M, Zarate SB (1996) Risperidone in the Treatment of Mania. J Clin Psychiatry 57 (6): 249–253

Van den Borre, Vermote R, Buttiëns M, Thiry P, Dierick G, Geutgens J, Sieben G, Heylen S (1993) Risperidone as add-on therapy in behavioural disturbances in mental retardation: a double-blind placebo-controlled cross-over study. Acta Psychiatr Scand 87: 161–171

van Vugt JP, Siesling S, Vergeer M, van der Velde EA, Roos RA (1997) Clozapine versus placebo in Huntington's disease: a double blind randomised comparative study. J Neurol Neurosurg Psychiatry 63 (1): 35–39

Vieta E, Gasto C, Escobar R (1995) Treatment of dysphoric mania with risperidone. Hum Psychopharmacol Clin Exp 10: 491–492

Vyncke J (1974) The treatment of behavior disorders in idiocy and imbecility with clozapine. Pharmacopsychiatry 7: 225–229

Wagner ML, Defilippi JL, Menza MA, Sage JI (1996) Clozapine for the treatment of psychosis in Parkinson's disease: chart review of 49 patients. J Neuropsychiatry Clin Neurosci 8 (3): 276–280

Wolters EC, Jansen EN, Tuynman-Qua HG, Bergmans PL (1996) Olanzapine in the treatment of dopaminomimetic psychosis in patients with Parkinson's disease. Neurology 47 (4): 1085–1087

Zarate CA, Tohen M, Baldessarini RJ (1995) Clozapine in Severe Mood Disorder. J Clin Psychiatry 56 (9): 411–416

Zarate CA Jr, Baldessarini RJ, Siegel AJ, Nakamura A, McDonald J, Muir-Hutchinson LA, Cherkerzian T, Tohen M (1997) Risperidone in the elderly: a pharmacoepidemiologic study. J Clin Psychiatry 58 (7): 311–317

Zimnitzky BM, DeMaso DR, Steingard RJ (1996) Use of Risperidone in Psychotic Disorder following Ischemic Brain Damage. J Child Adolesc Psychopharmacol 6 (1): 75–78

Diskussion

Rüther

Von Herrn Linden haben wir gehört, daß Angst, Depression, Neurasthenie und Schlafstörungen die Hauptindikationen für die alten Neuroleptika bei nichtschizophrenen Erkrankungen darstellen. Gibt es Hinweise dafür, daß diese vier Störungsbilder mit den neuen Neuroleptika vergleichbar oder besser behandelt werden können, und welcher pharmakologische Mechanismus könnte zugrundeliegen?

Klimke

Zu den neuen Neuroleptika gibt es in diesen Indikationen nur zum Clozapin
Daten. Bei den übrigen Substanzen gibt es über kasuistische Berichte hinaus
keine kontrollierten klinischen Studien. Ob allein der Dopaminantagonismus
beim Clozapin eine Rolle spielt, ist für mich fraglich. Clozapin zeigt in antipsychotischer Dosierung ohnehin nur einen relativ schwachen Dopaminantagonismus. Wenn man noch niedriger dosiert, könnten eben auch andere Neurotransmitter eine Rolle spielen, z. B. die Blockade serotonerger 5-HT2A-Rezeptoren.

Müller

Von meinem Konzept her wäre Sertindol aufgrund der pharmakokinetischen
Eigenschaften die ideale Substanz zur Anxiolyse, weil es eine sehr lange Halbwertszeit hat. Es gibt auch einige zusätzliche tierexperimentelle Daten, die
nicht für alle Neuroleptika gelten. Das müßte man klinisch prüfen. Ich möchte
davor warnen, sich in diesen breiten Indikationen zu sehr auf Clozapin auszu-
richten, weil dies bei Auftreten spezifischer Nebenwirkungen schnell dazu führen
könnte, daß die Substanz ganz vom Markt genommen wird.

Zweitens sollte man eine Bedeutung nichtdopaminerger Rezeptoren nicht nur
deshalb annehmen, weil eine Substanz ein breites Rezeptorbindungsprofil hat.
Darüber müssen wir erst nachdenken, wenn eine neue Substanz klinisch eine
Wirksamkeit besitzt, die über diejenige klassischer Neuroleptika hinausgeht.
Wahrscheinlich wären auch viele klassische Neuroleptika bei nicht schizophrenen
Störungen wirksam, sie werden nur aufgrund ihrer Nebenwirkungen dort nicht
eingesetzt.

Klimke

Das klinische Nebenwirkungsprofil ist aber ein entscheidender Punkt. Niemand
kann sich ernsthaft vorstellen, z. B. bei Suchtpatienten zur Rückfallprophylaxe
Haloperidol einzusetzen, weil extrapyramidal-motorische Begleitwirkungen
oder Akathisie von den Patienten denkbar schlecht toleriert würden. Diese Indikation könnte man sich für die neuen Substanzen aber gut vorstellen, wenngleich
es hierzu noch keine Studien gibt. Zumindest zur Erklärung der Nebenwirkungs-
armut neuer Neuroleptika wird aber die gleichzeitige Blockierung nichtdopaminerger Systeme diskutiert.

Hinsichtlich der Vorsicht beim Einsatz von Clozapin stimme ich Ihnen zu.
Man sollte Clozapin nur in schwierigen Fällen von Therapieresistenz einsetzen,
z. B. bei Aggressionszuständen oder bei Borderline-Störungen, den Patienten darüber genau aufklären, und dies auch dokumentieren.

Naber

Zum Clozapin gibt es immerhin 25 Jahre klinische Erfahrungen. Es hat seinen
Wert bei ausgewählten Patienten mit bestimmten Syndromen, z. B. bei therapie-
resistenten Schlafstörungen, und darüber hinaus ist es auch noch verträglich.
Über die neuen atypischen Substanzen wissen wir wiederum fast gar nichts.
Die Firmen sind angesichts des hohen Preises zunächst natürlich daran interes-
siert, den Einsatz der Präparate bei schizophrenen Psychosen zu fördern. Sie

würden aber gut daran tun, sich frühzeitig insbesondere im Rahmen doppelblinder Untersuchungen auch den anderen genannten Indikationen zuzuwenden.

Rüther

Herr Klimke hat unter Bezugnahme auf vorhandene klinische Studien gezeigt, daß neue wie alte Neuroleptika nicht nur bei Schizophrenie, sondern auch bei anderen Psychosen wirksam sind, wobei die neuen Substanzen wesentlich nebenwirkungsärmer sind. Darüber hinaus hat er noch einige andere mögliche Indikationen diskutiert, die wir zunächst aber zurückstellen müssen.

Saß

Es wurden aber noch eine Reihe anderer Indikationen, z. B. therapieresistente Aggressionszustände oder Manien, genannt. Man sollte die Wirksamkeit der Neuroleptika nicht nur auf paranoid-halluzinatorische Syndrome verkürzen. Sie wirken auch gut bei formalen Denkstörungen oder bei desorganisiertem Verhalten schizophrener Patienten, die keinen Wahn oder Halluzinationen haben. Wir sollten auch überlegen, ob wir über Syndrome, nosologische Entitäten oder bestimmte Dimensionen wie Aggressivität, Impulskontrollstörungen oder Denkstörungen sprechen. Die von Herrn Klimke dargestellten Studien umfassen zweifellos mehr als Wirkungen auf paranoid-halluzinatorische oder psychotische Syndrome.

Klimke

Hinweise für eine überlegene Wirksamkeit von Clozapin bei den genannten Syndromen ergaben sich auch bei Patienten ohne psychotische Symptomatik, z. B. bei Aggressionszuständen von Borderline-Patienten, bei Minderbegabung oder hirnorganischen Störungen. Aggressionsverhalten ist eigentlich schon eine sehr alte Indikation, die in den 70er Jahren auch vom Hersteller genannt wurde. Insofern wäre eine kontrollierte Untersuchung der neuen Neuroleptika bei diesen Syndromen oder Indikationen schon sehr interessant.

Müller

Es wäre spannend, wenn man z. B. beim Clozapin zeigen könnte, daß man auch bei den Nebenindikationen klinisch mehr erreicht als mit den klassischen Neuroleptika. Gibt es hier Hinweise auf eine bessere therapeutische Wirkung, auch wenn man die geringere Nebenwirkungsinzidenz und damit die bessere Verträglichkeit einmal beiseite läßt? Dann hätte man einen Hinweis, daß man auch die anderen pharmakologischen Wirkeigenschaften zur Erklärung der besseren Wirkung in Betracht ziehen muß.

Klimke

In nahezu allen von mir gezeigten Kasuistiken und kleineren Fallsammlungen handelt es sich um Patienten, die zuvor erfolglos auch höher dosiert mit klassischen Neuroleptika behandelt wurden, dann umgestellt wurden, und sich erst unter Clozapin durchgreifend gebessert haben.

Linden

Anknüpfend an das, was Herr Saß und Herr Müller gesagt haben: Wir können unsere Aussagen über die möglichen Indikationen und Syndrome natürlich nicht weiter treiben, als unser Wissen über diese Zustände überhaupt geht. Die genannten diagnostischen Klassen stellen gewissermaßen eine Hitliste der umstrittensten psychiatrischen Termini überhaupt dar. Die Amerikaner z. B. glauben nicht, daß es die Neurasthenie überhaupt gibt. Gibt es so etwas wie generalisierte Angst, oder sind das alles verkappte Depressionen? Wie wird die Somatisierungsstörung gegen die generalisierte Angststörung abgegrenzt, oder ist das eine eigene Entität? Wir haben uns psychiatrisch bisher nicht hinreichend mit diesen Syndromen befaßt, um überhaupt zu wissen, worüber wir reden. Ein Teil der hier geführten Diskussion handelt eigentlich nicht von Präparaten, sondern befaßt sich mit den Zustandsbildern, über die wir reden wollen. Dies wird im Verlauf der weiteren Vorträge sicherlich noch klarer herausgearbeitet werden.

Neuroleptika in der Behandlung psychischer Störungen im Kindes- und Jugendalter außerhalb schizophrener Krankheitsbilder

A. Warnke · G.-E.Trott · Ch. Wewetzer

Prof. Dr. med. A. Warnke
Klinik und Poliklinik für Kinder und Jugendpsychiatrie, Julius-Maximilians-Universität Würzburg, Füchsleinstraße 15, 97080 Würzburg

Besonderheiten bei der Verordnung von Neuroleptika in der Kinder- und Jugendpsychiatrie

Besonderheiten in den Voraussetzungen der Neuroleptikamedikation.

Kindern und Jugendlichen mit psychischen Störungen Neuroleptika zu verordnen, bedeutet, Besonderheiten des ärztlichen Verordnungsverhaltens zu beachten:

1. *Die Compliance nicht nur des Patienten, sondern auch der Eltern ist zu sichern.*
   - Die psychopharmakologische Behandlung von psychischen Störungen bei Kindern und Jugendlichen setzt nicht nur die Kooperation des Patienten selbst, sondern auch die Einwilligung, das Verständnis und die Compliance der Eltern voraus. Nach einer orientierenden Untersuchung ist die Besorgnis der Eltern vor den Nebenwirkungen einer Psychopharmakotherapie des Kindes vorrangiger als die Sicherheit um die positive Wirkung der Medikation (Trott et al. 1993). Dieser Aspekt zur Verordnung ist bei klassischen Neuroleptika deshalb so sehr bedeutsam, weil die Nebenwirkungen der Neuroleptika bei Kindern und Jugendlichen nicht nur sehr rasch, sondern auch deutlich häufiger als im Erwachsenenalter auftreten. Es sind vor allem Dyskinesien, kardiovaskuläre Probleme (insbesondere bei niederpotenten Neuroleptika), Sedierung, Sehstörung und auch Harnverhaltung, die den jugendlichen Patienten und die Eltern schnell zweifeln lassen, daß die Medikation überwiegend hilfreich sein könnte. Die Nebenwirkungen sind zu 90 % in den ersten 4 Tagen nach Behandlungsbeginn und nicht selten bereits in der ersten Stunde nach Applikation zu beobachten.
2. *Die ärztliche Verordnungspraxis erscheint unklar und unzureichend*
   - Die allgemeinärztlichen Indikationen von Psychopharmaka bei psychischen Störungen im Kindes- und Jugendalter scheinen sich nicht mit dem Indikationsspektrum, das kinder- und jugendpsychiatrischen Erfahrungen bzw. Erkenntnissen entspricht, zu decken (Tabelle 1).
   - Die Studie von Trott et al. (1995) zum Verordnungsverhalten von Allgemein-, Kinder- und Nervenärzten im Bereich der Psychopharmaka bei Kindern und Jugendlichen lassen vermuten, daß diagnostische Unsicherheiten vorliegen, psychische Erkrankungen des Kindes- und Jugendalters zu selten diagnostiziert werden, und mögliche Indikationen für eine psychopharmakologische Behandlung übersehen werden.

Tabelle 1. Selbsteinschätzung des Verordnungsverhaltens niedergelassener Ärzte in Unterfranken

Verordnete Psychopharmaka
1. Phytopharmaka
2. Antidepressiva
3. Neuroleptika
4. Benzodiazepine
5. Stimulantien

Indikationen für eine medikamentöse Behandlung mit Psychopharmaka

Altersgruppe 2–5 Jahre	Altersgruppe 5–14 Jahre
1. Enuresis	1. Schulprobleme
2. Schlafstörungen	2. Enuresis
3. Aggressivität	3. Hyperkinetisches Syndrom
4. „Verhaltensstörungen"	

3. *Psychopharmakotherapie ist Teil eines Behandlungsprogramms*
   - Eine Psychopharmakotherapie von psychischen Störungen bei Kindern und Jugendlichen ist kaum jemals eine isolierte Behandlungsmaßnahme, sondern sie ist eingebunden in ein integriertes Therapieprogramm (Abb. 1).
   - Sie ist Teil einer Behandlung, die andere somatische Therapiemaßnahmen, Beratung, psychotherapeutische Interventionen, spezifisch pädagogische und sozialintegrative Maßnahmen beinhalten. Die kinder- und jugendpsychiatrische Therapie ist stets in Zusammenarbeit mit den Eltern zu leisten, sie erfolgt im Verbundsystem der medizinischen Versorgungsstruktur und nicht selten in Kooperation mit der Jugendhilfe.

4. *Psychopharmakotherapie bedarf des „Heilversuchs"*
   - Die Psychopharmakotherapie des Kindes- und Jugendalters kann sich nicht vornehmlich auf die Ergebnisse wissenschaftlicher Effektivitätsprüfungen, die auf Placebo-kontrollierten Doppelblind und Crossing-over-Studien

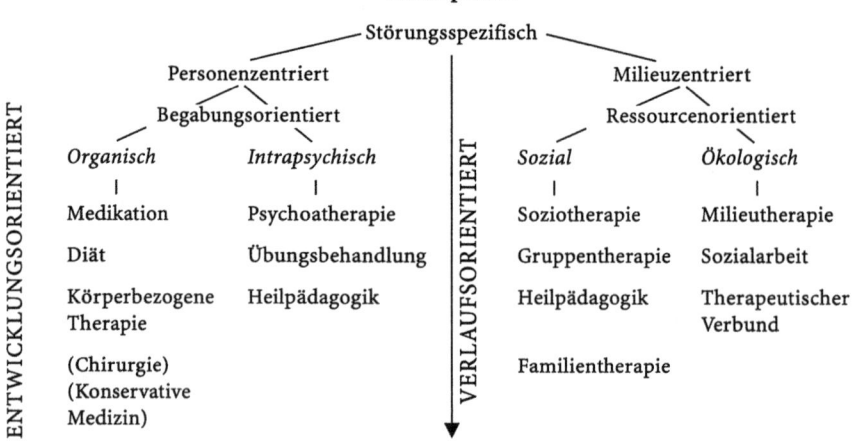

Abb. 1. Therapeutischer Rahmen bei psychischen Störungen

Tabelle 2. Altersabhängige Indikationen für eine Auswahl von Neuroleptika zur Behandlung psychischer Störungen bei Kindern und Jugendlichen

	Zulassung/Alter	Indikation
Pipamperondihydrochlorid (Dipiperon)	Keine Einschränkung	Schlaflosigkeit, Stimmungslabilität, psychomotorische Erregung, Aggresivität
Fluspirilen (Imap)	> 16 Jahre	Akut produktive und chronische schizophrene Psychosen
Perazin (Taxilan)	Keine Altersangaben	Endogene Psychosen, Spannungs- und Erregungszustände
Chlorprothixene (Truxal)	Keine Altersangaben	Unruhe- und Erregungszustände
Pimozide (Orap)	Keine Altersangabe	Psychisch bedingte Versagenszustände
Haloperidol (Haldol)	> 3 Jahre	Psychosen, Tic-Erkrankungen, Stottern, Angstsyndrome, Autismus
Clozapin (Leponex)	> 16 Jahre	Schizophrene Psychosen
Risperidon (Risperdal)	Keine Zulassung	
Olanzapin (Zyprexa)	Keine Zulassung	
Sertindol (Serdolect)	Keine Zulassung	

beruhen, stützen. Die Psychopharmakotherapie fußt wesentlich auf international bewährtem kinder- und jugendpsychiatrischen Erfahrungswissen, das im intersubjektiven Heilversuch und aus offenen Studien gewonnen wurde und das sich im Konsensusverfahren in einer Lehrbuchmeinung niederschlägt. Insbesondere bei der Einführung neuer Psychopharmaka ist der Kinder- und Jugendpsychiater in der Praxis auf Heilversuche und offene Studien angewiesen, da aufgrund der bestehenden ethisch-rechtlichen Bestimmungen in der Bundesrepublik ein Mangel an Wirksamkeitsstudien von Psychopharmaka für Störungen im Kindes- und Jugendalter besteht und viele Psychopharmaka für Personen unter 18 Jahren keine Zulassung haben. Dies gilt z. B. für alle neueren „atypischen" Neuroleptika, lediglich Clozapin hat eine Zulasssung bis zum Mindestalter von 16 Jahren (Tabelle 2).

Aus diesen besonderen Voraussetzungen zur Psychopharmakotherapie bei Kindern und Jugendlichen ergeben sich eine Reihe von Konsequenzen für das ärztliche Verhalten bei der Verordnung von Neuroleptika:

1. Der Arzt muß in der Verordnung von Neuroleptika zur Behandlung von Kindern und Jugendlichen mit psychischen Störungen ausgebildet und erfahren sein. Dies ist in aller Regel nur beim Facharzt für Kinder- und Jugendpsychiatrie und -psychotherapie vorauszusetzen.
2. Die Psychopharmakaverordnung muß nicht nur dem Kind bzw. Jugendlichen als Patienten, sondern auch den sorgeberechtigten Eltern verständlich gemacht werden und mit der doppelten Einwilligung von Kind und Eltern durchgeführt werden. Darüber hinaus ist es oft notwendig, auch nicht-medizinische Berufsgruppen, z. B. im Bereich der Jugendhilfe, oder Bezugspersonen in den Alltags-Lebensbereichen des Kindes (Kindergärtnerinnen, Lehrer, päd. Personal

in Horten, Tagesstätten) in die Maßnahmen zur Compliancesicherung einzu-
beziehen. Dies gilt im Einzelfall auch hinsichtlich ärztlicher Kollegen, die
einer psychopharmakologischen Behandlung psychischer Störungen bei Kindern und Jugendlichen noch selbst ablehnend gegenüberstehen. Die Verord
nung von Psychopharmaka bedeutet daher eine besondere Bemühung hinsichtlich der Sicherung der Compliance.

3. Aufgrund der relativ großen Bedeutung der Nebenwirkungen für eine Non-
Compliance, ist insbesondere auch bei der Verordnung von Neuroleptika
außerhalb schizophrener Störungen die weitgehende Vermeidung unerwünschter Nebenwirkungen wichtig.

4. Nur etwa 1,5 % der in der Bundesrepublik verordneten Menge an Psychopharmaka kommt Kindern und Jugendlichen zu. Die Verordnungsquoten sind
offensichtlich geringer als die Prävalenz von psychischen Störungen bei Kindern und Jugendlichen, die einer psychopharmakologischen Behandlung
zugänglich sind (Trott et al. 1989). Es ist davon auszugehen, daß die Möglichkeiten der Psychopharmakotherapie bei Kindern und Jugendlichen mit psychischen Störungen noch nicht adäquat und nicht häufig genug genutzt werden.
Der Ausbildungs-, Fortbildungs-, Informations- und Erfahrungsbedarf zur
Psychopharmakotherapie psychischer Störungen bei Kindern und Jugendlichen ist groß.

Entwicklungspharmakologische Voraussetzungen.

Bei der Verordnung von Psychopharmaka bei Kindern und Jugendlichen müssen
entwicklungspharmakologische Gesichtspunkte berücksichtigt werden. Kinder
sind nicht „kleine Erwachsene". Bei Erwachsenen erhobene pharmakologische
Daten und Dosierungsrichtlinien lassen sich nicht einfach auf Kinder und
Jugendliche übertragen. Besonderheiten der Absorption eines Medikaments, seiner Verteilung im Körper und seiner Metabolisierung sind zu beachten und es
gibt Besonderheiten der Ontogenese der Neurotransmitter und ihrer Rezeptoren.

1. Zur Ontogenese der Neurotransmitter und ihrer Rezeptoren.

Das zentralnervöse Neurotransmittersystem unterliegt einer lebenslangen Entwicklung. Die biogenen Amine, in deren Funktionssystem die Neuroleptika einwirken, sind erstmalig am Ende des ersten Trimenons der Schwangerschaft beim
Kind nachweisbar (Diebler et al. 1979). Das noradrenerge System ist bereits früh
entwickelt. 30 % der Synapsen des immaturen Gehirns sind noradrenerg (Coyle
u. Molliver 1977). Noradrenalin spielt u. a. eine Rolle in der Regulierung von
Vigilanz und Angst (Harris u. Newman 1978). Das serotonerge System wird später ausgebildet und beeinflußt ebenfalls die kortikale Entwicklung (Lauder u.
Krebs 1976). Störungen im Serotoninstoffwechsel spielen sehr wahrscheinlich
eine wichtige Rolle bei Zwangssyndromen, die in der Kinder- und Jugendpsychiatrie gegen Ende des ersten Lebensjahrzehntes und zu Beginn des zweiten Lebensjahrzehntes zuerst diagnostiziert werden können; auch bei den depressiven Syn-

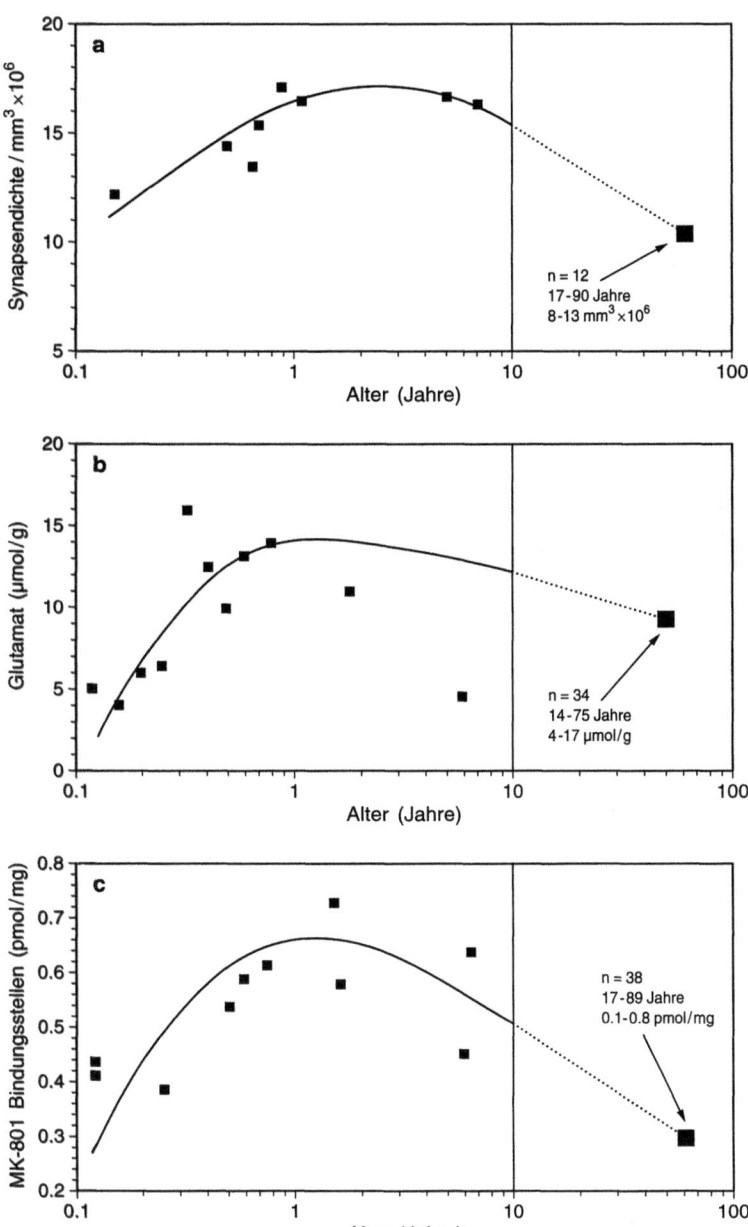

Abb. 2a-c. Synaptogenes und Veränderungen biochemischer Parameter glutaminerger Neurotransmission in der ersten Lebensdekade. (a) Synapsendichte (nach Huttenlocher 1979), (b) Konzentration von Glutamat im Hirngewebe (nach Kornhuber et al. 1993) und (c) MK-801 Rezeptorbindung (nach Kornhuber et al. 1989) zeigen einen Anstieg während der ersten Lebensjahre und einen langsamen Abfall mit höherem Lebensalter. Die logarithmische Skalierung der Zeitachse verdeutlicht den raschen Anstieg der verschiedenen Parameter nach der Geburt (Retz et al. 1996)

dromen und Störungen der Impulskontrolle ist der Serotoninstoffwechsel bedeutsam.

Die striatale dopaminerge Innervation entwickelt sich weitaus langsamer und erreicht ihren Entwicklungshöhepunkt erst in der Pubertät. Die graduelle Entwicklung der striatal-limbischen-dopaminergen Leitungsbahnen könnte die Altersabhängigkeit der psychopathologischen Syndrome erklären (Singer et al. 1982). Ein Beispiel dafür könnte das Tourette-Syndrom sein, das gegen Ende des ersten Lebensjahrzehntes in Erscheinung tritt. Ein weiteres Beispiel dürften die paranoid-halluzinatorischen Psychosen sein, die vor der Pubertät nur sehr selten auftreten.

Die postnatale Entwicklung des cholinergen Systems geht Hand in Hand mit der Entwicklung kognitiver Fähigkeiten. Das GABAerge System ist bei Kindern bislang noch kaum erforscht. Bekannt ist lediglich, daß es offenbar relativ spät in der Hirnentwicklung ausreift.

Das glutamaterge Neurotransmittersystem hat Bedeutung für Gedächtnisfunktionen, Epilepsiegenese und u. a. die Neuromigration (Abb. 2).

Aus den erwähnten Beispielen zur Ontogenese der Neurotransmission ist zu schließen, daß wir auch in der Neuroleptikatherapie entwicklungsbedingt andere Grundlagen bei Kindern und Jugendlichen vorfinden, als bei Erwachsenen (Trott et al. 1998).

Pharmakokinetische Besonderheiten bei Kindern und Jugendlichen

Pharmakokinetische Besonderheiten sind in der Pharmakotherapie bei Kindern und Jugendlichen zu beachten (Trott et al. 1994). Die Absorption eines Medikaments bei oraler Gabe ist abhängig von der Magensäure, der gastrischen Leerungszeit und der Motilität des Gastrointestinaltrakts. Im Kindes- und Jugendalter liegen hier andere Bedingungen als im Erwachsenenalter vor, so daß wir auch von einer anderen Bioverfügbarkeit als im Erwachsenenalter ausgehen müssen.

Die Verteilung eines Medikaments im Körper ist von einer Vielzahl von altersspezifischen Faktoren abhängig, wie z. B. von der Menge des Körperwassers, von der Größe der Fettdepots sowie von der Menge und Bindungskapazität der Proteine in Plasma und Körper. Die Veränderungen des Körperfetts und der Körperwassermasse in den verschiedenen Altersstufen sind gut beschrieben. Kinder haben relativ weniger Körperfett als Erwachsene und damit ein geringeres Verteilungsvolumen (Friis-Hansen 1971). Die Plasmaeiweißbindung bei Kindern ist durch andersgeartete Bindungsstellen, durch Typ und Menge des Proteins, durch die Anwesenheit von freien Fettsäuren und Bilirubin und durch den Blut-pH beeinflußt. Allerdings stehen uns bislang nur wenige Informationen über die klinische Bedeutung dieses anderen Bindungsverhaltens zur Verfügung (Paxton u. Dragunow 1993).

Auch die Metabolisierung der Medikamente verläuft im Kindes- und Jugendalter anders als im Erwachsenenalter. Bei Kleinkindern sehen wir einen beschleunigten Metabolismus, der allmählich bis zur Pubertät langsam abnimmt, dann während der Pubertät – vermutlich durch kompetetive Hemmung der Steroid-Hormone – im Vergleich zum Erwachsenenalter reduziert ist, um sich dann gegen Ende der Pubertät dem des Erwachsenen anzunähern. Die tubuläre Sekretion und die Reabsorptionskapazität der Nieren reifen im Kindesalter erst allmählich aus und der renale Blutfluß als bestimmender Faktor der renalen Filtrationsrate ist bei Kindern gegenüber dem Erwachsenen ebenfalls reduziert. Dies bedeutet, daß Kinder in den Fällen, in denen die renale Filtrationsrate pharmakokinetisch eine Rolle spielt, eine relativ größere Menge einer Substanz erhalten müssen, um die gleiche Wirkung wie im Erwachsenenalter zu erzielen. Am Beispiel des Chlorpromazins konnte dies nachgewiesen werden (Rivera-Calimlin et al. 1979).

Die Beziehung der applizierten Dosis und der Serumkonzentration des Clozapins erschien in der Untersuchung von Schulz et al. (1994, 1997) für das Jugendalter in gleicher Weise weitgehend linear, wie dies auch für das Erwachsenenalter zutrifft. Erste Beobachtungen von Schulz und Mitarbeitern (mündliche Mitteilung) sprechen dafür, daß diese Dosis- und Serumspiegelkorrelation für das Kindesalter nicht zutrifft. Interaktionen mit konsumierten Nahrungsmitteln tragen zur großen intraindividuellen Variation der Serumspiegel bei (Stevens et al. 1997). Wenn verabreichte Dosis und Serumkonzentration auch korrelieren, so bedeutet dies nicht, daß zugleich eine solche Korrelation zwischen Serumspiegel und klinischer Wirkung besteht.

Altersabhängige Faktoren scheinen aber auch bei der Neurotoxizität einiger Substanzen eine Rolle zu spielen. Die unter Phenobarbital bei Kindern zu beobachtende zunehmende Hyperaktivität und Aggressivität wurde bereits in den 30er Jahren beschrieben. Bei Carbamazepin sehen wir bei jüngeren Kindern adverse Reaktionen mit extremer Reizbarkeit und Schlafstörung. Das Valproat scheint nur bei jüngeren Kindern über die Inhibition mitochondrialer Enzyme hepatotoxisch zu wirken. Ein weiteres Beispiel ist die weitaus höhere Inzidenz von extrapyramidal-motorischen Nebenwirkungen bei der Gabe von Neuroleptika bei Kindern und Jugendlichen als im Erwachsenenalter (Keepers et al. 1983). Schulz et al. (1994 a) stellten fest, daß bei schizophren erkrankten Jugendlichen innerhalb der ersten drei Jahre der Medikation mit klassischen Neuroleptika bei 27 % der Patienten Spätdyskinesien zu beobachten waren, so daß mit höheren Quoten als im Erwachsenenalter gerechnet werden muß. Als lebensbedrohliche Nebenwirkungen sind auch für das Jugendalter das maligne neuroleptische Syndrom – das auch für Clozapin beschrieben ist – die laryngeale Dystonie und die Agranulozytose (bei Clozapin) zu beachten. Die – nicht unbedingt irreversiblen – Spätdyskinesien treten bei den klassischen Neuroleptika im Jugendalter, wenn sie auftreten, ab dem 3. Behandlungsmonat und innerhalb der ersten 5 Behandlungsjahre bevorzugt auf.

Verbrauchsepidemiologische Voraussetzungen

Die immer wieder geäußerte Befürchtung, Kindern und Jugendlichen würden zu häufig Psychopharmaka verordnet, ist für die Bundesrepublik durch Studien als widerlegt anzusehen (siehe 1.1 sowie Beitrag von von Linden in diesem Buch; Trott et al. 1993). Neben der quantitativen Frage ist die qualitative Analyse des Verordnungsverhaltens bei jungen Patienten im Bereich der Psychopharmaka bemerkenswert. Dabei unterliegt das Verordnungsverhalten offensichtlich einer raschen Veränderung. Noch im Jahre 1985 war gemäß der verfügbaren Verordnungsdaten das Atosil (Rangplatz 60) das am häufigsten verordnete Psychopharmakon, gefolgt von Tofranil auf Platz 125. Auf Platz 160 folgte damals „Nerven infant", auf Platz 175 Luminaletten und u. a. auf Platz 241 Truxaletten. Bei Ritalin waren 1985 nur 12.400 Verordnungen zu verzeichnen.

Demgegenüber war 1996 das am häufigsten verordnete Hypnotikum bei den unter 15jährigen Viburcol, Zäpfchen mit homöopathischer Zubereitung. Minirin kam 1996 auf 86.700 Verordnungen, Ritalin hatte 376.700 Verordnungen und somit eine 30fach höhere Verordnungsmenge als 1985 (Wido 1997, persönliche Mitteilung).

Truxaletten, die im Bereich der Kinder- und Jugendpsychiatrie durchaus gerne verordnet wurden, wie auch Beclamid (Neuracen) sind nicht mehr im Handel.

Bei oberflächlicher Betrachtung bekamen 1985 Kinder sehr häufig Neuroleptika verordnet, wobei unter dieser Rubrik das am häufigsten verschriebene Präparat das Promethacin (Atosil) war, was pharmakologisch nicht als Neuroleptikum zu werten ist, keine antipsychotische Wirkung hat und dessen Indikationsgebiete neben der Sedierung bei Unruhezuständen auch die Behandlung von Gastritis, Asthma bronchiale, spastischer Bronchitis, Allergien, Kinetosen und Pruritus umfassen.

Indikationen für die Neuroleptika-Medikation außerhalb schizophrener Störungen in der Kinder- und Jugendpsychiatrie

Pädiatrische Indikationen

Neuroleptika haben auch nicht-psychiatrische Indikationen (Tabelle 3, Schmidt u. Blanz 1996). Extrapyramidal-motorische Nebenwirkungen sieht man unter Metoclopramid (Paspertin), die bei entsprechend prädisponierten Kindern durchaus schon im empfohlenen Dosisbereich auftreten können. Chlorpromazin (früher

Tabelle 3. Nichtpsychiatrische Indikationen für Neuroleptika bei Kindern und Jugendlichen

Substanz	Handelsname (Beispiel)	Freigegeben	Indikationen
Metoclopramid	Paspertin	Ab 2 Jahre	Pylorustenose, Enteritiden, Übelkeit, Erbrechen
Chlorpromazin	Propaphenin (früher auch: Megaphen)	Ab 1/2 Jahr	Erbrechen, Übelkeit
Perphenazin	Decentan	Ab 12 Jahre	Schluckauf, akute Fieberschübe
Triflupromazin	Psyquil	Ab 12 Jahre	Erbrechen, Übelkeit
Promethazin	Atosil	Ab 2 Jahre	Gastritis, Asthma bronchiale, spastische Bronchitis, Allergien, Kinetosen

„Megaphen") ist in Deutschland als Propaphenin im Handel. Es war in der Pädiatrie u. a. zur Behandlung akuter Fieberschübe sehr beliebt. Perphenazin und Trifluopormazin werden zur Behandlung von Übelkeit und Erbrechen verordnet.

Kinder- und jugendpsychiatrische Indikationen

Gemäß überwiegender Lehrmeinung ergeben sich für Neuroleptika im Rahmen der Kinder- und Jugendpsychiatrie die Indikationen auch außerhalb der schizophrenen Psychosen (Tabelle 4) (weiterführend: Teicher u. Glod 1990; Campbell u. Cueva 1995; Martinius 1996; Gadow 1992).

Die schizophrenen Psychosen stellen im Kindes- und Jugendalter ebenso wie im Erwachsenenalter die Hauptindikation für die Gabe von Neuroleptika dar (Trott et al. 1994; Freisleder 1993). Hier ist allerdings zu erwähnen, daß die klassischen Neuroleptika im Kindes- und Jugendalter weitaus schlechtere Behandlungsergebnisse erzielen als im Erwachsenenalter. Daher spielen die sogenannten atypischen Neuroleptika in der Kinder- und Jugendpsychiatrie eine relativ größere Rolle als in der Erwachsenenpsychiatrie im Behandlungskonzept schizophrener Psychosen (Trott et al. 1997; Birmaner 1996; Kumra et al. 1996; Kopala 1996).

Die wahnhaften Störungen stellen wie im Erwachsenenalter, so auch bei Kindern und Jugendlichen, eine Indikation zur Neuroleptikabehandlung dar. Dies gilt insbesondere auch für wahnhafte Depressionen. In einer klinischen Studie (Geller et al. 1985) wurde gezeigt, daß die Kombination von Chlorpromazin mit Nortriptylin bei jugendlichen Patienten weitaus bessere Ergebnisse zeigte, als die jeweilige Monotherapie. Schulz und Mitarbeiter (1997) fanden bei Jugendlichen unter der Dosierung von 200 mg Clozapin einen Anstieg des Clozapin-Serumspiegels um 47 % bei Kombination mit 20 mg Fluoxetin. Dies könnte bedeuten, daß durch eine Kombinationstherapie andere Dosierungsrichtlinien gelten müssen.

Manische Psychosen können auch im Jugendalter eine Behandlungsindikation mit Neuroleptika sein. Im Kindesalter sind Manien bislang nicht diagnostisch gesichert, während sie im Jugendalter durchaus vorkommen. Systematische Studien zur Neuroleptikatherapie bei Jugendlichen mit Manie fehlen. Ähnlich wie im Erwachsenenalter hat sich die Indikation für Neuroleptika zur Therapie der

Tabelle 4. Psychiatrische Indiaktionen für Neuroleptika bei Kindern und Jugendlichen

- Schizophrene Psychosen
- Wahnhafte Störungen
  (Manische Psychosen)
- Akute Drogenintoxikationen
- Organische Psychosen und Durchgangssyndrome
  (Angstsyndrome)
  (Störungen der Impulskontrolle)
- Autismus
- Andere tiefgreifende Entwicklungsstörungen
- Tourette-Syndrom
  (Hyperkinetisches Syndrom)

Manie sehr relativiert. So wird auch in der Kinder- und Jugendpsychiatrie bei manischen Psychosen die Behandlung mit Lithium (1. Wahl), ggf. in Kombination mit Benzodiazepinen (Diazepam) der Therapie mit hochdosierten Neuroleptika (3. Wahl) vorgezogen, während an 4. Stelle die Carbamazepinmedikation indiziert ist (Blanz, 1992; Benkert u. Hippius 1996). Vereinzelte positive Erfahrungen liegen bei Jugendlichen auch mit Valproat vor.

Akute Intoxikationen mit Stimulantien (Amphetaminderivate, Kokain, Ecstasy) führen häufig zu psychotischen Phänomenen, die gut auf Haloperidol ansprechen. Ähnliches gilt bei einer Intoxikation mit Phencyclidin („angel dust").

Bei der Behandlung organischer Psychosen und Durchgangssyndromen nach Schädel-Hirntraumen oder neurochirurgischen Eingriffen hat sich insbesondere Haloperidol bei Kindern und Jugendlichen bewährt. Gemäß klinischer Erfahrung empfiehlt sich auch Dipiperon.

Bei Angstsyndromen wurden früher im Kindesalter häufig niederpotente Neuroleptika wie Chlorprothixen (Truxaletten – nicht mehr im Handel) und Thioridazin (Melleretten) verordnet. Der Einsatz von Neuroleptika zur Anxiolyse wird meist durch die Sorge gefördert, mit Benzodiazepinen eine iatrogene Abhängigkeit zu induzieren. Bei akut phobisch-anankastischen Störungsbildern hat Perazin eine Indikation. Grundsätzlich ist die neuroleptische Behandlung aber nachrangig gegenüber der Behandlung mit Benzodiazepinen bzw. mit Antidepressiva (Wewetzer u. Warnke 1998; vgl. Bandelow et al. 1991).

Bei Störungen der Impulskontrolle und Aggressivität wurden lange Zeit hochpotente Neuroleptika zur Therapie empfohlen. Allerdings sind die kontrollierten Studien bereits älter und insbesondere das Symptom der Auto- und Hetereoaggressivität spricht auf Lithium-Carbonat bei Dauertherapie weitaus besser an als auf Neuroleptika (Campbell 1984). Bei der Aktubehandlung aggressiver Durchbrüche haben sich insbesondere das Laevopromazin (Neurocil) und das Chlorprothixen bewährt. Bei der Dauertherapie von Kindern mit Sozialisationsstörungen muß beachtet werden, daß diese häufig komorbide Lernstörungen haben und so der ungünstige Effekt der Neuroleptika auf die kognitive Leistungsfähigkeit bedacht werden muß. Hier zeigt Haloperidol in kontrollierten Studien die relativ am wenigsten ungünstigen Ergebnisse. In der Praxis hat sich auch Pipamperon bewährt. Anwendungsbeobachtungen von Risperidon bei geistig behinderten Kindern und Jugendlichen mit Aggressivität und Autoaggressivität sprechen vorläufig für eine günstige Wirkung (Hardan et al. 1996; Borre et al. 1993).

Bei der Behandlung autistischer Kinder stellen die Zielsymptome Hyperaktivität, Impulsivität, Aggressivität, Umtriebigkeit, Stereotypie, selbstverletzendes Verhalten und soziale Anpassung eine Indikation für die Behandlung mit Neuroleptika dar (Mikkelsen 1982; Warnke 1995). In kontrollieren Studien haben sich Haloperidol (Haldol), Pimozid (Orap) und Perazin (Taxilan) am besten bewährt (Joshi et al. 1988). Ergebnisse offener Studien zur Behandlung mit Risperidon sprechen für eine Reduktion von Verhaltensstörungen bei autistischen Kindern (Findling et al. 1997). Bei dem Zielsymptom der Antriebsschwäche hat sich insbesondere Pimozid als hilfreich erwiesen. Bei der Medikation niederpotenter Neuroleptika muß bedacht werden, daß diese Substanzen häufig eine iktogene Potenz haben und Epilepsien eine Komorbidität mit dem frühkindlichen Autismus haben. Bei eretischen Bildern und psychomotorischen Erregungszuständen hat sich das Pipamperon (Dipiperon) bewährt. Bei selbstverletzendem Verhalten können Sulpirid (Dogmatil), Prometazin (Atosil) und wiederum Pipamperon hilfreich sein. Auch bei anderen tiefgreifenden Entwicklungsstörungen einschließlich des Rett-Syndroms kann es nur darum gehen, Zielsymptome pharmakologisch anzugehen. Die Pharmakotherapie macht nur Sinn, wenn eine günstige Risiko-Nutzen-Relation besteht und die Pharmakotherapie, wie grundsätzlich im Kindes- und Jugendalter, in ein Gesamtbehandlungskonzept eingebettet ist.

Tics und das Gille-de-la-Tourette-Syndrom stellen eine wichtige Indikation für den Einsatz von Neuroleptika dar (Rothenberger 1991). In kontrollieren Studien haben sich sowohl Haloperidol (Shapiro et al. 1989) als auch Pimozid (Orap) bewährt. Die symptomatische Verbesserung war bei äquivalenter Dosierung unter Pimozid ausgeprägter, auch war unter Pimozid das Nebenwirkungsspektrum günstiger (Sallee 1977; Shapiro et al. 1989). Bei der Behandlung einfacher Tics ist das Mittel der ersten Wahl Tiaprid, ein Benzamid-Präparat mit hoher Affinität zum mesostriatalen dopaminergen System. Von Risperidon liegen erste positive Anwendungsbeobachtungen bei dieser Indikation vor (Lombroso et al. 1995), die endgültige Bewertung muß abgewartet werden. Bei Zwangsstörungen, die mit Tics einhergehen, hat sich die Kombination von Fluvoxamin mit Haloperidol als hilfreich ergeben (McDougle et al. 1994). Auch Risperidon könnte bei Zwang mit Tic wirksam sein (Wilkes 1996).

Das hyperkinetische Syndrom wird häufig noch in erster Wahl mit Neuroleptika behandelt. Von kinder- und jugendpsychiatrischer Seite kann dies nicht befürwortet werden, da sich Stimulantien als sehr effektiv und nebenwirkungsarm erwiesen haben. Neuroleptika vermögen zwar die motorische Unruhe zu dämpfen, verschlechtern aber zugleich auch die Aufmerksamkeitsleistungen und können deshalb nicht als Mittel der Wahl empfohlen werden.

Kritisch muß bemerkt werden, daß der Einsatz von Neuroleptika, insbesondere von niederpotenten Neuroleptika, häufiger unkritisch erfolgt und nicht von klaren Zielvorstellungen geführt wird. Bedacht werden sollte, daß die Empfindlichkeit gegenüber Neuroleptika im Kindes- und Jugendalter weitaus höher als im Erwachsenenalter ist und daß die iktogene Potenz mancher Substanzen zu beachten ist. Ein malignes neuroleptisches Syndrom ist sehr selten möglich (Steingard et al. 1992). Insbesondere ist das Auftreten tardiver Dyskinesien bei chronischer Applikation bei Kindern und Jugendlichen noch nicht ausreichend geklärt (Remington 1997; Teicher u. Glod 1980). Bei einer Gruppe schizophren erkrankter Jugendlicher fanden Schulz et al. (1993) die Inzidenz tardiver Dyskinesien unter Behandlung mit klassischen Neuroleptika erhöht (innerhalb von 3 Jahren der Medikation bei 27 % der Patienten; keine Spätdyskinesien unter Behandlung mit Clozapin), wobei auch die Zeit zwischen Behandlungsbeginn und Auftreten der Dyskinesien kürzer gewesen ist als bei Erwachsenen. Besonders häufig werden niederpotente Neuroleptika bei geistig behinderten Kindern und Jugendlichen eingesetzt, wobei gerade in dieser Patientengruppe eine kinder- und jugendpsychiatrische Diagnostik nur selten im Vorfeld erfolgt. Die medikamentöse Behandlung bei Menschen mit geistiger Behinderung ist besonders sorgfältig abzuwägen und zu kontrollieren (Tuinier u. Verhoeven 1994). Leider ist hier nur eine unspezifische „Dämpfung" das Therapieziel und nicht die spezifische Behandlung identifizierter Zielsymptome.

Schlußfolgerungen

Für die Behandlung psychischer Störungen bei Kindern und Jugendlichen durch Neuroleptika außerhalb der schizophrenen Störungen ergeben sich aus Sicht der Kinder- und Jugendpsychiatrie folgende Feststellungen:

- Neuroleptika haben auch außerhalb der schizophrenen Störungen wichtige Indikationsgebiete in der Kinder- und Jugendpsychiatrie und stellen unverzichtbare Substanzen dar.
- Das Indikationsspektrum unterscheidet sich grundsätzlich nicht von dem Indikationsspektrum bei der Behandlung psychiatrischer Störungen von Erwachsenen. Es ist allerdings erweitert um spezifische kinderpsychiatrische Störungsbilder.
- Die primäre Indikation der Neuroleptika stellt auch im Kindes- und Jugendalter die Krankheitsgruppe der schizophrenen Psychosen dar. Dabei scheinen die klassischen Neuroleptika im Kindes- und Jugendalter schlechtere Behandlungsergebnisse zu erzielen als im Erwachsenenalter, so daß die sogenannten atypischen Neuroleptika in der Kinder- und Jugendpsychiatrie offenbar eine relativ größere Rolle als in der Erwachsenenpsychiatrie im Behandlungskonzept schizophrener Psychosen spielen.
- Außerhalb der schizophrenen Psychosen haben Neuroleptika eine vorrangige Indikation bei wahnhaften Störungen, insbesondere wahnhafter Depression, den manischen Psychosen und bei der Behandlung organischer Psychosen und Durchgangssyndromen.
- Symptomorientierte Indikationen bestehen bei akuten Intoxikationen mit Stimulantien (Haloperidol), akut-phobisch-anankastischen Störungsbildern (Perazin, Chlorprotixen, aber nachrangig zu Benzodiazepinen und Antidepressiva), Störungen der Impulskontrolle und Aggressivität (hochpotente Neuroleptika nachrangig zu Lithium-Carbonat bei Dauertherapie); Akutbehandlung aggressiver Durchbrüche (Laeveopromazin, Chlorprotixen), Borderlinesyndrom (Fluphenazin) und bei Zielsymptomen der Hyperaktivität, Aggressivität, Impulsivität, Umtriebigkeit, Stereotypien und autoaggressiven Verhaltensweisen im Rahmen autistischer Syndrome und geistiger Behinderung.
- Tics und das Gille-de-la-Tourette-Syndrom können durch Haloperidol und Pimozid günstig beeinflußt werden. Bei einfachen Tics ist das Mittel der 1. Wahl Tiaprid.
- Das hyperkinetische Syndrom ist nicht neuroleptisch zu behandeln.
- Die meisten Neuroleptika, die für Kinder und Jugendliche freigegeben sind, wurden vor Inkrafttreten des aktuellen Arzneimittelgesetzes der Bundesrepublik Deutschland am 01. 01. 1978 zugelassen. Nur eine begrenzte Anzahl der Neuroleptika ist überhaupt für das Kindes- und Jugendalter freigegeben. Die 1978 im Verkehr befindlichen Medikamente galten aus Gründen der Praktikabilität pauschal als zugelassen. Bis zum Jahr 2004 müssen diese Substanzen erneut zugelassen werden. Es ist zu erwarten, daß dann die Indikationen weitaus strenger formuliert werden als gegenwärtig, so daß im Rahmen der Kinder- und Jugendpsychiatrie die Behandlung mit Neuroleptika weitergehend als gegenwärtig im Rahmen von Heilversuchen verantwortet werden muß.

Eine wichtige Aufgabe klinischer Forschung liegt darin, die Wirksamkeit der atypischen Neuroleptika in der Behandlung psychischer Störungen bei Kindern und Jugendlichen außerhalb der schizophrenen Störungen zu bestimmen.

Literatur

Bandelow B, Müller P, Rüther E (1991) 30 Jahre Erfahrung mit Haloperidol. Fortschritte Neurol. Psychiatr 59: 297–321

Benkert O, Hippius H (1996) Psychiatrische Pharmakotherapie. Springer, Heidelberg

Birmaner B (1996) Clozapine for child and adolescent schizophrenia. Child and Adolescent Psychopharmacology News 1 (3): 1–4

Blanz B (1992) Akutbehandlung affektiver Psychosen im Jugendalter. In: Rothenberger A (Hrsg) Behandlung von affektiven Psychosen bei Jugendlichen. Zuckschwerdt, München New York

Borre R van den, Vermote R, Buttiens M, Thiry P, Dierick G, Gentjens J, Sieben G, Heylen S (1993) Risperidone as add-on therapy in behavioral disturbances in mental retardation: a double-blind placebo-controlled cross-over study. Acta Psychiatr. Scand 87: 167–171

Campbell M, Cueva JE (1995) Psychopharmacology in child and adolescent psychiatry: a review of the past seven years. J Am Acad Child Adolesc Psychiatry 34: 1262–1272

Coyle JT, Molliver ME (1977) Major innervation of newborn rat cortex by monoaminergic neurons. Science 196: 444–447

Diebler MF, Farkas-Bargeton E, Wehrle R (1979) Developmental changes of enzymes associated with energy metabolism and the synthesis of some neurotransmitters in discrete areas of human neocortex. J. Neurochem 32: 429–435

Findling R, Maxwell K, Wiznitzer M (1997) An open clinical trial of risperidone mild therapy in young children with autistic disorder. Psychopharmacology Bulletin 33: 155–159

Fisman S, Skele M (1996) Use of risperidone in pervasive developmental disorders: a case series. J of Child and Adolescent Psychopharmacology 6: 177–190

Freisleder FJ (1993) Neuroleptika in der Kinder- und Jugendpsychiatrie. In Hippius H, Naber D, Rüther E (Hrsg) Alte und neue Medikamente in der psychiatrischen Therapie. Springer, Heidelberg

Friis-Hansen B (1971) Body composition during growth: In vivo measurements and biochemical data correlated to differential anatomical growth. Pediatrics 47 (Suppl): 264–274

Gadow KD (1992) Pediatric Psychopharmacotherapy: A review of recent research. J Child Psychol Psychiat 33: 153–195

Hardan A, Johnson K, Johnson C, Hrecznyi B (1996) Case study: Risperidone treatment of children and adolescents with developmental disorders. J Am Acad Child Adolesc Psychiatry 35: 1551–1556

Harris JC, Newman JD (1978) Alpha-2-adrenergic receptor involvements in squirrel monky vocal behavior, in animal models of anxiety. Raven, New York

Huttenlocher PR (1979) Synaptic density in human frontal cortex-developmental changes and effect of aging. Brain Research 163: 195–205

Joshi PT, Capozzoli JA, Cyle JT (1988) Low-dose neuroleptic therapy for children with childhood-onset pervasive developmental disorder. Am J Psychiatry 145: 335–338

Keepers GA, Clappison VJ, Casey DE (1983) Initial anticholinergic prophylaxis for acute neuroleptic induced extrapyramidal syndromes. Arch. Gen. Psychiatry 40: 1113–1117

Kopala LC (1996) Risperidone for child and adolescent schizophrenia. Child & Adolescent Psychopharmacology News 1, 2: 1–4

Kornhuber J, Mack-Brughardt F, Kornhuber ME, Riederer P (1989) [3H] MK-80 binding sites in post-mortem human frontal cortex. European Journal of Pharmacology 162: 483–490

Kornhuber ME, Kornhuber J, Retz W, Riederer P (1993) L-Glutamate and L-asparate concentrations in the developing and aging human putamen tissue. Journal of Neural transmission. General Section 93: 145–150

Kumra S, Frazier F, Jacobsen L (1996) Childhood-onset schizophrenia – A double-blind clozapine-haloperidol comparison. Archives of General Psychiatry 53: 1090–1097

Lauder JM, Krebs H (1976) Effects of p-chlorophenylalamine on time of neuronal origin during embryogenesis in the rat. Brain Res Bull 8: 638–644

Lombroso PJ, Scahill L, King RA, Lynch KA, Chappell PB, Peterson BS, McDougle CJ, Leckman JF (1995) Risperidone treatment of children and adolescents with chronic tic disorders: a preliminary report. J Am Acad Child Adolesc Psychiatry 34: 1147–1152

Martinius J (1996) Psychopharmaka im Kindes- und Jugendalter. Deutsches Ärzteblatt 93:339–342

McDougle CJ, Goodman WK, Leckman JF, Lee NC, Heninger GR, Price LH (1994) Haloperidol addition in fluvoxamine-refractory obsessive-compulsive disorder. Arch Gen Psychiatry 51: 302–308

Mikkelsen EJ (1982) Efficacy of neuroleptic medication in pervasive developmental disorders of childhood. Schizophrenia Bulletin 8: 320–332

Paxton JW, Dragunow M (1993) Pharmacology. In: Werry JS, Aman ME (eds) Practioner's Guide to psychoactive drugs for children and adolescents. Plenum, New York

Remington G (1997) Selecting a neuroleptic and the role of side effects. Child & Adolescent Psychopharmacology News 2: 1–5

Retz W, Kornhuber J, Riederer P (1996) Neurotransmitter und die Ontogenese des zentralen Nervensystems des Menschen. Zeitschrift für Kinder- und Jugendpsychiatrie 24: 34–43

Rivera-Calimlin L, Griesbach PH, Perlmutter R (1979) Plasma chlorpromazine concentrations in children with behavioral disorders and mental illness. Clin Pharmacol Ther 26: 114–121

Rothenberger A (1989) Wenn Kinder Tics entwickeln. Fischer, Stuttgart

Sallee FR, Nesbitt L, Jackson CF, Sine L, Sethuraman G (1997) Relative efficacy of haloperidol and pimozide in children and adolescents with tourette's disorder. Am J Psychiatry 154: 1057–1062

Schmidt M, Blanz B (1996) Psychopharmakotherapie im Kindesalter. Enke, Stuttgart

Schulz E, Remschmidt H, Martin M (1994 a) Clozapin in der Kinder- und Jugendpsychiatrie. In: Naber D, Müller-Spahn F (Hrsg) Clozapin-Pharmakolgie und Klinik eines atypischen Neuroleptikums. Springer, Heidelberg

Schulz E, Martin M, Remschmidt H (1994 b) Zur Verlaufsdynamik schizophrener Erkrankungen in der Adoleszenz. Zeitschrift für Kinder- und Jugendpsychiatrie 22 (4): 262–274

Schulz E, Martin M, Fleischhaker C, Remschmidt H (1997) Zur Diagnostik und Therapie bei schizophrenen Psychosen des Kindes- und Jugendalters. In: Naber D, Müller-Spahn F (Hrsg) Clozapin. Springer, Berlin Heidelberg New York, S 105–122

Shapiro E, Shapiro AK, Fulop G, Hubbard M, Mandeli J, Nordeli J., Phillips RA (1989) Controlled study of haloperidol pimozide, and placebo for the treatment of Gilles de la Tourette's syndrome. Arch Gen Psychiatry 46: 722–730

Singer HS, Bubler IJ, Tune LE (1982) Dopamine dysfunction im Tourette syndrome. Am Neurol 12: 361–366

Steingard R, Khan A, Gonzalez A, Herzog DB (1992) Neuroleptic malignant syndrome: review of experience with children and adolescents. J of Child and Adolescent Psychopharmacology 2: 183–198

Stevens J, Glaenz D, Kraus F, Walz G, Gaertner HJ (1997) Bedeutung des therapeutischen Drug Monitoring im Rahmen der Rezidivprophylaxe mit Clozapin. Lebensgewohnheiten als relevante Einflußfaktoren. Kongreß Pharmakologie und Klinik eines atypischen Neuroleptikums. Nürnberg 24–25. 10. 1997

Teicher MH, Glod CA (1990) Neuroleptic drugs: indications and guidelines for their rational use in children and adolescents. J of Child and Adolescent Psychopharmacology 1: 33–56

Trott GE, Elliger T, Friese HJ (1989) Psychopharmaka bei Kindern – Ergebnisse einer verbrauchs-epidemiologischen Untersuchung. In: Saletu P (Hrsg) Biologische Psychiatrie. Thieme, Stuttgart New York

Trott GE, Wirth S, Badura F, Friese HJ, Nissen G (1993) Arzneimittelverbrauch bei 7- bis 14jährigen Kindern. Ergebnisse einer Elternbefragung. Zeitschrift für Kinder- und Jugendpsychiatrie 21 (3): 148–155

Trott GE, Menzel M, Friese HJ, Nissen G (1994) Neue pharmakotherapeutische Möglichkeiten in der Schizophrenie-Behandlung. In: Martinius J (Hrsg) Schizophrene Psychosen in der Adoleszenz. Quintessenz, Berlin

Trott GE, Badura F, Wirth S, Friese HJ, Hollmann-Wehren B, Warnke A (1995) Selbsteinschätzung des Verordnungsverhaltens bei Psychopharmaka an Kinder und Jugendliche. Ergebnisse einer Befragung von niedergelassenen Ärzten. Psychiatrische Praxis 22 (6): 235–239

Trott GE, Kreienkamp P, Gold-Carl H (1997) Clozapin in der Kinder- und Jugendpsychiatrie. In: Naber D, Müller-Spahn F (Hrsg) Clozapin: Pharmakologie und Klinik eines atypischen Neuroleptikums

Trott GE, Badura F, Warnke A (1998) Gibt es eine spezifische kinder- und jugendpsychiatrische Pharmakotherapie ? Psycho 24: 1

Tuiner S, Verhoeven WMA (1994) Pharmacological advances in mental retardation: a need for reconceptualization. Current Opinion in Psychiatry 7: 380–386

Warnke A (1995) Medikamentöse Therapie bei Menschen mit frühkindlichem Autismus. In: Bundesverband „Hilfe für das autistische Kind". Autismus und Familie. Reha, Bonn

Wewetzer C, Warnke A (1998) Die psychopharmakologische Behandlung von Angst- und Zwangserkrankungen im Kindes- und Jugendalter. Psycho 24: 1

Wilkes TCR (1996) Obsessive compulsive disorder in children and adolescents: treatment issues. Child and Adolescent Psychopharmacology News 1 (5): 1–5

Wissenschaftliches Institut der AOK Bonn-Bad Godesberg. Persönliche Mitteilung 19.09.97

Diskussion

Sgonina

Sie haben gesagt, daß Ergebnisse der Studien an Erwachsenen nicht unmittelbar auf Kinder übertragen werden können. Das deutsche Arzneimittelgesetz gibt uns bei Kindern nur die Möglichkeit, Substanzen zu prüfen, die für Diagnose oder Prophylaxe bedeutsam sind. Therapeutische Studien dürfen wir danach nicht durchführen, so daß auf lange Zeit nicht zu erwarten ist, daß aus Deutschland zu den von Ihnen aufgeworfenen Fragen neue Hinweise kommen werden.

Warnke

Wir fühlen uns gerade deshalb noch gut unterstützt. Andererseits glaube ich, daß wir auf dem Weg des Heilversuchs bzw. offener Studien solche Fragen untersuchen können. Das ist nicht nur Sache der Industrie, sondern es sind verstärkte Anstrengungen aus der Kinder- und Jugendpsychiatrie selbst erforderlich.

Volz

Dürfen Sie neue Substanzen einsetzen, die für Kinder- und Jugendliche noch nicht zugelassen sind, ohne vorher einen Versuch mit den zugelassenen Altsubstanzen gemacht zu haben?

Warnke

Erstens: Was Clozapin betrifft, eben nicht. Wir müssen erst erfolglos mit einem klassischen Neuroleptikum behandeln, einschließlich der zu erwartenden Dyskinesien, bis die Eltern sagen, daß sie das nicht mehr mitmachen. Dann benötigen wir die Unterschrift nicht nur des Patienten, sondern auch des Sorgeberechtigten, mit allen damit verbundenen Problemen. Ich finde das fraglich ethisch, daß wir gezwungen sind, so vorzugehen. Zweitens: Wenn ein Medikament für die Behandlung von Kindern und Jugendlichen nicht zugelassen ist, bleibt nur die Möglichkeit, im Sinne des Heilversuchs zu behandeln.

Linden

Mich beeindruckt die dargestellte Problematik. Einerseits hat Herr Sgonina sicherlich Recht mit seinem arzneimittelrechtlichem Hinweis. Bei Verordnungsanteilen von 1–2 % habe ich auch Zweifel, ob ein pharmazeutisches Unternehmen hier einen Handlungsbedarf sieht. Wenn man dann noch den zu erwartenden politischen Gegenwind berücksichtigt, fragt man sich schon, was eigentlich die Wissenschaft zur Klärung dieser Probleme beiträgt. Auch in den Gremien der Deutschen Forschungsgemeinschaft haben wir einen Bias: gute Wissenschaft ist zum Beispiel molekularbiologisch, aber so etwas wie der Berliner Stufenplan wird nicht finanziert, und das gilt auch für die von Ihnen angesprochenen Fragestellungen.

Müller

Sie hatten gesagt, daß Kinder empfindlicher hinsichtlich der Nebenwirkungen reagieren. Zeigen sich hier mehr extrapyramidal-motorische Symptome (EPS) oder mehr Orthostase?

Warnke

Ja. Kinder zeigen mehr EPS, d. h., rascher und in der Intensität ausgeprägter. Diese Aussagen beruhen aber auf einer ganz dünnen Datenbasis. Meine eigenen Erfahrungen in der Erwachsenenpsychiatrie sprechen dafür, daß es sich nicht um ein Dosierungsproblem handelt, sondern daß grundsätzlich eine verstärkte Ausprägung der Nebenwirkungen zu erwarten ist.

Naber

Obwohl es zur Wirkung des Ritalins bei hyperkinetischen Syndromen eine Datenbasis gibt, wird die Anwendung national und international sehr unterschiedlich gehandhabt. Dies gilt übrigens auch für die Benzodiazepine, die in Frankreich etwa 4–5 mal häufiger als bei uns verschrieben werden. Haben Sie eine Erklärung für dieses Phänomen?

Warnke

Ich habe das sehr intensiv auf unserem letzten europäischen Kongreß erlebt: es ist allein ideologisch erklärbar. Die Stimulantiendiskussion lebt in Deutschland wieder auf, und auch Kollegen aus der biologischen Forschungsrichtung sagen, daß wir damit möglicherweise schädigend in die Entwicklung des Gehirns eingreifen. Das muß man natürlich ernst nehmen, wenngleich hierzu keine Beweise vorliegen. Andererseits überblicken wir fünf Jahrzehnte der klinischen Anwendung. Es gibt z. B. keine Schilderung einer Suchtentwicklung nach Stimulantienanwendung beim hyperkinetischen Syndrom. Uns würde es übrigens sehr helfen, weil das auch den Bedürfnissen der Eltern entgegenkommt, daß mehr Broschüren entwickelt werden, die ein Pharmakon erklären, so daß Vorurteile abgefangen werden.

Sgonina

Die Industrie darf das nicht, weil es in Deutschland ein Werbeverbot gibt.

Warnke

Sie haben völlig recht, <u>wir</u> müssen das aus den Kliniken heraus machen. Wir entwickeln z. B. gegenwärtig eine Broschüre zum hyperkinetischen Syndrom.

Rüther

Nochmal zum Ritalin. Ist das sicher, daß es nicht doch Sucht bewirkt? Die vorzeitig in Leipzig oder Dresden gezeigten Daten deuten an, daß ein hoher Prozentsatz von Patienten, die als Kinder Ritalin bekommen haben, hinterher abhängig werden. Das BGA hat mit Recht interveniert, weil es ja auch nur wenige Patienten sind. Franzosen und Amerikaner sagen, daß es hierzu praktisch keine Daten gibt.

Warnke

Es gibt viele Studien zum Ritalin, die allerdings meist älteren Datums sind, weil die Forschung hierzu ja praktisch eingestellt worden ist. Es ist genau umgekehrt: Patienten mit hyperkinetischem Syndrom werden unbehandelt zu einem hohen Prozentsatz im Jugendalter dissozial, dann geraten sie in eine Suchtentwicklung, auch vielleicht im Sinne einer Selbstmedikation. Wir halten die Kinder mit Stimulantien in Familie, Schule und Beruf, und in der Praxis ist es so, daß eigentlich alle das Medikament wieder absetzen wollen.

Rüther

Wer verschreibt den Kindern und Jugendlichen Neuroleptika? Sind das die Kinder- und Jugendpsychiater, oder sind das Allgemeinärzte oder Pädiater. Ich frage das deshalb, weil ich den Eindruck habe, daß jemand, der „schwer erziehbar" ist, schon kurz davor steht, vom Allgemeinarzt Neuroleptika zu bekommen?

Warnke

Ich weiß nicht, inwieweit die Daten der Kinder- und Jugendpsychiater in diese Untersuchungen eingehen. Ich nehme an, daß das ähnlich wie in der Erwachsenenpsychiatrie ist. Der Hauptanteil wird von anderen Ärzten verschrieben. Wir sind nur 300 niedergelassene Kinder- und Jugendpsychiater in der Bundesrepublik, die Zahl der Pädiater und Allgemeinärzte ist wesentlich höher.

Anwendung von Neuroleptika in der Gerontopsychiatrie

R. Ihl

Priv.-Doz. Dr. med. R. Ihl
Rheinische Kliniken, Psychiatrische Klinik der Heinrich-Heine-Universität,
Bergische Landstr. 2, 40629 Düsseldorf

Einleitung

Das Kapitel Anwendung von Neuroleptika in der Gerontopsychiatrie behandelt folgende Themen:

- Altersassoziierte Veränderungen von Physiologie und Lebensumständen,
- Besonderheiten der Neuroleptikanebenwirkungen im Alter,
- Indikation zum Einsatz von Neuroleptika im Alter,
- Empfehlungen für den Einsatz von Neuroleptika im Alter.

Altersassoziierte Veränderungen von Physiologie und Lebensumständen

Neuroleptika werden in der Gerontopsychiatrie weit verbreitet angewendet. Neben der Behandlung psychotischer Symptome spielen als Indikation für den Neuroleptikaeinsatz Verhaltensstörungen eine Rolle. Die Anwendung von Neuroleptika im Alter ist jedoch nicht unproblematisch. Im Alter muß als erstes eine veränderte Pharmakokinetik berücksichtigt werden. Eine Reihe von Umständen, die mit dem Alter assoziiert sind und die Arzneimitteltherapie beeinflussen können, muß daneben beachtet werden.

Pharmakokinetik

Veränderungen der Pharmakokinetik sind im Alter in den Bereichen der Absorption, des First-pass-Metabolismus, der Verteilung und Proteinbindung sowie der Nieren- und Leberfunktion zu beobachten.

Im Alter findet sich weniger Magensäure und die Motilität des Magen-Darm-Traktes ist verändert. Von diesen Veränderungen der Absorption ist allerdings nur ein geringer Einfluß auf die Aufnahme der Neuroleptika zu erwarten. Die so aufgenommenen Substanzen werden über den Portalkreislauf zur Leber transportiert. Dort wird bei Jüngeren eine Extraktionsrate im Sinne des First-pass-Metabolismus von 90 % und mehr erreicht. Aus bisher ungeklärten Gründen ist die Extraktionsrate der Leber im Alter deutlich vermindert. In der Folge erhöhen sich die Bioverfügbarkeit, die Plasmakonzentration und auch die Nebenwirkungsrate der Substanzen (Woodhouse 1992). Weitere pharmakokinetische Veränderungen im Alter bestehen in einer verminderten Plasmaalbuminbindung auf-

Tabelle 1. Pharmakokinetik im Alter

Gestörtes System bzw. gestörter Mechanismus	Altersbedingte Veränderung	Konsequenz für die Neuroleptikatherapie
Absorption	Weniger Magensäure; veränderte Motilität des Magen-Darm-Traktes	Geringer Einfluß auf die Aufnahme der Substanzen
First-pass-effect	Bei Jüngeren beträgt die Extraktionsrate der Leber ca. 90 %; im Alter ist sie deutlich vermindert (variierende Angaben)	Erhöhte Bioverfügbarkeit, erhöhte Plasmakonzentration, erhöhte Nebenwirkungsrate
Plasmaalbumin	Vermindert	Erhöhte Verfügbarkeit albuminbindender Substanzen
Nierenfunktion	Glomeruläre Filtrationsrate und tubuläre Funktion gemindert	Erhöhte Plasmakonzentration (größeres Problem bei Digoxin, Lithium, β-Blockern etc.)

grund einer geringeren Verfügbarkeit vom Plasmaalbumin sowie in einer Einschränkung der Nierenfunktion durch eine Verminderung von glomerulärer Filtrationsrate und tubulärer Funktion. Beide Veränderungen könnten zu einer erhöhten Verfügbarkeit bzw. Plasmakonzentration von Medikamenten führen. Die pharmakokinetischen Veränderungen im Alter sind in Tabelle 1 zusammengefaßt.

Neurotransmitter

Auch im Neurotransmitterhaushalt treten im Alter Veränderungen ein. Noradrenalin, Dopamin und Acetylcholin sind vermindert. Hieraus resultieren spezifische Veränderungen, die bei dem Einsatz von Neuroleptika von Bedeutung sind. So führt eine Verminderung des Neurotransmitters Dopamin zu einer erhöhten Reagibilität auf Neuroleptika und auch zu erhöhten extrapyramidalmotorischen Nebenwirkungen. Da im Alter aufgrund anderer Erkrankungen die Gehfähigkeit oft beeinträchtigt ist und es in der Folge zu einer erhöhten Sturzgefährdung kommt, sind die Konsequenzen einer Noradrenalinverminderung bedeutsam. Im Stand verringert sich dadurch die Blutdrucksteuerungsfähigkeit. Es kommt zu einer orthostatischen Hypotension. Schwindel und Stürze werden so noch wahrscheinlicher. Eine zweite im Alter relevante Neurotransmitterverminderung ist im Bereich des Acetylcholin festzustellen. Die Acetylcholinverminderung ist für Störungen von Gedächtnis, Orientierung und Aufmerksamkeit verantwortlich. Durch den Einsatz anticholinerger Neuroleptika können diese Gedächtnis- und Orientierungsstörungen ein Ausmaß annehmen, das einer medikamentös verursachten Pseudodemenz gleichkommt. Die Veränderungen sind in Tabelle 2 zusammengefaßt.

Tabelle 2. Neurotransmitter im Alter

Neurotransmitter	Altersbedingte Veränderung	Konsequenz bei Neuroleptikatherapie
Dopamin	Vermindert	Erhöhte Sensitivität für Neuroleptika; erhöhte extrapyramidalmotorische Nebenwirkungen
Noradrenalin	Vermindert	Im Stand verminderte Bludrucksteuerungsfähigkeit: orthostatische Hypotension, Schwindel, Stürze
Acetylcholin	Vermindert	Zunehmende Gedächtnis- und Orientierungsstörungen sowie Aufmerksamkeitsverminderung

Altersassoziierte Umstände

Neben den Veränderungen in der Pharmakokinetik und im Bereich der Neurotransmitter komplizieren weitere Umstände den Einsatz von Neuroleptika im Alter. Nicht zuletzt durch die Multimorbidität älterer Menschen werden im Alter mehr Medikamente eingenommen. Neben den ärztlich verordneten Medikamenten sind dabei auch freiverkäufliche Präparate zu berücksichtigen. Häufig ist bei Beginn der Therapie mit Neuroleptika nur ein Teil der bis dahin eingenommenen Medikamente bekannt. Die erhöhte Medikamenteneinnahme läßt nicht nur die Häufigkeit zu erwartender Nebenwirkungen ansteigen, sondern auch eine erhöhte Anzahl von Nebenwirkungen als Folge von Arzneimittelinteraktionen erwarten. Gerade, wenn mehrere Medikamente eingenommen werden, sind die daraus resultierenden Arzneimittelinteraktionen nur wenig untersucht. Ein weiterer Aspekt einer hohen Anzahl an Medikamenten für die Neuroleptikaverordnung im Alter betrifft die Compliance. Der Prozentsatz der Non-Compliance bei der Einnahme von Psychopharmaka liegt ohnehin schon bei 42 % (Ley 1982). Um so mehr Medikamente verordnet werden, desto geringer ist die Comliance (Wilker 1994). Es empfiehlt sich daher vor der Verordnung eines Neuroleptikums, alle Medikamente erneut auf die Notwendigkeit ihres Einsatzes hin zu untersuchen.

Altersabhängigkeit extrapyramidal-motorischer Reaktionen

Extrapyramidal-motorische Nebenwirkungen spielen beim Einsatz von Neuroleptika eine ganz besondere Rolle. Auch bei den extrapyramidal-motorischen Reaktionen gibt es altersabhängige Veränderungen. So finden sich in der zweiten und dritten Lebensdekade primär akute Dystonien bei Erwachsenen, während bei alten Menschen häufiger tardive Dyskinesien und Parkinsonismus-Phänomene anzutreffen sind. Diese Altersabhängigkeit extrapyramidal-motorischer Reaktionen ist in Tabelle 3 dargestellt.

Tabelle 3. Altersabhängigkeit extrapyramidalmotorischer Reaktionen (verändert nach Woodhouse 1992)

Reaktionsart	Alter mit höchstem Risiko	Referenz
Akute Dystonie	Jung (2. und Anfang 3. Dekade)	Ayd, 1961; Bateman et al. 1989
Akathisie	3.-5. Dekade	Ayd, 1961
Tardive Dyskinesie	Erwachsene und Alte	Blain u. Lane 1991
Parkinsonismus	Alte	Stephen u. Williamson 1984; Bateman et al. 1989

Besonderheiten von Neuroleptika-Nebenwirkungen im Alter

Die geschilderten altersbedingten Veränderungen in der Pharmakokinetik und im Verhalten spiegeln sich auch in einem altersassoziiert veränderten Nebenwirkungsprofil der Neuroleptika wieder. Auf die Nebenwirkungen, die hiervon besonders betroffen sind, Delir, Hypotension, tardive Dyskinesie, kardiovaskuläre Veränderungen und Akathisie soll hier näher eingegangen werden.

Delir

Lechner (1986) fand in einem Vergleich von Patienten über 50 Jahren mit Patienten unter 50 Jahren unter Neuroleptika-Therapie in der jüngeren Patientengruppe keine deliranten Zustandsbilder, hingegen bei 18 % der älteren Patienten. Das Delir im Alter entsteht am häufigsten auf dem Boden einer Demenz. Als auslösend können dabei am häufigsten die anticholinergen Effekte neuroleptischer Medikation identifiziert werden. Zum Verständnis dieser Nebenwirkung soll kurz auf die Pathophysiologie des Delirs rekurriert werden. Das Delir resultiert pathophysiologisch aus einer Imbalanz von Transmittersystemen. Zwei Systeme, die jeweils in einem Gleichgewicht stehen sollten, sind dabei von Bedeutung. Das erste System umfaßt die Neurotransmitter Glutamat und GABA, das zweite Noradrenalin und Acetylcholin. Schon bei Störung nur eines Transmittersystems (im vorliegenden Falle des Acetylcholins) erhöht sich die Wahrscheinlichkeit eines Delirs. Zur Therapie werden Substanzen verwendet, die das System stabilisieren: Clomethiacol, Diazepam, Haloperidol, Clonidin oder Carbamazepin.

Weitere anticholinerge Effekte

Insbesondere bei der Alzheimerschen Krankheit sind anticholinerge Effekte unerwünscht. Durch den hier vorliegenden Acetylcholinmangel ist eine Zunahme von Gedächtnis- und Orientierungsstörungen zu befürchten, wenn Neuroleptika mit anticholinerger Begleitkomponente eingesetzt werden. Mögliche Gegenmaßnahmen bestehen in einer Dosisreduktion und soweit keine hinreichende Besserung zu erzielen ist, in einem Umsetzen auf ein Neuroleptikum ohne ausgeprägt anticholinerge Nebenwirkung (z. B. Haloperidol).

Hypotension

Durch die Blockade a_1-adrenerger Rezeptoren kommt es unter einer Reihe von Neuroleptika zu einer Hypotension mit erhöhter Neigung zu Stürzen und Infarkten. Diese Nebenwirkung ist insbesondere deswegen von Bedeutung, weil im Alter wie oben beschrieben, dieses Risiko häufig bereits durch andere Erkrankungen erhöht ist. Als Gegenmaßnahme gegen die hypotensiv bedingte Sturzneigung kommt als erstes eine „Patientenerziehung" in Betracht. Sie kann z. B. aus einem Training zu langsameren Aufstehen aus der Sitz- oder Liegeposition bestehen. Kann durch die Übungsmaßnahmen keine Besserung erzielt werden, ist eine Reduktion, der Wechsel des Neuroleptikums oder das Umsetzen auf eine andere Substanzklassen zu erwägen. Das Risiko orthostatisch hypotensiver Nebenwirkungen ist zu Beginn und nach Dosiserhöhung der Behandlung mit Neuroleptika am höchsten.

Tardive Dyskinesien

Die tardiven Dyskinesien gehören zu den am besten untersuchten Nebenwirkungen von Neuroleptika. Als Risikofaktoren für die Entwicklung einer tardiven Dyskinesie können das höhere Alter, die kumulative Neuroleptikadosis und die Einnahme von Depot-Neuroleptika gelten (Eastham u. Jeste 1997). Während die Häufigkeit tardiver Dyskinesien bei jungen Erwachsenen mit 4–5 % relativ niedrig liegt (Jeste u. Caligiuri 1993) beträgt sie bei älteren Patienten 26 % (Eastham u. Jeste 1997). Wie allgemein in der psychiatrischen Pharmakotherapie empfiehlt es sich, die niedrigste notwendige Dosis zu verwenden. Als weitere Maßnahmen können β-Blocker, Benzodiazepine, Antioxidantien (Lor u. Browning 1995) oder Vitamin E (US-Studie begonnen) angesehen werden. Die Effekte dieser Therapien sind allerdings bisher nicht befriedigend.

Kardiovaskuläre Veränderungen

Kardiovaskuläre Veränderungen sind altersbedingt auch ohne Neuroleptika-Medikation sehr häufig. Neuroleptika beinhalten ihrerseits ebenso kardiovaskuläre Nebenwirkungen. So können gelegentlich Tachykardien mit Frequenzen von mehr als 90 beobachtet werden. Einzelne Substanzen führen zu EKG-Veränderungen. So verändert Thiuridacin T-Wellen unspezifisch, Pimocid und Sertindol verlängern das QT-Intervall, Pimocid verändert darüber hinaus die T-Welle und führt zu U-Wellen. Bei kardiovaskulärer Vorschädigung ist daher besondere Vorsicht beim Einsatz von Neuroleptika mit kardiovaskulären Nebenwirkungen angeraten. Sollten Neuroleptika trotzdem erforderlich werden, empfiehlt sich eine Selektion von solchen mit geringeren kardiovaskulären Nebenwirkungen.

Akathisie

Bei älteren Patienten treten Akathisien häufiger als bei jungen Patienten auf. Die Therapie der Akathisie führt lediglich zu inkonsistenten Erfolgen. Gelegentlich werden Effekte unter Benzodiazepinen, β-Blockern oder Anticholinergika gesehen. Wenn möglich, empfiehlt sich eine Dosisreduktion oder das Absetzen der Neuroleptika.

Indikation für den Einsatz von Neuroleptika im Alter außerhalb der Schizophrenie

Neuroleptika werden im Alter häufig auch außerhalb der Indikation Schizophrenie eingesetzt. Bis auf die Demenz werden die anderen Indikationsbereiche bereits in anderen Kapiteln in diesem Buch abgehandelt. Mehr als die Hälfte aller Patienten in der Gerontopsychiatrie leidet an dementiellen Syndromen. Unter diesen nimmt mit einem Anteil von 60–70 % die Alzheimersche Krankheit eine besondere Stellung ein. Hier werden sehr häufig Neuroleptika eingesetzt (siehe Kapitel z).

Verhaltensprobleme bei Demenzen

Demenzen sind primär durch kognitive Störungen gekennzeichnet. Allerdings treten häufig auch Verhaltensauffälligkeiten auf. Die Entscheidung für den Einsatz von Neuroleptika bei Demenzen wird meist nicht durch die kognitiven Störungen, sondern durch die Verhaltensauffälligkeiten bestimmt. Dies wird besonders in einer Studie von Burton et al. (1995) deutlich, die Heimbewohner in zwei Gruppen (mit und ohne Neuroleptika) über den Zeitraum von einem Jahr verfolgt. Die Häufigkeiten problematischer Verhaltensweisen von Heimbewohnern wurden zu Beginn und am Ende des Jahres erfaßt. Die Heimbewohner wurden zwei Gruppen zugeordnet, eine mit, die andere ohne Neuoleptikatherapie. Wie sich die Häufigkeiten problematischer Verhaltensweisen zu Beginn der Untersuchung darstellten, ist aus Abb. 1 zu ersehen. Bei der Heimbewohnergruppe mit Neuroleptikabehandlung fällt auf, daß in allen Bereichen Problemverhalten häufiger beschrieben wird, als bei Heimbewohnern ohne Neuroleptikabehandlung. Unter den Bewohnern mit Neuroleptikabehandlung war der Anteil von problematischem Verhalten bei „Unruhe", „Wandern" und „Mißachten von Anweisungen" am höchsten. Heimbewohner ohne Neuroleptika hatten am häufigsten problematisches Verhalten in den Bereichen „Mißachten von Anweisungen" und „fehlende Aufmerksamkeit". Die höchsten Differenzen in der Häufigkeit des Auftretens zwischen beiden Gruppen lagen zu Beginn der Untersuchung in den Bereichen „Wandern", „Unruhe", „untolerierbare Geräusche" und in der Kategorie „Krat-

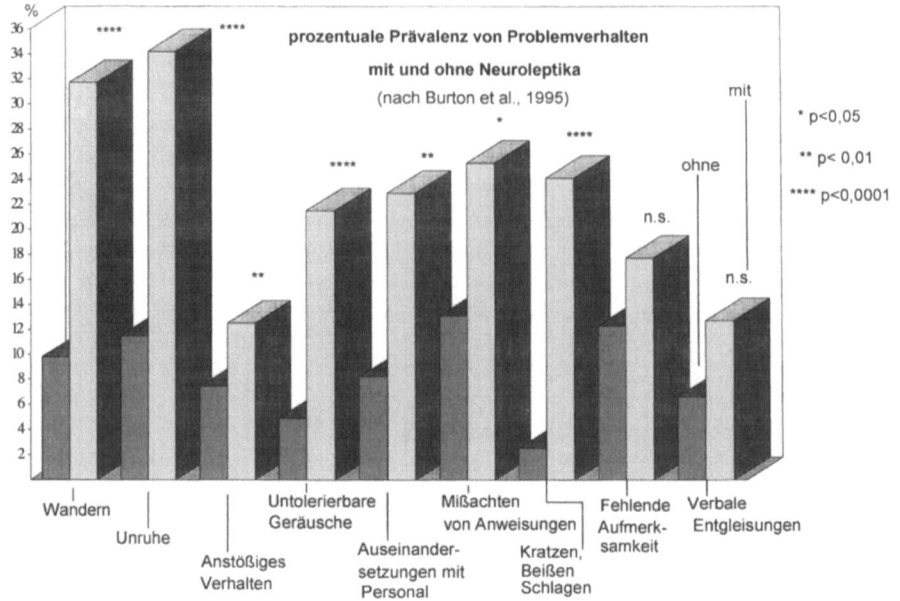

Abb. 1. Prozentuale Prävalenz von Problemverhalten mit und ohne Neuroleptika

Tabelle 4. Verhaltensänderungen durch Neuroleptika im Alter

Beobachtungszeitpunkt	Bewohner ohne Neuroleptika	Bewohner mit Neuroleptika
Nicht aufgetretenes Verhalten	Schlagen, Beißen, Kratzen (91) Anstößiges Verhalten (88) Wandern (88)	Fehlende Aufmerksamkeit (71) Verbale Entgleisungen (68) Anstößiges Verhalten (68)
Zu Beginn und am Ende des Jahres beobachtetes Verhalten	Fehlende Aufmerksamkeit (5) Mißachtet Anweisungen (5) Unruhe (4)	Schlagen, Beißen, Kratzen (14) Untolerierbare Geräusche (13)
Nur am Ende zu beobachtendes Verhalten	Untolerierbare Geräusche (15) Fehlende Aufmerksamkeit (12) Unruhe (11)	Mißachtet Anweisungen (22) Unruhe (19) Verbale Entgleisungen (19)
Nur am Anfang zu beobachtendes Verhalten	Mißachtet Anweisungen (8) Fehlende Aufmerksamkeit (7) Unruhe (7) Wandern (7)	Unruhe (23) Wandern (19) Anstößiges Verhalten (16)

Einjahresstudie im Altenheim, Burton et al. 1995, n=201

zen", „Beißen" und „Schlagen". Die Heimbewohner mit Neuroleptikabehandlung hatten damit schon zum Ausgangszeitpunkt mehr und belastendere Symptome als die Heimbewohner ohne Neuroleptikabehandlung. Weitere interessante Ergebnisse sind der Tabelle 4 zu entnehmen. In beiden Gruppen gab es Bewohner, die neue Symptome entwickelten. Auffällig ist das Symptom „Unruhe". Während 23 % der Heimbewohner mit Neuroleptika am Ende des Jahres dieses Symptom nicht mehr zeigten, trat es bei 19 % neu auf. Bei den Patienten unter Neuroleptika-Gabe waren auch die Symptome „Wandern" und „anstößige Verhalten" am Ende der Beobachtungsperiode deutlich zurückgegangen. Insgesamt zeigte sich damit ein positiver Einfluß von Neuroleptika auf Verhaltensauffälligkeiten. Dieses Ergebnis wird auch in einer Metaanalyse zur Wirkung von Neuroleptika bei Verhaltensproblemen dementer Patienten bestätigt (Schneider et al. 1990). In sieben doppelblinden placebokontrollierten randomisierten Parallelgruppenuntersuchungen waren 252 Patienten untersucht worden. Diese hatten zwischen 66 und 267 Chlorpromazin-Äquivalenten pro Tag erhalten. Im Vergleich besserten sich Verhaltensprobleme bei 59 % der Patienten gegenüber 41 % Patienten unter Placebo. Bemerkenswert ist, daß keine Korrelation zwischen Standarddosis und Verhaltenseffekt gefunden wurde. Berücksichtigt werden muß allerdings, daß methodische Mängel durch geringe Stichprobengrößen und unzureichende diagnostische Anschlußkriterien die Interpretation dieser Daten einschränken.

Paranoid-halluzinatorische Symptmome bei der Alzheimerschen Krankheit

Neben den Verhaltensproblemen werden Neuroleptika bei der Alzheimerschen Krankheit aber auch zur Behandlung paranoider und halluzinatorischer Symptome eingesetzt. Mit einer Wahrscheinlichkeit von ca. 40 % sind diese Symptome bei der Alzheimerschen Krankheit nicht selten (Lazarus et al. 1987; Deutsch et al. 1991). Zur Behandlung dieser Symptome empfehlen sich hier eher niedrige Dosen hochpotenter Neuroleptika (z. B. 0,5–1 mg Haloperidol), da die anticholinergen Wirkungen einer Reihe von Neuroleptika den ohnehin bestehenden Acetylcholinmangel bei der Alzheimerschen Krankheit noch verschärfen würden (s. o.).

Empfehlungen für den Einsatz von Neuroleptika im Alter

Substanzspezifische Hinweise

Aus altersassoziierten Veränderungen und dem Nebenwirkungsspektrum lassen sich unabhängig von der Indikation einige konkrete Hinweise zum Umgang mit Neuroleptika im Alter ableiten. Grundsätzlich sollte die Dosierung niedriger angesetzt werden. Einen Überblick über die Dosierung und mögliche Nebenwirkungen gibt Tabelle 5 (nach Salzmann, 1990).

Einige wenige spezifische Substanzen können ebenfalls gegeben werden. So sollte bei Patienten mit dem Risiko anticholinerger Nebenwirkungen, am ehesten ein hochpotentes Neuroleptikum eingesetzt werden (z. B. Haloperidol). Die An-

Tabelle 5. Dosierung von Neuroleptika in der Gerontopsychiatrie (verändert nach Salzmann 1990)

Medikament	Dosis mg/d
Melperon	25–300
Pipamperon	60–160
Promazin	25–100
Clozapin	12,5–300
Thioridazin	10–300
Perphenazin	4–32
Perazin	25–300
Fluphenazin	0,25–6
Haloperidol	0,5–6

fangsdosis sollte dabei niedrig, d.h. mit z.B. 0,5 mg am Tag gewählt werden. Eine Maximaldosis von 5-10 mg pro Tag sollte nur in Ausnahmefällen überschritten werden. Chlorpromazin sollte wegen des Risikos der Blutdrucksenkung im Alter vermieden werden. Sind ein Morbus Parkinson oder extrapyramidalmotorische Symptome als Reaktion auf andere Neuroleptika bekannt, empfiehlt sich ein Therapieversuch mit Clozapin. Die Anfangsdosis sollte hier bei 12,5 mg pro Tag liegen und als Maximaldosis nicht über 300 mg am Tag hinausgehen. Wenn neben der Indikationssymptomatik zusätzlich Schlafstörungen vorliegen, sollten sedierende Neuroleptika eingesetzt werden. Hier empfehlen sich z.B. Melperon mit einer Anfangsdosis von 50 mg zur Nacht oder aber Perazin mit 25 mg zur Nacht.

Empfehlungen für den Einsatz von Neuroleptika im Alter

Werden Neuroleptika im Alter eingesetzt, muß bedacht werden, daß Untersuchungen für Indikationen außerhalb der Schizophrenie nur in geringem Umfang vorliegen, es damit keinen Beweis für die Überlegenheit eines Neuroleptikums in einer dieser Indikationen gibt. Die zu erwartenden Effekte müssen bisher eher als moderat eingeschätzt werden. Werden Neuroleptika eingesetzt, sollten folgende Regeln beachtet werden:

- Grundsätzlich ist mit einer niedrigen Anfangsdosis zu beginnen.
- Eine Dosiserhöhung soll in kleineren Schritten und über längere Zeiträume erfolgen („start slow go slow").
- Die höhere Nebenwirkungsrate von Neuroleptika im Alter ist zu bedenken.
- Es gibt altersspezifische Nebenwirkungen, die besonders berücksichtigt werden müssen.
- Bei alten Menschen ist die Gefahr von Arzneimittelwechselwirkungen höher als bei jüngeren.
- Multimorbidität und die häufig umfangreiche Begleitmedikation sollten als individuelle Faktoren die Auswahl des Neuroleptikums bestimmten. Dabei sollte das Nebenwirkungsspektrum einer gewählten Substanz unter Berücksichtigung der genannten Faktoren möglichst geringe Risiken in sich bergen.

Literatur

Burton LC, Rovner BW, German PS, Brant LJ (1995) Neuroleptic use and behavioral disturbances in nursing homes: a 1-year study. Int Psychogeriatrics 7: 535–545

Deutsch LH, Bylsma FW, Rovner BW, Steele C, Folstein MF (1991) Psychosis and physical aggression in probable Alzheimer's disease. Am J Psychiatry 148: 1159–1163

Eastham JH, Jeste DV (1997) Treatment of schizophrenia and delusional disorder in the elderly. Eur Arch Psychiatry Clin Neurosci 247: 209–218

Jeste DV, Cligiuri MP (1993) Tardive dyskinesia. Schizophrenia Bulletin 19: 303–315

Lazarus LW, Newton N, Cohler B, Lesser J, Schweon C (1987) Frequency and presentation of depressive symptoms in patients with primary degenerative dementia. Am J Psychiatry 144: 41–45

Lechner H, Gallhofer B, Kulhanek F (1986) Der Stellenwert der Nebenwirkungen von Psychopharmaka im Alter. In: Hinterhuber H, Schubert H, Kulhanek F (Hrsg) Seiteneffekte und Störwirkungen der Psychopharmaka. Schattauer, Stuttgart New York

Ley P (1982) Satisfaction, compliance and communication. British Journal of Clinical Psychology 21: 241–254

Lohr LB, Browning JA (1995) Free radical involvement in neuropsychiatric illnesses. Psychopharmacol Bull 31: 159–165

Salzman C (1990) Principles of psychopharmacology. In: Bienenfeld D (ed) Verwoerdt's clinical geropsychiatry. 3. edn. z,z, pp 234–249

Schneider LS, Pollock VE, Lyness SA (1990) A metaanalysis of controlled trials of neuroleptic treatment in dementia. J Am Geriatr Soc 38: 553–563

Wilker F-W (1994) Compliance. In: Wilker F-W, Bischoff C, Novak P (Hrsg) Medizinische Psychologie Medizinische Soziologie. 2. Aufl Urban und Schwarzenberg, München Baltimore, S 284–297

Woodhouse K (1992) The pharmacology of major tranquillisers in the elderly. In: Katona C, Levy R (eds) Delusions and hallucinations in old age. Bell and Bain Ltd. Glasgow

Diskussion

Gaebel

Brauchen wir die alten Substanzen mit ihrem bekannten Wirkungs-/Nebenwirkungsspektrum in der Gerontopsychiatrie überhaupt noch?

Ihl

Wir brauchen sie auf jeden Fall. Man muß sich allerdings noch viel klarer darüber werden, wann und mit welchem Erfolg man sie einsetzen sollte.

Gaebel

Sie haben die tardiven Dyskinesien erwähnt, und von einer fünfmal höheren Prävalenz im Alter gesprochen.

Ihl

Diese Aussage hat Jeste in seiner Publikation so getroffen.

Linden

Sie haben gesagt, ungefähr 350.000 Menschen leben in Heimen, von denen ungefähr 250.000 ausgeprägter dement sind. Wenn man diese Zahl mit 365 Tagen im Jahr multipliziert, kommt man auf rund 100 Mio. Tagesdosen. Ich hatte vorhin gezeigt, daß wir rund 350 Mio. Tagesdosen insgesamt an Verordnungen haben, so daß man damit über 30 % aller Verordnungen erklären kann. Dazu kommen noch die ambulanten Patienten. So erklärt sich, wie eine Nebenindikation plötzlich, jedenfalls epidemiologisch gesehen, zur Hauptindikation werden kann.

Zweitens habe Sie gesagt, daß es sich um Zielsymptome handelt, bei denen man eigentlich nicht genau weiß, was sie zu bedeuten haben. Beim IPA-Kongreß in Jerusalem wurde der neue Terminus der „behavioral disorders" in mehreren Symposien verwendet. Kann hierdurch eine Verbesserung erreicht werden?

Ihl

Sicherlich nicht ohne die entsprechenden Untersuchungen, die klar operationalisiert sein müssen, um neue Daten zu schaffen. Die Datenbasis ist eben noch sehr schmal. Auch in der Untersuchung von Burton wird nicht angegeben, welche Neuroleptika verordnet wurden, sondern es wird nur zwischen Patienten mit und ohne Neuroleptika unterschieden.

Naber

Bei den älteren Menschen sieht es offensichtlich nicht besser aus als bei den Kindern. Es gibt dazu interessante Untersuchungen, die zeigen, daß der Verbrauch von Neuroleptika und Benzodiazepinen mit der Besetzung des Pflegepersonals invers korreliert; je mehr Pflegepersonal da ist, desto weniger brauche ich diese Substanzen. Wir werden mit globalen Vermutungen darüber, ob wir die alten Neuroleptika mehr oder weniger brauchen, wahrscheinlich nicht weiterkommen. Man muß sich vielmehr an der Zielsymptomatik orientieren, und dann an den einzelnen neuroleptischen Substanzen. Da gibt es zwischen Clozapin und hochpotenten Neuroleptika gewaltige Unterschiede, und deshalb ist eine Studie wie die von Burton besser als nichts, aber auch nicht sehr viel besser.

Müller

Sie hatten gesagt, daß im Alter die Wirksamkeit der Medikamente generell nachläßt. Aber wenn man es auf die Zieldosis bzw. auf eine Standarddosis bezieht, ist es zum Teil aber eher so, daß die Wirkung wegen der von Ihnen genannten Faktoren stärker ist.

Ihl

Das ist vollkommen richtig. So generell kann man es eben nicht sagen. Sicherlich ist die Physiologie im Alter verändert, d. h., das was früher vom Mechanismus her gut funktioniert hat, geht im Alter weniger gut. Andererseits erreiche ich bei alten Menschen bei gleicher oraler Dosierung viel höhere Plasmakonzentrationen.

Saupe

Sie hatten als Risikofaktor für die Ausbildung von Spätdyskinesien im Alter die Gabe von Depotneuroleptika erwähnt. Ist es nicht eher so, daß die Neigung zur kritiklosen Fortschreibung von Depotneuroleptika das Risiko erhöht, und nicht die Entscheidung zum Depot selber, das ja viel niedrigere Plasmaspiegel erreicht?

Ihl

Das wurde von Eastham u. Jeste, die diese Behauptung aufgestellt haben, nicht näher spezifiziert.

Gaebel

Üblicherweise ist allein die Tatsache, daß ein Depotneuroleptikum gegeben wird, kein Prädiktor für Spätdyskinesien, sondern eher die kumulative Dosis oder die Behandlungsdauer oder die generelle Entscheidung für ein hochpotentes Neuroleptikum.

Müller

Pharmakologisch ist es so, daß der alte Organismus eher empfindlich reagiert. Bei den Benzodiazepinen ist das recht gut untersucht. Selbst bei gleichen Plasmaspiegeln ist die Sedation bzw. die kognitive Beeinträchtigung eher stärker. Wenn man es aber in bezug auf die Neuroleptika im Alter auf den Punkt bringt, hat man doch die Wahl zwischen den relativ reinen, älteren hochpotenten Substanzen mit dem erhöhten Risiko von EPS oder mit den 'unsauberen' modernen Substanzen mit dem erhöhten Risiko von orthostatischen Problemen, Schwindel und evtl. anticholinergen Problemen bis hin zum Delir, was im Alter häufig dann auch auftritt.

Ihl

Man muß natürlich sagen, daß sich viel zu wenige Leute mit den spezifischen pharmakologischen Veränderungen im Alter beschäftigen. Weil man bei den alten Neuroleptika viele Nebenwirkungen sieht, wechselt man zu den neuen Neuroleptika, oder weicht auf Substanzen wie Carbamazepin oder anderes aus, um aus dem Dilemma der extrapyramidal-motorischen Symptome herauszukommen. Auch die niederpotenten Neuroleptika sind wegen der häufigeren Stürze problematisch. Das sind aber alles Erkenntnisse aus der Praxis, ohne daß hinreichende Studienergebnisse dazu vorliegen.

Steinberg

Im vorhergehenden Symposium in Irland haben wir uns über den Stellenwert der alten und neuen Neuroleptika in der Notfallbehandlung unterhalten. Notfälle gibt es auch in der Gerontopsychiatrie. Notfälle, wo wir die Butyrophenone trotz der hohen Inzidenz an EPMS gut gebrauchen können, weil wir einigermaßen sicher wissen, was wir tun.

Ihl

Das ist vollkommen richtig. Wir geben auch bei einem klassischen Erregungszustand immer noch ein hochpotentes Neuroleptikum, und damit haben wir gute Erfolge.

Trieloff

In die Gerontopsychiatrie halten die Cholinesterase-Hemmer immer mehr Einzug. Weiß man etwas über Interaktionen mit den Neuroleptika?

Ihl

Man tut sich im Moment noch schwer, die Wirkung dieser ganzen Substanzen hinreichend zu belegen. Es gibt eine Reihe von Wirksamkeitsstudien, die gute Effekte zeigen. Die Interaktionen sind noch nicht hinreichend untersucht. Es gibt dabei unterschiedliche Aspekte. Neue Studien deuten an, daß nicht nur die Cholinesterase gehemmt wird, sondern auch die Ablagerung von β-Amyloid.

Saß

Woran liegt es, daß der Rezeptorstatus im Alter anders ist, und daß trotz vergleichbarer Plasmaspiegel die alten Patienten mit kleineren Dosen auskommen? Gibt es dazu tierexperimentelle Befunde?

Müller

Die Benzodiazepin-Untersuchungen wurden an alten Probanden, also am Menschen durchgeführt. Der Ältere reagiert danach eben pharmakodynamisch empfindlicher. Worauf das im Einzelnen beruht, kann ich nicht erklären.

Volz

Im Hinblick auf die Wirksamkeit der Antidepressiva ist das alte Gehirn auch bei gleichen Dosen und Plasmaspiegeln eher unterempfindlich. Ältere Menschen respondieren in der Regel etwas schlechter auf Antidepressiva als junge, aber reagieren typischerweise stärker auf die Nebenwirkungen z. B. der Trizyklika.

Gaebel

Kann man ihren Vortrag so zusammenfassen, daß Sie sagen, daß die alten Neuroleptika in der Indikation der Gerontopsychiatrie weiterhin unverzichtbar sind, daß aber das Risiko extrapyramidaler Nebenwirkungen ein Problem ist, weshalb niedrig dosiert werden sollte? Andererseits wären kognitive Störungen und Kreislaufnebenwirkungen bei den niedrig- und mittelpotenten Substanzen zu beachten. Das wäre eine andere Aussage, als sie Herr Warnke gemacht hat, der am liebsten sofort mit den neuen Substanzen behandeln würde. Wo wäre dann in der Gerontopsychiatrie die Indikation der neuen Substanzen?

Ihl

Die alten Substanzen würde ich für unverzichtbar halten, wenn man das Umfeld der Psychopathologie im Alter mitberücksichtigt. Zu den neueren Substanzen gibt es noch zu wenige Daten. Sie müssen sich bei den alten Menschen jeden Einzelfall genau ansehen, weil die Symptomatik zum Beispiel bei Demenzkranken ein sehr großes Spektrum aufweist.

Warnke
Ich möchte nicht mißverstanden werden. Natürlich behalten bestimmte Behandlungswege, z. B. mit Sulpirid oder Truxal bei definierten Indikationen ihren Wert. Bei Erregungszuständen ist immer noch Haloperidol das Mittel der Wahl. Der Appell für die neuen Präparate aus meiner Sicht ist der Nebenwirkungsaspekt. Da hat uns das Clozapin die meisten Erfahrungen gebracht. Das ist eine Frage der Lebensqualität und der längerfristigen Compliance.

Gaebel
Die Frage der Lebensqualität und der Nebenwirkungen betrifft aber gerade auch die älteren Menschen. Natürlich haben wir mit den alten Substanzen unsere Erfahrungen, die wir mit den neuen noch bekommen müssen.

Müller
Ab wann würden Sie den Einsatz von Neuroleptika beim alten Menschen oder in Heimen für gerechtfertigt halten? Sie haben doch gezeigt, daß sehr häufig Verhaltensauffälligkeiten im Grenzbereich therapiert werden.

Ihl
Das ist ein ganz großes Problem. In manchen Heimen werden bei jedem neu aufgenommenen Patienten alle Medikamente erst einmal abgesetzt. In anderen Heimen wird die Dosis eher erhöht, unter Umständen aufgrund fehlenden Personals. Nur etwa jedes 20. Heim hat gerontopsychiatrische Erfahrung; die übrigen Heime neigen eher zur unkritischen Vergabe von Medikamenten.

Müller
Ich rate zur Vorsicht bei allen Substanzen mit α-adrenolytischer Wirkung. Hierzu gehören neben dem Chlorpromazin fast alle neuen Neuroleptika.

Naber
Unabhängig vom Lebensalter würde ich alte Neuroleptika nur bei Therapieresistenz oder bei deutlichen Nebenwirkungen der atypischen Substanzen empfehlen. Das Preisargument muß man dabei außer Acht lassen. Nicht nur die Kinder, sondern auch die Menschen im mittleren Lebensalter und im Alter sollten ein Recht auf die größtmögliche Lebensqualität haben. Sie haben natürlich recht, daß die sedierende Wirkung mancher Medikamente bei älteren Patienten erwünscht sein kann, was im mittleren Lebensalter selten ist.

Volz
Was sind denn nun wirklich die Indikationen für Neuroleptika im Alter? Ich frage etwas provokativ: Wollen wir wirklich alle verhaltensauffälligen älteren Menschen in Heimen damit behandeln?

Ihl

Paranoid-halluzinatorische Symptome bei Demenzkranken behandele ich mit Neuroleptika. Bei anderen Symptomen brauche ich Anhaltspunkte für einen zu erwartenden therapeutischen Erfolg, die ich in den meisten Fällen nicht habe.

Müller

Die Sturzgefährdung beim alten Menschen durch orthostatische Probleme ist doch viel gravierender als zum Beispiel periorale Dyskinesien.

Ihl

Richtig. Das spricht aber auch gegen mittel- und niederpotente Neuroleptika.

Anwendung von Neuroleptika bei Abhängigkeitserkrankungen

L. G. Schmidt

Prof. Dr. med. L. G. Schmidt
Psychiatrische Klinik und Poliklinik der Freien Universität Berlin,
Eschenallee 3, 14050 Berlin

Das antidopaminerge Wirkungsprinzip der Neuroleptika bei Abhängigkeitserkrankungen

Die Hauptindikation der Neuroleptika ist bekanntermaßen die Beseitigung oder Verminderung psychotischer Symptome, wofür seit den Arbeiten von A. Carlsson (1963) die Blockade der Dopamin-D_2-Rezeptoren als entscheidender Wirkmechanismus angesehen wird. Seit den 80er Jahren weiß man, daß die von Olds und Milner bereits im Jahre 1954 als „pleasure centers" charakterisierten neuronalen Strukturen des positiven Reinforcements und der Verhaltensverstärkung auf einem dopaminergen Mechanismus beruhen. Seither spricht man von einem mesolimbisch-mesocortikalen Reward- oder Belohnungssystem, das neuroanatomisch aus dem medialen Vorderhirnbündel mit seinen dopaminergen A10-Fasern besteht. Diese haben ihren Ursprung in der Area tegmentalis ventralis und ziehen zum Großteil in den Nucleus accumbens, zum kleineren Teil zum medialen präfrontalen Cortex. Dieses entwicklungsgeschichtlich sehr alte System ist verantwortlich für die emotionalen Wirkungen primärer Reinforcer wie Essen, Trinken, Sexualität und mütterliches Fürsorgeverhalten und ist damit konstitutiv für das Überleben des Individuums und seiner Art (Schmidt 1996).

Als dann gezeigt wurde, daß sucht- oder abhängigkeitsinduzierende Substanzen mit zum Teil stark euphorisierenden Effekten, wie Amphetamin, Cocain, Heroin oder Nikotin dieses dopaminerge Reward- oder Belohnungssystems aktivieren (DiChiara u. Imperato 1988), rückten die psychomotorischen und motivationalen Wirkungen des Neurotransmitters Dopamin in das Zentrum der Theorien zur Suchtentstehung (Wise 1996). Tierexperimentelle Befunde, wonach Substanzen, die wie Pimozid den Dopamin-D_2-Rezeptor blockieren, amphetaminbelohntes Verhalten unterdrückten, begründeten die Anhedonie-Hypothese der Neuroleptika (Wise 1982); klinische Beobachtungen zu den Neuroleptika-Wirkungen bei psychiatrischen Patienten korrespondierten dazu (Helmchen u. Hippius 1962; Schmidt u. Grohmann 1990).

Die Sichtweise modifizierte sich, als gezeigt wurde, daß vor allem auch Dopamin D_1-abhängige Prozesse bei Reward-/Aversion-Vorgängen eine wichtige Rolle spielen (Herz 1995). Sodann wurde belegt, daß das mesolimbisch-mesocortikale Dopamin-System eher durch (primäre) belohnungsanzeigende (und konditionierte) Stimuli aktiviert wird (wodurch eine sensorische und motorische Orientierung des Organismus auf solche Reize erfolgt; Schultz 1997); dagegen scheint Wohlbefinden oder Euphorie eher durch das endogene Opioid-System vermittelt (DiChiara u. North 1992). Entsprechend wird (bestimmten) dopaminergen Neuronen heute eher eine wichtige Funktion in der Antizipation bzw. Prädiktion sog. „incentiver" Stimuli zugeschrieben, während die eigentliche konsummatorische Phase wohl eher auf einem opioidergen Mechanismus beruht.

Da Neuroleptika auf nigrostriatale A9- und mesolimbische A10-Neurone des Mittelhirns und die dopaminerge Innervation des frontalen Cortex einwirken, sind ihre Wirkungen auf Motorik, Motivation, Affektivität, Aufmerksamkeit und Gedächtnis neurobiologisch und klinisch schwer voneinander zu trennen. Kompliziert wird die Bewertung noch durch Hoch- und Niedrig- Dosierungseffekte mit unterschiedlicher Wirkung auf prä- und postsynaptische D_2-Rezeptoren. Dies bedeutet, daß bei der Bewertung der Wirkung von Neuroleptika die frühere Anhedonie-Hypothese in der einfachen, früher geäußerten Weise nicht aufrechterhalten werden kann. Gleichwohl wird klinisch immer wieder beobachtet, daß Abhängigkeitskranke besonders empfindlich gegenüber affektiv-emotionalen Effekten der Neuroleptika sind (Kosten u. Ziedonis 1997). Da diese im Falle längerer Neuroleptika-Behandlung jedoch meist auch komorbide psychotische Erkrankungen haben, könnten mögliche anhedone Symptome allerdings auch auf solche Grunderkrankungen („Negativ-Symptomatik") zurückgehen.

Neurobiologie von Entzugssyndromen

Die Vielfalt und das zeitliche Auftreten von Entzugssyndromen nach Absetzen von Suchtmitteln (z. B. Alkohol, Opiate) legen die Beteiligung verschiedener neuronaler Systeme nahe, die unterschiedlich vulnerabel gegenüber den Wirkungen dieser Substanzen sind (Rommelspacher et al. 1991). Dabei sieht die sogenannte Dopamin-Depletions-Theorie kritisch abfallende Dopamin-Spiegel in Reward-Zentren als wesentliche Ursache für psychische Entzugssymptome an, die sich in einem dann auftretenden Verlangen oder „craving" manifestieren (Dackis u. Gold 1985). Tatsächlich sind beispielsweise für den Opiat- und Alkoholentzug solche Konstellationen im Nucleus accumbens bzw. ventralen Striatum nachgewiesen (Rosetti et al. 1992; Harris u. Aston-Jones 1994). Allerdings dürften für die Entstehung psychischer Symptome im Substanzentzug auch funktionelle Defizite serotonerger Neurone und endophinerger Peptide im mesolimbisch-mesocortikalen Belohnungs- oder Verstärkersystem eine Rolle spielen.

Als Grundlage körperlicher Entzugssyndrome wird dagegen eher die gesteigerte Aktivität exzitatorischer Mechanismen (z. B. NMDA-Rezeptoren, Katecholamine) und die verminderte Funktion inhibitorisch wirkender Rezeptoren (z. B. gabaerge Mechanismen, a2-Adrenorezeptoren) angesehen. So spielt für das sogenannte vegetative Entzugssyndrom im Alkohol- und Opiatentzug wahrscheinlich die Enthemmung noradrenerger Neurone („Noradrenalinsturm") die größte Rolle. Produktiv-psychotische Symptome, wie Halluzinationen und Wahn werden hingegen wieder als passagere Rebound-Phänomene verstanden, wenn in bestimmten limbischen Arealen die durch die chronische Substanzwirkung (z. B. nach Alkohol) entstandene Verminderung der dopaminergen Aktivität nach Absetzen umschlägt und vorübergehend sogar gesteigert ist. Die für ein Alkohol-Delir charakteristischen kognitiven Störungen (wie Denkstörungen und mnestische Störungen) werden hingegen mit einer funktionellen Insuffizienz cholinerger Neurone des basalen Vorderhirns in Zusammenhang gebracht. In der Pathogenese von Entzugskrämpfen (so vor allem wieder im Alkoholentzug) scheint die Überaktivität des glutamatergen Systems, die verzögerte Restitution des gabaergen Systems und Elektrolytstörungen (z. B. Magnesium-Mangel, Hypokaliämie) von zentraler Bedeutung zu sein.

Diese neuronalen Mechanismen unterliegen nach Abklingen chronischer Intoxikationen einer unterschiedlichen Restitutionsdynamik, auf deren Kenntnis therapeutische Empfehlungen zur Behandlung von Entzugssyndromen bei Abhängigkeitskranken basieren. Diese werden aber auch zunehmend gestützt durch Ergebnisse klinischer Studien und Leitlinien, die inzwischen einen „evidencedbased"-Charakter haben (Mayo-Smith 1997).

Alkoholentzugssyndrom

Beim Alkoholentzugssyndrom handelt es sich um einen Symptomenkomplex von unterschiedlicher Zusammensetzung und wechselndem Schweregrad, das bei absolutem oder relativen Entzug von Alkohol entsteht, welcher wiederholt und zumeist über einen längeren Zeitraum und/oder in hoher Dosierung konsumiert worden ist (WHO 1991). Beginn und Verlauf des Entzugssyndroms sind zeitlich begrenzt und abhängig von der Dosis, die unmittelbar vor dem Absetzen verwendet worden ist. Die klassischen Zeichen (des sog. Prädelirs) umfassen einen Tremor/Zittern der vorgehaltenen Hände, der Zunge oder der Augenlider, wobei sich dieser Zustand meist 6–8 Stunden nach Beendigung des Trinkens einstellt; hinzu kommen autonom-vegetative Störungen wie Schwitzen, Tachykardie oder Hypertonie, gastrointestinale Symptome wie Übelkeit, Würgen und Erbrechen, oft eine psychomotorische Unruhe und Ängstlichkeit, Kopfschmerzen, Insomnie, Krankheitsgefühl oder Schwäche. Die Patienten sind in der Regel wach, aber schreckhaft.

Für die Behandlung des Alkoholentzugssyndroms gibt es zwar noch keine allgemein gültigen, standardisierten Schemata. So waren beispielsweise in den letzten 30 Jahren mehr als 150 verschiedene Substanzen und Kombinationen angegebenen worden, was vor allem historische und methodische Gründe hat (Rommelspacher et al. 1991). Einig ist man sich jedoch, bei leichten Entzugssyndromen zunächst ohne psychopharmakologische Therapie abzuwarten, den Patienten eine stetige ärztliche Überwachung inklusive pflegerischer Zuwendung (freundliche Umgebung, ausreichende Ansprache) zukommen zu lassen, um Angst und Unruhe minimal zu halten. Dabei sollten Stoffwechseldefizite (Korrektur der Flüssigkeits- und Elektrolytbilanz sowie der Kalorienzufuhr, eventuell Zufuhr von Glukose und B-Vitaminen) ausgeglichen werden.

In der pharmakologischen Behandlung des Alkoholentzugssyndroms werden in den USA in erster Linie Benzodiazepine verwandt. Da ein Alkoholentzugssyndrom nicht standardisiert mit fixer Dosierung behandelt werden kann, wird dort empfohlen, diese Substanzen individuell zu titrieren, indem z. B. Diazepam in 10–20 mg-Dosen alle 1–2 Stunden oral verabreicht wird, bis das Entzugssyndrom wesentlich abgeklungen oder der Patient ausreichend sediert ist. In den folgenden Tagen sollte die tägliche Dosis jeweils auf 25–50 % reduziert werden. Dabei ist weiteren individuellen Gesichtspunkten Rechnung zu tragen (z. B. bezüglich möglicher kardialer Komorbidität oder Krampfanfällen in der Vorgeschichte). Benzodiazepine mit langer Halbwertszeit schützen wirksamer vor Entzugsanfällen als Substanzen mit kürzerer Halbwertszeit, vermitteln zwar etwas mehr Sedation, sind aber insgesamt mit sanfterer Entzugssymptomatik verbunden und werden deshalb empfohlen (Mayo-Smith 1997). Bei älteren Patienten, bei denen Übersedierung vermieden werden sollte, können kürzer wirksame Präparate günstig sein.

In Europa wird hingegen gerne Carbamazepin in einer täglichen Dosierung von 800 mg gegeben; wird jedoch schnell aufdosiert oder werden hohe Dosen erreicht (initial zwischen 600–1200 mg/Tag) können Nebenwirkungen wie Schwindel, Übelkeit und Erbrechen den weiteren Einsatz beschränken (Thome et al. 1994; Gottesmann et al. 1995). Carbamazepin beeinflußt die vegetative Entzugssymptomatik und psychomotorische Unruhe günstig und hat selbst kein Abhängigkeitspotential. Der a_2-Adrenorezeptor Agonist Clonidin wirkt antiadrenerg und reduziert dosisabhängig die mit dem Entzugssyndrom verbundene sympathische Hyperaktivität (mit Kreislaufbelastung im Sinne einer Blutdrucksenkung und Verlangsamung der Herzfrequenz) und vermindert ferner Agitiertheit, Angst, Tremor und Muskelspannung. Eine antipsychotische und antikonvulsive Potenz hat Clonidin nicht, so daß diese Substanz im Delir allenfalls ein – wenngleich nützliches – Adjuvans zur Kreislaufstabilisierung ist. Beta-Blocker (vor allem hirngängige Substanzen wie Propranolol) können autonome Symptome des Alkoholentzugs vermindern, haben aber keine antikonvulsive Potenz; da sie selbst eine (allerdings wohl geringe) deliriogene Wirkung haben, sollten sie nicht im Alkoholentzug, vor allem nicht in Monotherapie, eingesetzt werden. Beta-Blocker können bei Koronarpatienten im Entzug zusätzlich Anwendung finden.

Unter den Neuroleptika sind speziell die Phenothiazine und Butyrophenone untersucht worden, da auch sie entzugsbedingte Symptome vermindern können. Im Vergleich mit den Benzodiazepinen sind sie jedoch weniger wirksam in der Verhütung der Delirgefahr. So wurde berechnet, daß unter Phenothiazin-Therapie im Vergleich zur Behandlung mit Benzodiazepinen zusätzliche 6,6 Patienten auf 100 behandelte Patienten in ein Delir geraten (Mayo-Smith 1997). Der Unterschied bezüglich der anfallsprotektiven Wirkungen ist noch größer: unter Phenothiazinen treten nach den gleichen Berechnungen zusätzliche 12,4 Entzugsanfälle auf 100 behandelte Patienten auf im Vergleich zur Benzodiazepin-Therapie. Diese Angaben beziehen sich allerdings auf Promazin und Chlorpromazin, wobei beide Substanzen bekanntermaßen die Krampfschwelle mehr beeinflussen als das (bei Produktiv-Symptomatik) häufig eingesetzte Haloperidol. Zwar können Neuroleptika die Alkoholentzugssymptomatik agitierter und unruhiger Patienten mildern, sie sollten jedoch nicht in Monotherapie eingesetzt werden.

Alkoholentzugsanfälle

Der Alkoholentzug kann durch Entzugsanfälle eingeleitet sein, die als ein oder mehrere generalisierte tonisch-klonische Anfälle (Grand Mal) in den ersten 12–24 Stunden nach Beendigung des Trinkens auftreten oder im Verlauf durch sie kompliziert werden. Dabei sind immer auch andere Ursachen, wie Kopftraumata, Infektionen, Neoplasien oder Stoffwechselstörungen wie Hypoglykämie, Hyponatriämie, oder Hypomagnesiämie abzuklären. Ein Status epilepticus ist relativ selten und tritt nur bei weniger als 3 % der Patienten auf. Obwohl eine antikonvulsive Medikation in der Regel nicht erforderlich ist, erhalten viele Patienten doch notfallmäßig eine entsprechende Behandlung. Zweckmäßig sind Benzodiazepine in oraler oder parenteraler Form.

Alkoholentzugsdelir

Das vegetative Entzugssyndrom kann sich trotz sorgfältiger Überwachung in ein Alkoholdelir entwickeln. Dieses beginnt meist innerhalb von 72 Stunden nach dem letzten Alkoholkonsum. Kernsymptomatik des Alkoholdelirs ist neben der vegetativen und gastrointestinalen Symptomatik eine sich innerhalb kurzer Zeit entwickelnde Bewußtseinsstörung, die mit einer Veränderung kognitiver Funktionen einhergeht. Traditionell wurde in der deutschen Psychiatrie unter dem Begriff „Delir" ein Krankheitsbild verstanden, das neben der Bewußtseinsstörung (mit den Leitsymptomen der Störung der Wachheit und der Orientierung) durch psychomotorische Unruhe und produktive Symptome wie vorübergehende optische, taktile oder akustische Halluzinationen oder Illusionen gekennzeichnet ist (WHO 1994). Dabei können Bewußtseinsstörungen unterschiedliche Wachheitsgrade (von leichter Vigilanzminderung/ erhöhter Ermüdbarkeit über erhöhte Schlafneigung/ Sopor bis zur Bewußtlosigkeit/ Koma) annehmen. Störungen der Orientierung können ebenso eine quantitative Dimension haben, welche reichen kann von einer diskreten Störung der zeitlichen Einordnung über eine örtlich-räumliche Verunsicherung bis zum Verlust der autopsychischen Orientiertheit. Ein solcher Zustand ist ein schwerer Notfall, der mit einer beträchtlichen Morbidität und Mortalität belastet ist. Delirante Patienten sind aufgrund nicht vorhersehbarer Verhaltensstörungen selbst- und fremdgefährdet. Sie können wegen auftretender Wahnideen oder Halluzinationen zu Fehlhandlungen neigen und wegen Realitätsverkennungen suizidal oder aggressiv sein. So entwickeln ca. 5 % hospitalisierter Alkoholkranker ein Delir. Unbehandelt hat das Delir eine Mortalitätsrate von 20 %, meist aufgrund interkurrenter medizinischer Komplikationen wie Lungen-, Nieren-, Leber- oder Herzversagen.

In der Behandlung des Alkoholdelirs wird in Deutschland auf psychiatrischen Stationen meist Clomethiazol eingesetzt, da diese Substanz hinsichtlich der Wirksamkeit den Benzodiazepinen, Barbituraten, Carbamazepin, Clonidin oder den Neuroleptika überlegen ist. Clomethiazol ist ferner angezeigt bei Risikopatienten, die früher schwere Entzugssyndrome durchgemacht hatten; oder für solche Patienten, die große Mengen Alkohol getrunken haben, ohne daß es zwischenzeitlich zu Abstinenzperioden kam; oder die keine günstige Initialresponse (innerhalb weniger Stunden) auf andere Substanzen als Delirtherapeutika zeigten; oder bei denen somatische (insbesondere kardiovaskuläre) Begleiterkrankungen vorliegen, deren Dekompensation im Rahmen eines progredienten Entzugssyndroms vermieden werden muß. Vorteile von Clomethiazol sind fehlende Leber- und Hämatotoxizität, gute Steuerbarkeit (kurze Halbwertszeit), nachteilig sind allergisches Potential, Atemdepression und eine geringe therapeutische Breite (zwischen Symptomexazerbation und Überdosierung). Die vor allem nach intravenöser Applikation auftretende vesikulär-bronchiale Sekretionssteigerung kann bei Patienten mit Atemwegserkrankungen (und viele Alkoholkranke sind starke Raucher) zu schwerwiegenden Komplikationen führen.

Treten im Delir produktiv-psychotische Symptome wie optische, akustische oder taktile Halluzinationen, floride Wahnideen und starke psychomotorische Unruhe auf, werden vielfach Neuroleptika eingesetzt. Allerdings sollten mittelpotente Präparate vermieden werden, da sie die Krampfschwelle senken, und eher hochpotente Präparate, wie z. B. Haloperidol oder Fluphenazin gewählt werden.

Auf chirurgischen und internistischen Intensivstationen, wo Patienten im Rahmen von Polytraumata, nach Operationen oder schweren internistischen Erkrankungen behandelt werden, und ein Delir entwickeln, werden zur Delirtherapie meist Benzodiazepine und Butyrophenone intravenös appliziert. Um die Patienten im Krankenbett ausreichend zu sedieren, wurden teilweise schon recht hohe Dosen eingesetzt (Spies et al. 1996).

Opiatentzugssyndrom

Das Opiatentzugssyndrom umfaßt eine Vielfalt unspezifischer und spezifischer Beschwerden, wobei einige wenige objektivierbar sind (z. B. Mydriasis nach Gabe eines Opioidantagonisten), andere durch einen subjektiven Leidensdruck auf dem Boden möglicher vorbestehender narzißtischer Verletzbarkeit und späterer neurobiologischer Sensitivierungsvorgänge oft erheblich ausagiert werden (Ladewig u. Stohler 1994; Koob u. Le Moal 1997). Zu den Entzugssymptomen gehören nach WHO (1994) Verlangen („craving") nach einem Opiat, Rhinorrhoe oder Niesen, Tränenfluß, Muskelschmerzen oder -krämpfe, abdominelle Spasmen, Übelkeit oder Erbrechen, Diarrhoe, Pupillenerweiterung, Piloerektion oder wiederholte Schauer, Tachykardie oder Hypertonie, Gähnen und unruhiger Schlaf. Das Opiatentzugssyndrom tritt bereits nach einer 1–2wöchigen Morphin- oder Heroineinnahme in der Regel 6–8 Stunden nach dem letzten Konsum auf, erreicht die stärkste Intensität am 2.-3.Tag und nimmt in den folgenden 7–10 Tagen ab. Manche Symptome können jedoch auch noch Monate persistieren. Der Entzug von Methadon beginnt sich nach 1–3 Tagen auszuwirken und ist meist erst nach 10–14 Tagen beendet. Bei Schmerz- oder chirurgischen Patienten mit längerfristiger Opiatmedikation treten psychische Entzugssymptome selten auf.

In der Behandlung des Opiatentzugssyndroms stehen milieutherapeutische Maßnahmen meist im Vordergrund. Zur Reduzierung der autonomen Hyperaktivität wird jedoch oft auch der a_2-adrenerge Blocker Clonidin in Tagesdosen von 0,6–2,0 mg eingesetzt. Zur Sedierung können mittel- oder niedrigpotente Neuroleptika, wie Chlorprothixen, oder trizyklische Antidepressiva, wie Doxepin, verwandt werden. Gute Erfahrungen werden neuerdings mit dem Partialagonisten/-antagonisten Buprenorphin gemacht.

Adjuvanter Einsatz von Neuroleptika in der Alkoholentwöhnung

Erste Ergebnisse offener und kontrollierter Studien zum niedrigdosierten Einsatz von Neuroleptika in der Postentzugsbehandlung bei Alkoholkranken zur Unterstützung der Abstinenz waren zunächst ermutigend (Shaw et al. 1987). Mehrere kleinere Untersuchungen mit dem (reinen) Dopamin-D_2-Antagonisten Tiaprid zeigten eine Überlegenheit von Tiaprid gegenüber Placebo hinsichtlich der Förderung der Abstinenz, der Lebenszufriedenheit und sozialer Funktionsfähigkeit. Ebenfalls war der Effekt von Tiaprid besser als von Placebo in der Reduktion des Alkoholkonsums beim Rückfall, der Inanspruchnahme medizinischer Hilfen, sowie psychopathologischer Störungen, insbesondere Angst und Depression. Aufgrund der Schwächen dieser Studien (kleine Patientenpopulationen, hohe Drop-out-Raten, kurze Therapiedauer, geringe Häufigkeit von klinischen Untersuchungen wurde von Gastpar et al. (1993) eine multizentrische, doppelblinde, placebokontrollierte Untersuchung von Tiaprid (300 mg/ Tag) an 300 Patienten mit einer Prüfzeit von 6 Monaten und einem „follow up" nach einem Jahr durchgeführt. Zwar war Tiaprid gut verträglich und es fanden sich keine Hinweise für ein Mißbrauchs- bzw. Abhängigkeitspotential oder extrapyramidal-motorische Störungen; bezüglich der Hauptzielparameter Rückfallhäufigkeit und Zeit bis zum ersten Rückfall ergab sich jedoch keine Überlegenheit von Tiaprid (Gastpar, mündliche Mitteilung).

Das spezielle Wirkungsprofil von Flupentixol-Decanoat (speziell der D_1-Antagonismus, neben dem D_2- und dem $5HT_{2a}$-Antagonismus) war Anlaß, die rückfallsprophylaktische Wirkung dieser Substanz in einer kontrollierte Studie an 272 Alkoholabhängigen in einer Multi-Zenter-Studie zu untersuchen (10 mg/Flupentixol-Decanoat, i.m./2 Wochen; Prüfzeitraum: 6 Monate; „follow up": 6 Monate; Zielparameter: Rückfallhäufigkeit, Anzahl abstinenter Tage, Art des Rückfalls, „craving", soziale Indikatoren). Das Ergebnis war unter Flupentixol jedoch sogar negativer als unter Placebo (J. Böning, mündliche Mitteilung).

Behandlung der Alkoholhalluzinose

Leitsymptome der Alkoholhalluzinose sind ausgeprägte Halluzinationen, die sich (gewöhnlich innerhalb von 48 Stunden) nach Absetzen oder Reduktion eines schweren Alkoholkonsums einstellen und das Fehlen deliranter Symptome. Nach Soyka (1996) ist die Art der akustischen Halluzinationen relativ typisch. So reden die Stimmen fast immer über den Erkrankten in der dritten Person und werden, anders als bei vielen Schizophrenen, im Raum und nur selten im Körper oder Kopf wahrgenommen. Dabei sind die Stimmen fast immer beleidigend, beschimpfend und sehr häufig auch äußert bedrohlich. Optische Halluzinationen sind deutlich seltener als akustische und anders als beim Alkoholdelir nicht fluktuierend oder szenisch. Paranoide Gedanken und Angst, gelegentlich auch ein Eifersuchtswahn können vorkommen, Ich-Störungen oder katatone Symptome praktisch nie. Bewußtseins- oder Orientierungsstörungen schließen die Diagnose definitionsgemäß aus. Der Verlauf ist meist gutartig; die meisten Fälle klingen innerhalb weniger Wochen und Monate ab. Prädisponierende Faktoren sind (im Vergleich zu Alkoholkranken ohne Halluzinose) niedriges Alter, höhere Trinkmengen und mehr Drogenerfahrungen (Tsuang et al. 1994).

Trotz gutartigen Verlaufs wird in der Regel mit Neuroleptika therapiert, da die Patienten unter der Dramatik der Symptome leiden und der Übergang in eine chronische Form vermieden werden soll. Dazu wird eher hochpotenten Neuroleptika (z. B. Haloperidol 5–10 mg/Tag, Fluphenazin 3–12 mg/Tag oder Flupentixol 5–10 mg/Tag) der Vorzug gegeben. Nach Remission der Akutsymptome können die Neuroleptika rasch abgesetzt werden; eine Rezidivprophylaxe ist nicht erforderlich. Allerdings ist bei einem Alkoholrückfall auch das Risiko für das Wiederauftreten einer Alkoholhalluzinose hoch.

In 10–20 % der Fälle kommt es jedoch jenseits von 6monatiger Symptompersistenz zu chronischen Verläufen, wobei wiederum die Hälfte dieser Fälle einen schizophrenieähnlichen Verlauf nimmt und die andere Hälfte in eine Demenz einmündet. Wenn hochpotente Neuroleptika wirkungslos bleiben, sollten atypische Neuroleptika, wie Clozapin, oder neuere Substanzen, wie Sertindol, eingesetzt werden; allerdings liegen dazu keine systematischen Erfahrungen vor.

Sucht und Schizophrenie („Dual-Diagnosen")

Die Komorbidität von Sucht und Schizophrenie ist wegen der zunehmenden Häufigkeit dieser Störungen und des dramatischen Einflusses des Suchtmittelmißbrauchs auf den Verlauf schizophrener Erkrankungen zunehmend aktuell, weshalb diesem Thema in den USA ein ganzes Heft von *Schizophrenia Bulletin* bereits im Januar 1990 und erneut im April 1997 gewidmet wurde. Im Deutschen Ärzteblatt sah Zeiler (1997) die inzwischen immer schlechter werdende soziale Stellung von Psychosepatienten im Vergleich von vor 10–20 Jahren als Anlaß, daß Patienten zunehmend die Wirkung von Alkohol und Cannabis suchen. Differentialdiagnostisch sind dabei immer Überlegungen zur Komorbidität von Sucht und Schizophrenie, zur Auslösung einer (schizophrenen oder affektiven) Psychose durch Suchtmittel oder zur Manifestation einer substanzinduzierten organischen Störung anzustellen. Nun scheint es nach den Mannheimer Studien so zu sein (Hambrecht u. Häfner 1996), daß sich bei Patienten mit (später diagnostiziertem) Alkoholismus und Schizophrenie meist zuerst eine Negativ-Symptomatik, dann ein Alkoholabusus einstellt. Bei Cannabis- und Psychostimulantien-Abusus ist die Situation uneinheitlich; meist entwickelt sich gleichzeitig eine Negativ-Symptomatik und ein Suchtmittelkonsum, so daß der Konsum von Cannabis/Psychostimulantien eher als Vulnerabilitätsfaktor denn als Folgesymptom für das Auftreten der Psychose bewertet wird.

Die Lebenszeitprävalenz eines Substanzmittelmißbrauchs Schizophrener wird zwischen 12–43 % angegeben (Soyka 1994). Sie lag in der großen ECA-Studie in den USA bei 47 % (70 % unter Einschluß der Nikotinabhängigkeit; Kosten u. Zidonis 1997). Dabei handelt es sich in der Regel um einen Alkoholmißbrauch („schädlicher Gebrauch" im Sinne von ICD-10, oder um eine psychische Abhängigkeit). So scheint die Instabilität schizophrener Verläufe mit einem immer wieder desintegrierten psychischen Erleben die Ausbildung einer schweren körperlichen Abhängigkeit (das in der Regel einen kontinuierlich exzessiven Konsum erfordert) nicht zu begünstigen. Die Verläufe von Patienten mit Sucht und psychotischen Störungen sind meist kompliziert; die Patienten haben oft eine gemischte Symptomatik (gleichzeitiges Vorliegen von Positiv- und Negativ-Symptomen), zeigen eine schlechtere Neuroleptika-Compliance und ungünstige Sozialprognose bis hin zu katastrophalen Verläufen (obwohl Schizophrene mit Substanzmißbrauch oft weniger Negativ-Symptomatik haben als suchtmittelfreie Patienten). Ziedonis und Trudeau (1997) berichten denn auch von einer geringen Motivation vieler Psychosekranker, den Suchtmittelkonsum einzustellen; sie schlagen deshalb in Abhängigkeit vom Motivationsgrad, der Art des Suchtmittelkonsums und der Schwere der Erkrankung eine individualisierte Therapie vor, die auf dem Modell von Prochaska und DiClemente (1983) beruht.

Atypische Neuroleptika scheinen bei diesen Patienten Vorteile zu bieten. Flupentixol mag sich aufgrund seines besonderen Wirkungsprofils günstig auswirken. Zudem ist es mittels der intramuskulären Verabreichungsform auch bei unzuverlässigen Patienten gut anwendbar (Soyka u. Sand 1995). Für Clozapin konnte gezeigt werden, daß sich unter der Gabe dieser Substanz der Suchtmittelmißbrauch sowie der Nikotinkonsum vermindert (Buckley et al. 1994; Mc Evoy et al. 1995). Auch werden neuere Neuroleptika, wie z. B. Sertindol, in diesem Kontext empfohlen (Wilkins 1997). Möglicherweise wird eine diskret bestehende Negativ-Symptomatik und ein gegebenenfalls dadurch bestehendes Risiko einer sogenannten „Selbstmedikation" (Khantzian 1985) mit Hilfe dieser Substanzen reduziert.

Aufgrund der hohen gesundheitsschädlichen Wirkungen des Tabakrauchens wurden erste Entwöhnungsprogramme bei Schizophrenen in den USA initiiert (Ziedonis u. George 1997). Die erhebliche Verminderung der Serumspiegel vieler Neuroleptika durch das Zigarettenrauchen infolge der Induktion der P450 Cytochrom-Isoenzyme (Perry et al. 1993) erschwert zunächst einmal prinzipiell die Dosierung der Neuroleptika sowie die Fortführung nach Beendigung des Rauchens mit der Einstellung motivierter Patienten auf Nikotin-Pflaster. Schizophrenen Patienten mit Cocain-Abusus, die wahrscheinlich wegen Neuroleptika bedingter Herauf-Regulierung postsynaptischer Dopamin-Rezeptoren bereits kleine Dosen von Cocain besonders intensiv erleben, wird die zusätzliche Einstellung auf Desimipramin oder Amantadin empfohlen (Wilkins 1997). Bei schwerem Alkoholkonsum kann Acamprosate hilfreich sein; von Disulfiram wird bei diesen Patienten jedoch abgeraten. Systematische Studien zur Pharmakotherapie des Cannabismißbrauchs bei Schizophrenen gibt es bislang nicht.

Literatur

Buckley PB, Thompson P, Way L, Meltzer HY (1994) Substance abuse among patients with treatment-resistant schizophrenia: characteristics and implications for clozapine therapy. Am J Psychiat 151: 385–389

Carlsson A, Lindquist M (1963) Effect of chlorpromazine or haloperidol on formation of 3-methoxytyramine and normetanephrine in mouse brain. Acta Pharmacol Toxicol 20: 140–144

Dackis CA, Gold MS (1985) New concepts in cocaine addiction: the dopamine depletion hypothesis. Neurosci Biobehav Rev 9: 469–477

Di Chiara G, Imperato A (1988) Drugs abused by humans preferentially increase synaptic dopamine concentrations in the mesolimbic system of freely moving rats. Proc Natl Acad Sci USA 85: 5274–5278

Di Chiara G, North RA (1992) Neurobiology of opiate abuse Trends Pharmacol Sci 13: 185–192

Gastpar M, Rösinger M, Bender S (1993) A german multi-centre-study with tiapride in the long-term management of alcoholics. Pharmacopsychiat 26: 154

Gottesleben A, Willemsen D, Wolf C (1995) Retardiertes Carbamazepin in der Therapie des alkoholischen Prädelirs. Akt Neurol 22: 60–65

Hambrecht M, Häfner H (1996) Substance abuse and the onset of schizophrenia. Biol Psychiat 40: 115–1163

Helmchen H, Hippius H (1967) Depressive Syndrome im Verlauf neuroleptischer Therapie. Nervenarzt 38: 455–458

Herz A (1995) Neurobiologische Grundlagen des Suchtgeschehens. Nervenarzt 66: 3–14

Khantzian EJ (1985) The self-medication hypothesis of addiction disorders. Am J Psychiat 142: 1259–1264

Koob GF, Le Moal M (1997) Drug abuse: hedonic homeostatic dysregulation. Science 278: 52–58

Kosten TR, Ziedonis DM (1997) Substance abuse and schizophrenia: editors introduction. Schizophr Bull 23: 181–186

Ladewig D, Stohler R (1994) Das Opiatentzugssyndrom – Skalierungen und medikamentöse Strategien. In: Tretter F, Bussello-Spieth S, Bender W (Hrsg) Therapie von Entzugssyndromen. Springer Verlag, Berlin, S 145–157

Mayo-Smith MF (1997) Pharmacological management of alcohol withdrawal. A meta-analysis and evidence-based practice guideline. J Am Med Ass 278: 144–151

Mc Evoy J, Freudenreich O, McGee M, VanderZing C, Levin E, Rose J (1995) Clozapine decreases smoking in patients with chronic schizophrenia. Biol Psychiat 37: 550–552

Perry PJ, Miller DD, Arndt SV, Smith DA, Holman TL (1993) Haloperidol dosing requirements: the contribution of smoking and nonlinear pharmacokinetics. J Clin Psychopharmacol 13: 46–51

Prochaska JO, DiClemente CC (1983) Stages and processes of self-change of smoking: towards an integrative model of change. J Consult Clin Psychol 51: 390–395

Rossetti ZL, Melis F, Carboni S, Diana M, Gessa GL (1992) Alcohol withdrawal in rats is associated with a marked fall in extraneuronal dopamine. Alc Clin Exp Res 16: 529–532

Rommelspacher H, Schmidt LG, Helmchen H (1991) Pathobiochemie und Pharmakotherapie des Alkoholentzugssyndroms. Nervenarzt 62: 649–657

Schmidt LG (1996) Neurobiologische Mechanismen bei Suchterkrankungen. Psycho 22: 402–407 (1996)

Schmidt LG, Grohmann R (1990) Neuroleptikanebenwirkungen – ein Überblick. In: Heinrich K (Hrsg) Leitlinien neuroleptischer Therapie. Springer Verlag, Berlin, S 195–207

Schultz W, Dayan P, Montague PR (1997) A neural substrate of prediction and reward. Science 275: 1593

Shaw GK, Majumdar SK, Waller S, Magarvie J, Dunn G (1987) Tiapride in the long-term management of alcoholics of anxious or depressive temperament. Br J Psychiat 150: 164–168

Soyka M (1994) Sucht und Schizophrenie. Fortschr Neurol Psychiat 62: 71–87

Soyka M, Sand P (1995) Successful treatment of flupentixol decanoate of a patient with both schizophrenia and alcoholism. Pharmacopsychiat 28: 64–65

Soyka M (1996) Die Alkoholhalluzinose. Nervenarzt 67: 891–895

Spies CD, Dubisz N, Neumann T, Blum S, Müller C, Rommelspacher H, Brummer G, Specht M, Sanft C, Hannemann L, Stiebel HW, Schaffartzik W (1996) Therapy of alcohol withdrawal syndrome in intensive care unit patients following trauma: results of a prospective, randomized trial. Crit Care Med 24: 414–422

Thome J, Wiesbeck GA, Vince GH (1994) Carbamazepin in der Behandlung des Alkoholentzugssyndroms – eine Übersicht zum aktuellen Forschungsstand. Fortschr Neurol Psychiat 62: 2125–133

Tsuang JW, Irwin MR, Smith TL, Schuckit MA (1994) Characteristics of men with alcoholic hallucinosis. Addiction 89: 73–78

WHO (1991) Internationale Klassifikation psychischer Störungen ICD-10 Kapitel V (F). Klinisch-diagnostische Leitlinien. Herausgegeben von Dilling H, Mombour W, Schmidt MH, Huber, Bern

WHO (1994) Internationale Klassifikation psychischer Störungen ICD-10 Kapitel V (F). Forschungskriterien. Herausgegeben von Dilling H, Mombour W, Schmidt MH, Huber, Bern

Wilkins JN (1997) Pharmacotherapy of schizophrenia patients with comorbid substance abuse. Schizophr Bull 23: 215–228

Wise RA (1982) Neuroleptics and operant behavior: the anhedonia hypothesis. Behav Brain Sci 5: 39–87

Wise R (1996) Neurobiology of addiction. Curr Opin Neurobiol 6: 243–251

Zeiler J (1997) Alkoholismus bei schizophrenen Patienten. Dt Ärztebl 94: A-596–597

Ziedonis DM, George TP (1997) Schizophrenia and nicotine use: report of a pilot smoking cessation program and review of neurobiological and clinical issues. Schizophr Bull 23: 247–254

Ziedonis DM, Trudeau K (1997) Motivation to quit using substances among individuals with schizophrenia: implications for a motivation-based treatment model. Schizophr Bull 23: 229–238

Diskussion

Rüther

Mir ist nicht klar, was Sie eigentlich sagen wollen. Ich habe verstanden: Es gibt wenige Indikationen für Neuroleptika bei Suchterkrankungen, obwohl die Dopaminhypothese es nahelegen würde. Wenn aber Neuroleptika, dann kann man sowohl die alten als auch die neuen Substanzen nehmen. Wenn das Nutzen-Risiko-Verhältnis bei den neuen besser ist als den alten, denn der Mechanismus wird ja der 'typische' sein, dann müssen wir neue Neuroleptika nehmen. Ich habe das doch richtig verstanden, daß die alten Neuroleptika hier eigentlich keinen Stellenwert mehr haben?

Schmidt

Um es klar zu sagen: ja.

Müller

Ich möchte etwas provokativ fragen: Die bisherigen klinischen Daten zu dopaminergen Substanzen sind eher enttäuschend. Müßte man das nicht zum Anlaß nehmen, zu spekulieren, daß die dopaminerge Reward-Hypothese, so schön sie auch im Tierexperiment demonstriert wurde, für die Suchtentwicklung beim Menschen nicht den entscheidenden Mechanismus darstellt?

Schmidt

Zumindest nicht für die Alkoholsucht, bei der GABA und Glutamat eine größere Rolle spielen könnten, aber für Kokain ist das sicher anders. Es gibt tier- und humanexperimentelle Befunde, wonach die Verhaltenswirkung bzw. die euphorisierende Wirkung von Kokain stärker ist, wenn vorher Neuroleptika eingenommen wurden, so daß Neuroleptika offenbar keine überzeugende Therapie der Sucht darstellen. Es gibt eine andere Studie, die in der geringen Dosis von 1 mg Haloperidol pro Tag positive Effekte auf Craving gezeigt hat. Dies sind aber Dosisbereiche, die wir ansonsten bei der Neuroleptika-Therapie kaum anwenden.

Gaebel

Das Rational, dopaminagonistisch oder -antagonistisch zu intervenieren, folgt doch aus der Reward-Hypothese ohnehin nicht mit Stringenz.

Schmidt

Man kann pharmakologisch mit zwei unterschiedlichen Annahmen argumentieren, nämlich einerseits mit der Sensitisierungshypothese der Dopaminrezeptoren durch Suchtmittel, andererseits mit der Defizithypothese von Dopamin nach längerem exzessivem Konsum. Beides kann eine Argumentationsbasis abgeben, trotzdem ist man nicht erfolgreich, ob man nun Agonisten oder Antagonisten einsetzt.

Warnke

Welche Rolle spielen die Neuroleptika bei der akuten Alkohol-Intoxikation?

Schmidt

Bei der akuten Intoxikation sollte man überhaupt keine zentralwirksamen Substanzen einsetzen, aber bei der sich unmittelbar anschließenden akuten Entzugssymptomatik. In der Psychiatrie werden allerdings auch da Neuroleptika kaum gegeben. Viele Alkoholpatienten werden im Entzug aber auf internistischen Stationen im Kontext z. B. postoperativer oder polytraumatischer Ereignisse, z. B. bei Unfällen, mit Neuroleptika behandelt. Weil diese Patienten oft postoperativ zunächst immobilisiert bleiben müssen, werden sie sediert und liegen im Bett. Da verbietet sich in der Regel Clomethiazol, und dies ist nach wie vor eine wichtige Indikation für hochpotente Neuroleptika in Kombination mit Benzodiazepinen.

Rüther

Ich hatte gerade ein Gutachten, wo ein Patient verstorben ist, der in einem akuten Erregungszustand Levomepromazin i. m. erhalten hatte. Da wurde die Frage gestellt, was man aus wissenschaftlicher Sicht bei einem akuten Erregungszustand bei einer akuten Alkoholintoxikation, z. B. bei einem Blutalkoholspiegel von 2,5–3‰, geben kann. Das ist für mich eine Indikation für Haloperidol, und da würde ich kein neues Neuroleptikum nehmen, dessen Wirkung ich in dieser Indikation nicht kenne.

Schmidt

Da haben Sie völlig recht. Wenn es so komplizierte Intoxikationszustände sind, die ja in der Regel nicht vorliegen, ist die Gabe von Haloperidol in diesem Ausnahmefall völlig berechtigt.

Volz

Als ich in der Klinik in Jena angefangen habe, war die übliche Behandlung von schweren Alkoholdeliren üblicherweise hochdosiert Haloperidol und Diazepam. Ich hatte nicht den Eindruck, daß das wesentlich schlechter war als unsere heutige Behandlung mit Clomethiazol.

Schmidt

Es gibt eine alte Studie von vor 30 Jahren aus der Münchner Klinik, die Herr Rüther sicher kennt, über Clomethiazol geprüft gegen Haloperidol, wo Clomethiazol deutlich überlegen war. In Amerika, wo es kein Clomethiazol gibt, wird das Entzugsdelir mit Benzodiazepinen titriert, und Haloperidol dann dazu gegeben, wenn es zusätzlich zu einer produktiven Symptomatik kommt.

Steinberg

Empfehlen Sie tatsächlich, dem erregten aggressiven Alkoholkranken nur Haloperidol und keine Sedativa zu geben?

Naber

Hier würde ich Benzodiazepine dazu geben.

Die Bedeutung klassischer Neuroleptika für die Behandlung somatoformer Störungen

H. Peter · D. Naber

Dr. med. H. Peter
Universitäts-Krankenhaus Eppendorf, Klinik für Psychiatrie und Psychotherapie
der Universität Hamburg,
Martinistr. 52, 20246 Hamburg

Einleitung

Psychiatrische Krankheitsbilder mit einer gestörten körperlichen Befindlichkeit, die heutzutage unter der Diagnose „Somatoforme Störungen" zusammengefaßt werden, stellen seit jeher eine besondere Herausforderung für den Behandler dar. Die Diskrepanz zwischen fehlenden objektiven Krankheitsbefunden und der subjektiven Beeinträchtigung stellt die Arzt-Patienten-Beziehung häufig auf harte Belastungsproben, die nicht selten zu unkontrollierten Therapieabbrüchen und negativen emotionalen Entlastungsreaktionen auf Seiten des Arztes wie des Patienten führen. Die krankheitsbedingte Unfähigkeit der Patienten, von einem somatischen Störungsmodell abzulassen, ist die Triebfeder für kostenintensive diagnostische Odysseen und leidvolle internistische und chirurgische Interventionen. Die Krankheitsverläufe sind in der Regel chronisch und Spontanremission selten. Epidemiologischen Studien zufolge suchen etwa ein Drittel aller Patienten in internistischen und allgemeinärztlichen Praxen nach medizinischer Hilfe aufgrund psychogener, vorwiegend psychovegetativer Beschwerden (Tress et al. 1990), ein substanzieller Anteil dieser Patienten dürfte an einer somatoformen Störung leiden. Häufig dauert es Jahre, bis diese Patienten in eine adäquate psychiatrische Behandlung kommen, einige finden diesen Weg nie.

Aber auch psychiatrische Behandlungsversuche enden nicht selten frustran, was zur Belastung des ohnehin schon fragilen Behandlungsbündnisses mit diesen Patienten führen kann. Um so wichtiger ist ein sorgfältiges Abwägen therapeutischer Interventionen. Die Entwicklung therapeutischer Standards für somatoforme Störungen steckt jedoch noch in den Anfängen, ebenso wie die empirische Überprüfung der Wirksamkeit der zur Verfügung stehenden Therapeutika. Klassische Neuroleptika werden seit Jahren zur Behandlung dieser Störungsbilder eingesetzt, und obwohl auch hier eine fundierte Wirksamkeitsüberprüfung in der Regel fehlt, sind Neuroleptika zum „bewährten" Mittel bei einigen dieser Störungen geworden. Nicht nur psychiatrische, sondern auch internistische Kollegen, Chirurgen und Allgemeinmediziner – bei denen die Patienten häufig zuerst Hilfe suchen – greifen zu diesen Medikamenten. Angesichts der potentiellen Nebenwirkungen klassischer Neuroleptika (extrapyramidalen Störungen, insbesondere tardive Dyskinesien) ist eine empirisch gesicherte Indikationsstellungen der Neuroleptikabehandlung dringend erforderlich. Die Palette der medikamentösen Therapie hat sich mittlerweile um mehrere atypische Neuroleptika erweitert (Amisulpirid, Olanzapin, Resperidon, Sertindol, Zotepin u. a.). Diese Präparate sind von generell gleicher antipsychotischer Wirkung, aber sehr viel verträglicher. Falls also eine Indikation zur neuroleptischen Behandlung bei somatoformen Störungen besteht, so stellt sich die Frage, ob atypische Neuroleptika den klassischen vorzuziehen sind.

Somatoforme Störungen

Somatoforme Störungen sind gekennzeichnet, durch die „wiederholte Darbietung körperlicher Symptome in Verbindung mit der hartnäckigen Forderung nach medizinischen Untersuchungen trotz wiederholter negativer Ergebnisse und Versicherungen der Ärzte, daß die Symptome nicht körperlich begründbar sind." [WHO, 1991]. Die Diagnose der somatoformen Störung unterteilt sich nach ICD-10 in folgende Kategorien:

- F45.0 Somatisierungsstörung,
- F45.1 undifferenzierte Somatisierungsstörung,
- F45.2 hypochondrische Störung,
- F45.3 somatoforme autonome Funktionsstörung,
- F45.4 anhaltende somatoforme Schmerzstörung,
- F45.8 andere somatoforme Störungen.
- F45.9 nicht näher bezeichnete somatoforme Störungen.

Im DSM-IV (American Psychiatric Association 1994) wird die körperdysmorphe Störung, die im ICD-10 unter der hypochondrischer Störung subsumiert wurde, als eigenständige Diagnose geführt. Außerdem wird im DSM-IV die Konversionsstörung zu den somatoformen Störungen gerechnet, im ICD-10 aber als dissoziative Störung klassifiziert.

Somatoforme Störungen weisen eine hohe Komorbidität mit anderen psychiatrischen Erkrankungen (depressive Störungen, Abhängigkeits-, Angst- und Zwangsstörungen, Persönlichkeitsstörungen) auf; nicht selten entstehen Schwierigkeiten bei der diagnostischen Abgrenzung aufgrund psychopathologischer Überschneidungen (z. B. Vitalstörungen einer Depression, Vegetativsymptome von Angststörungen). Zudem scheinen enge funktionelle Verflechtungen und fließende Übergänge zu verschiedenen Störungsgruppen zu bestehen wie z. B. zwischen den körperdysmorphen Störung und den Zwangsspektrumstörungen.

Ein besonders enger Zusammenhang besteht zwischen hypochondrischen bzw. körperdysmorphen und wahnhaften Störungen. Nach ICD-10 wird das wahnhafte Pendant der somatoformen Störung unter der Diagnose „anhaltende wahnhafte Störung" eingeordnet und im DSM-IV zusätzlich als somatischer Typus klassifiziert. Es mehren sich jedoch Zweifel daran, ob das Vorhandensein oder die Abwesenheit wahnhafter Symptome eine Trennung in verschiedene diagnostische Kategorien rechtfertigt, zumal eine weitgehende Übereinstimmung auf demographischer und psychopathologischer Ebene besteht (Phillips et al. 1994). Das Vorliegen wahnhafter Symptome weist möglicherweise eher auf die Erkrankungsschwere innerhalb eines Störungsspektrums als auf unterschiedliche Krankheiten hin. Dieses alternative Störungsmodell könnte bedeutsame therapeutische Implikationen nach sich ziehen, insbesondere hinsichtlich einer Neuroleptikabehandlung.

Wirksamkeit von Neuroleptika bei somatoformen Störungen

In der folgenden Literaturübersicht werden die relevanten Untersuchungen geordnet nach ICD-10-Diagnosen dargestellt. Die Literaturrecherche erwies sich zum Teil als schwierig, da die Verwendung veralteter diagnostischer Kategorien noch weit verbreitet ist. Die diagnostische Klassifikation psychiatrischer Erkrankungen mit einer Störung der Körperbefindlichkeit unterlag in den letzten Jahren einem erheblichen Wandel. Viele der älteren Begriffe wie z. B. psychovegetative Störung trennen nicht reliabel zwischen somatoformen Störungen nach heutiger Klassifikation und anderen psychiatrischen oder nicht-psychiatrischen Störungen mit somatischen Beschwerden. Untersuchungen zu Schmerzsyndromen differenzierten zumeist nicht zwischen somatoformen oder somatischen Schmerzzuständen. Soweit eine eindeutige Übersetzung der verwendeten Diagnosebegriffe möglich erschien, wurde diese vorgenommen.

Hypochondrische Störungen

Studien zu *nicht-wahnhaften hypochondrischen Störungen* wurden nicht gefunden.

Wahnhafte (hypochondrische) Störung. Munro u. Chmara (1982) sowie Munro (1988) beschrieben die erfolgreiche Behandlung von 50 Patienten mit einer „monosymptomatischen hypochondrischen Psychose" mit Pimozid. Von den 43 Patienten, die der Medikamentenempfehlung folgten, hatten 32 ein exzellentes Therapieergebnis mit vollständiger sozialer Funktionsfähigkeit und kompletter bzw. fast kompletter Remission. Dreiviertel aller Patienten kehrten zurück in ein „normales" Leben. Bei 9 Patienten kam es zu einer partiellen Remission mit hinreichender sozialer Anpassung. Über die gesamte Stichprobe hatten 82 % zumindest eine partielle Erholung von ihrer Störung. 58 % aller Patienten waren zuvor mit unterschiedlichen Psychopharmaka erfolglos behandelt worden (Benzodiazepine, Haloperidol, Phenothiazine, trizyklische Antidepressiva). Eine Behandlung mit atypischen Neuroleptika wird nicht erwähnt. Ein Follow-up erfolgte im Durchschnitt bis zu einem Jahr (Intervall 1–48 Monate) nach Therapiebeginn. Trotz der erfolgreichen Behandlung blieb die Mehrheit der Patienten von der somatischen Natur ihrer Erkrankung überzeugt. Nach Auffassung der Autoren ist die Pimozidtherapie als Langzeitbehandlung über einen nicht begrenzten Zeitraum durchzuführen. Nur die „Minderheit der Patienten" blieb nach Absetzen des Pimozid stabil. Unter starker Belastung traten bei diesen Patienten Exazerbationen der Symptomatik auf, die jedoch auf erneute Pimozidbehandlung ansprachen.

Wahnhafte Störung, somatischer Typ (Dermatozoenwahn, DSM-IV 297.1). In drei Studien wird die erfolgreich Behandlung dieser dem hypochondrischen Wahn sehr nahestehenden Störung mit Pimozid beschrieben. Hamann und Avnstorp (1982) untersuchten den Therapieeffekt bei 11 Patienten in einem doppelblinden, „crossover" Design, 10 dieser Patienten zeigten eine Reduktion der Symptome.

Tabelle 1. Untersuchungen zur Wirksamkeit von Neuroleptika bei somatoformen und wahnhaften Störungen vom somatischen Typus

Referenz	Diagnose	n	Art der Studie	Medikament (N)	Tages-dosis im mg	Dauer	Wirksamkeit	Erfolglose Vorbehandlungen
Munro 1988	Wahnhafte (hypo-chondrisch) Störung	50	Offen	Pimozid (50)	2–12	1–48 Monate	32/50 Voll-remission 9/50 Teil-remission	58 % waren vorbehandelt: Benzodiazepine, Haloperidol, Phenothiazine, trizyklische AD
Hamann u. Avnstorp 1982	Wahnhafte Störung, somatischer Typ (Dermatozoenwahn)	11	Doppelblind, crossover	Pimozid (11)			10/11 TE	
Ungvari u. Vla-dar 1984	Wahnhafte Störung, somatischer Typ (Dermatozoenwahn)		Doppelblind, Placebo	1. Pimozid 2. Placebo	2–8		TE 1>2	
Reilly et al. 1978	Wahnhafte Störung, somatischer Typ (Dermatozoenwahn)	5	Kasuistik	Pimozid			TE	
Phillips u. McElroy 1996	Körperdysmorphe Störung (wahnhafte und nicht-wahnhafte)	130	Offen, retrospektiv	Neuroleptika (?) SSRI (65) MAOI (23) non-SSRI-AD (48)			TE bei 3 % TE bei 42 % TE bei 23 % TE bei 15 %	
Phillips et al. 1995	Wahnhafte (körper-dysmorphe) Störung	8	Offen	Pimozid			TM	
Hollander et al. 1989	Körperdysmorphe Störung	5	Kasuistik	Thioridazin (4) Pimozid (1)			TM partieller TE	Fluoxetin oder Clomipramin TE
Jenike 1984	Wahnhafte (körperdys-morphe) Störung	1	Kasuistik	Amoxapin	300		TM	Imipramin TM Tranylcypromin TE
Rampello et al. 1996	Konversionsstörung	18	Offen	1. Sulpirid (12) 2. Haloperidol (16)	800 6	2–4 Monate	TE 1>2	Desimipramin, Clomipramin, Amitryptilin, Bromazepam, Diazepam, Lorazepam

Tabelle 1. (Fortsetzung)

Referenz	Diagnose	n	Art der Studie	Medikament (N)	Tages-dosis im mg	Dauer	Wirksamkeit	Erfolglose Vorbehandlungen
Meyers et al. 1985	Somatoforme autonome Störung, somatoforme Schmerzstörung	110	Doppelblind, Placebo	1. Flupenthixol (27) 2. Diazepam (28) 3. Sulpirid (55)	0,5–2,0 2,5–10,0 100–200	4 Wochen	TE 1=2=3	
Zitman et al. 1991	Somatoforme Schmerz-störung	34	Doppelblind, Placebo, crossover	1. Amitryptilin (34) 2. 1 + Placebo (34) 3. 1 + Flupenthixol (34)	75 75 75+3	5 Wochen	TE 1=2=3	
Hassel 1985	Psychoneurotische/ psychovegetative Störung	45	Doppelblind	1. Fluspirile (22) 2. Bromazepam (23)	1,5/ Woche 6	6 Wochen	TE 1>2	

TE = Therapieerfolg, TM = Therapiemißerfolg, n = Anzahl der Patienten

Eine weitere doppelblinde und placebokontrollierte Studie (Ungvari u. Vladar 1984; Ungvari u. Vladar 1986) zeigte eine Überlegenheit von Pimozid (2–8 mg/die) gegenüber Placebo bei 10 Patienten. Reilly und Mitarbeiter (1978) berichteten von fünf Patienten mit Dermatozoenwahn, die ebenfalls erfolgreich mit Pimozid behandelt wurden.

Körperdysmorphe Störungen

In einer Reihe von Untersuchungen zeigte die Arbeitsgruppe um Phillips und McElroy, daß spezifische SSRI (Serotonin-Reuptake-Inhibitoren), aber nicht Neuroleptika bei körperdysmorphen Störungen erfolgreich sind. In einer umfangreichen Literaturübersicht (Phillips 1991) konnten keine Hinweise für die Wirksamkeit von diversen Neuroleptika (Flupenthixol, Loxitan[1], Pimozid, Thioridazin, Trifluoperazin) in der Behandlung von körperdysmorphen Störungen gefunden werden. Eine retrospektiven Analyse (Phillips 1996) von 130 Patienten mit insgesamt 319 Therapieversuchen bestätigte diesen Befund. Nur in 3 % aller Fälle waren Neuroleptika erfolgreich, während SSRI (Clomipramin, Fluoxetin, Fluvoxamin, Paroxetin, Sertralin) in 42 % von 65 Therapieversuchen zu einem Therapieerfolg führten. 45 Patienten dieser Stichprobe wurden in einem prospektiven Ansatz untersucht. Bei diesen Patienten lag die Responderrate von SSRI sogar bei 70 %.

Auch bei *wahnhaften körperdysmorphen Störungen* scheinen SSRI eine bessere Wirksamkeit zu besitzen als Neuroleptika (Phillips et al. 1994). In einer kleinen Stichprobe von 8 Patienten mit wahnhafter körperdysmorpher Störung konnten Phillips und Mitarbeiter (1995) überdies keinen Erfolg von Pimozid nachweisen. Dieses Ergebnis steht im Gegensatz zu den Resultaten von Munro (1982), dessen Stichprobe auch einige Patienten mit wahnhaften körperdysmorphen Störungen enthielt. Die Therapieergebnisse und die psychopathologischen Überschneidungen veranlaßten Phillips et al. zu der Annahme, daß die wahnhafte und die nicht-wahnhafte Variante eine gemeinsame Störung bilden und möglicherweise mit den Zwangsspektrumstörungen verwandt sind (Phillips et al. 1994; Phillips et al. 1995).

Hollander und Mitarbeiter (1989) beschrieben 5 Patienten, bei denen SSRI, nicht jedoch Thioridazin zu einer Symptomreduktion führte. Nur bei einem Patienten war Pimozid partiell erfolgreich. Braddock (1982) konnte bei einem Patienten in der Adoleszenz keinen Therapieerfolg mit Trifluoperazin erzielen.

Jenike (1984) berichte in einer Kasuistik über eine erfolgreiche Behandlung einer Dysmorphophobie mit dem irreversiblen MAO-Hemmer Tranylcypromin (10 mg/die). Die 21jährige Patientin litt unter der wahnhaften Vorstellung, daß ihr Gesicht durch wiederkehrende Schwellungen verunstaltet sei. Bei Ausbruch der Störung bestanden keine depressiven Symptome, die sich allerdings im Verlauf der Erkrankung zusammen mit einem extremen sozialen Rückzug einwickelten. Eine Vorbehandlung mit Imipramin (150 mg/die) und mit Amoxapin[2] (300 mg/die) waren nicht erfolgreich.

---

[1] in Deutschland nicht erhältlich
[2] in Deutschland nicht erhältliches Neuroleptikum

Konversionsstörung

Rampello und Mitarbeiter (1996) fanden bei 18 Patienten mit einer „Hysterischen Neurose vom Konversionstyp" (Konversionsstörung DSM-IV 300.11) eine there peutischen Überlegenheit von Sulpirid (800 mg/die) im Vergleich zu Haloperidol (6 mg/die). Die Patienten litten an unterschiedlichen Symptomen wie Lähmungen, Anästhesie, Pseudoanfällen, Ataxien, Amnesie und Agraphie. Die meisten Patienten (n=12) waren vorher erfolglos pharmakologisch behandelt worden (Desimipramin, Clomipramin, Amitryptilin, Bromazepam, Diazepam, Lorazepam). Die Patienten wurden ramdomisiert einer Haloperidol- (n=6) oder einer Sulpiridbehandlung (n=12) zugeführt. 8 Patienten in der Sulpiridgruppe verbesserten sich deutlich, 2 Patienten partiell und 2 Patienten blieben ohne Erfolg. In der Haloperidolgruppe gab es nur eine deutliche und drei partielle Verbesserungen.

Somatoforme autonome Störungen

Meyers et al. (1985) verglichen den Erfolg einer Behandlung mit Flupenthixol (0,5–2,0 mg/die, n=27), Diazepam (2,5–10,0 mg/die, n=28) oder Sulpirid (100–200 mg/die, n=55) bei Patienten mit „Psychosomatischen Syndromen" (psychogener Kopfschmerz, Herzneurose, Funktionsstörungen des unteren Gastrointestinaltrakts), die nach ICD-10 alle am ehesten als somatoforme autonome Funktionsstörung zu diagnostizieren sind. In einem vierwöchigen, doppelblinden Behandlungsversuch waren alle drei Substanzen erfolgreich, es fanden sich keine Unterschiede zwischen den 3 Gruppen.

Anhaltende somatoforme Schmerzstörung

Eine Differenzierung zwischen somatoformen Schmerzstörungen und anderen Schmerzzuständen ist häufig nicht einfach. Chronische Schmerzpatienten haben, auch bei somatischer Verursachung der Symptome eine Prävalenz depressiver Störungen, die zwischen 30 % und 50 % liegt (Large 1986). Der Einsatz von Antidepressiva sowie niedrigdosierten Neuroleptika basiert auf günstigen klinischen Erfahrung und ist auch in der Behandlung internistischer und chirurgischer Patienten relativ weit verbreitet.

Zitman und Mitarbeiter (1991) untersuchten in einer doppelblinden, „crossover" Studie den additiven Effekt von Flupenthixol bei einer Amitryptilintherapie in der Behandlung von somatoformen Schmerzstörungen. Es wurden 34 Patienten jeweils über 5 Wochen mit Amitryptilin (75 mg/die) alleine sowie in Kombination mit Flupenthixol (3 mg/die) und in Kombination mit Placebo behandelt. Alle 3 Behandlungen führten zur Symptomreduktion, ein additiver Effekt durch Flupenthixol konnte nicht festgestellt werden.

Sonstiges

Hassel (1985) verglich in einer doppelblinden Studie den Behandlungserfolg von Fluspirilen (1,5 mg/Woche, n=22) und Bromazepam (6,0 mg/die, n=23) bei 4⁵ Patienten mit psychoneurotischen/psychovegetativen Störungen. Fluspirilen war in der Globalskala und in der Subskala „somatische Ängste" des MMPI dem Bromazepam überlegen.

Zusammenfassung der vorliegenden Studien und Schlußfolgerungen

Der Forschungsstand zur Bedeutung klassischer Neuroleptika läßt viele Fragen offen. Entsprechende Zurückhaltung ist bei Aussagen über therapeutische Konsequenzen angezeigt. Es konnten nur relativ wenige Studien gefunden werden, die zur Klärung der Wirksamkeit einer neuroleptischen Behandlung beitragen. Zu einigen Störungsbildern wurde überhaupt keine Referenz gefunden. Zwar existieren einige Studien zu den körperdysmorphen Störungen und zu den wahnhaften hypochondrischen Störungen, aber auch hier ist die Datenlage weit davon entfernt, die Basis für therapeutische Standards darzustellen. Es wurde keine einzige Studie gefunden, die hinsichtlich des Untersuchungsdesigns (randomisiert, doppelblind, placebokontrolliert), der Stichprobengröße sowie operationaler diagnostischer Kriterien und Erfolgsparameter ein zufriedenstellendes Niveau aufwies. Darüber hinaus gibt es nur wenige Studien, in denen klassische Neuroleptika mit Placebo oder mit anderen Psychopharmaka verglichen wurden. Ein Vergleich mit atypischen Neuroleptika wurde nie durchgeführt. Dennoch zeichnet sich für einige Diagnosen eine therapeutische Richtung ab, die in klinischen Prüfungen verifiziert werden sollte.

Die mangelnde Datenlage ist sicherlich teilweise auf diagnostische Probleme zurückzuführen. Die diagnostische Klassifikation der somatoformen Störungen hat in den letzten Jahren erhebliche Veränderungen durchlaufen. Ältere diagnostische Begriffe, die nur ungenügende Abgrenzung gegenüber anderen psychiatrischen Erkrankungen ermöglichen, werden zum Teil auch heute noch verwendet. In einer kürzlich durchgeführten Literaturrecherche zu somatoformen Störungen fanden Volz und Mitarbeiter (1994) nur eine einzige Studie, die den Begriff „somatoform" im Titel trug. Es ist möglich, daß relevante Studie zu diesem Thema nicht erfaßt wurden, da sie unter anderen Schlagworten geführt werden.

Zusammenfassung der zur Verfügung stehenden Daten:

Wahnhafte hypochondrische Störungen können erfolgreich mit Pimozid behandelt werden, während sich andere Neuroleptika, Benzodiazepine und Antidepressiva hierzu nicht als geeignet erwiesen. Die beeindruckenden Therapieergebnisse dieser offenen Studie von Munro (1982) sollten allerdings mit der nötigen Zurückhaltung bewertet werden, da die Aussagekraft aufgrund methodischer Mängel der Untersuchung limitiert ist. Es wurde kein systematischer Vergleich mit einer Kontrollgruppe durchgeführt, Aussagen über die Wirksamkeit andere Präparate beziehen auf die erfolglose Vorbehandlung von Einzelfällen. Neuere Substanzen, insbesondere atypische Neuroleptika und SSRI wurden nicht aufgeführt.

- Ähnlich gute Therapieergebnisse von Pimozid wurden für die Behandlung des *Dermatozoenwahns* berichtet, der wahnhaften hypochondrischen Störung verwandt. Auch hier fehlt ein Vergleich mit anderen Substanzen.
- Bei *nicht-wahnhafte körperdysmorphe Störungen* waren Neuroleptika nicht wirksam. Zu *wahnhaften körperdysmorphen Störungen* gibt es Einzelfallberichte mit partiellen Remissionen unter Pimozid. SSRI haben sich allerdings auch bei diesem Störungstyp als wirksam erwiesen.
- Konversionstörungen, somatoforme autonome Störungen und somatoforme Schmerzstörungen ließen sich jeweils in einer Studie erfolgreich mit klassischen Neuroleptika (Flupenthixol, Haloperidol) behandeln, aber auch mit Sulpirid und Diazepam. Mit Flupenthixol konnte bei bestehender Antidepressivatherapie keinen additiven therapeutischen Effekt in der Behandlung somatoformer Schmerzstörungen erzielt werden.

Folgende vorsichtige Schlußfolgerungen können aufgrund der Datenlage und der bekannten Risiken einer Neuroleptikabehandlung gezogen werden:
Eine Indikation zur Behandlung mit klassischen Neuroleptika ist nur mit äußerster Zurückhaltung zu stellen. Der Einsatz von Neuroleptika bei nicht psychotischen Patienten erfordert eine strenge Indikation. Insbesondere das Risiko einer Spätdyskinesie limitiert den Einsatz erheblich. Dieses beträgt bei schizophrenen Patienten nach mehrjähriger Therapie 5 %–10 %. Es ist unbekannt, ob das Risiko bei nicht-schizophrenen Patient erhöht oder erniedrigt ist.

Als grobe Richtlinie für den therapeutische Einsatz von Neuroleptika kann folgende einfache Regel gelten: Je „psychoseferner" die Symptomatik ist, desto weniger ist der Einsatz von Neuroleptika gerechtfertigt. Diese Regel scheinen die Daten in gewisser Weise zu bestätigen. Die einzigen wirklich überzeugenden Resultate wurden in der Behandlung von wahnhaften hypochondrischen und diesen nahestehenden Störungen gefunden. Eine Ausnahme von dieser Regel scheint allerdings die körperdysmorphe Störung zu sein, bei denen auch die wahnhafte Variante besser auf SSRI anspricht.

Somatoforme Symptome können am Beginn der Erkrankung „neurotisch" wirken und im Verlauf in eine psychotische Störung übergehen (Connolly u. Gipson 1978). Bei fraglicher Zuordnung ist ein Therapieversuch mit Neuroleptika gerechtfertigt. Bei einer Besserung sollte reflektiert werden, ob diese das Resultat der antipsychotischen Therapie ist oder eher das Ergebnis einer Sedierung. Eine deutliche Besserung innerhalb von 1–2 Tagen legt den Verdacht nahe, daß der sedierende Effekt von größerer Bedeutung war.

Besteht eine Indikation für eine Neuroleptikabehandlung, so sollten klassische Neuroleptika nur dann eingesetzt werden, wenn atypische kontraindiziert sind oder nicht erfolgreich waren. Hochpotente klassische Neuroleptika sollten vermieden werden. Eine Ausnahme könnte die Behandlung hypochondrischer Störungen darstellen. Hier wurde bei dem wahnhaften Störungstyp eine hervorragende Wirksamkeit von Pimozid beschrieben. Die Übergänge zwischen beiden Störungstypen (wahnhaft vs. nicht-wahnhaft) scheinen fließend zu sein. Ob sich allerdings eine Überlegenheit von Pimozid bei einem systematischen Vergleich mit anderen Neuroleptika, insbesondere mit atypischen bestätigen läßt, ist ungeklärt. Zudem wurde die Wirksamkeit von Pimozid bei nicht-wahnhaften (hypochondrische) Störung bisher nicht untersucht.

Wird eine Neuroleptikatherapie für notwendig erachtet, so ist die Aufklärung nicht-schizophrener Patienten vor dem Einsatz von besonderer Dringlichkeit. Angesichts der nicht gesicherten Indikation sollte diese Aufklärung in Anwesenheit von Zeugen erfolgen und entsprechend dokumentiert werden, am besten mit der Unterschrift des Patienten.

Literatur

American Psychiatric Association (1994) Diagnostic and Statistical Manual of Mental Disorders (DSM-IV). Washington, DC, APA

Braddock LE (1982) Dysmorphophobia in adolescence: a case report. Br J Psychiatry 140: 199–201

Connolly FH, Gipson M (1978) Dysmorphophobia – a long-term study. Br J Psychiatry 132: 568–570

Hamann K, Avnstorp C (1982) Delusions of investation treated by pimozide: a double-blind crossover clinical study. Acta Derm Venerol 62: 55–58

Hassel P (1985) Experimental comparison of low doses of 1,5 mg fluspirilene and bromazepam in out-patients with psychovegetative disturbances. Pharmacopsychiat 18: 297–302

Hollander E, Liebowitz MR, Winchel R, Klumker A, Klein DF (1989) Treatment of body-dysmorphic disorder with serotonin reuptake blockers. Am J Psychiatry 146: 768–70

Jenike MA (1984) A case report of successful treatment of dysmorphophobia with tranylcypromine. Am J Psychiatry 141: 1463–1464

Large RG (1986) DSM-III diagnosis in chronic pain. Journal of Nervous and Mental Disorder 174: 295–303

Meyers C, Vranckx C, Elgen K (1985) Psychosomatic disorders in general practice: comparisons of treatment with flupenthixol, diazepam and sulpiride. Pharmatherapeutica 4: 244–250

Munro A (1988) Monosymptomatic hypochondriacal psychosis. Br J Psychiatry 153 (2): 37–40

Munro A, Chmara J (1982) Monosymptomatic hypochondriacal psychosis: a diagnostic checklist on 50 cases of the disorder. Can J Psychiatry z: z–27

Phillips KA (1991) Body dysmorphic disorder: the distress of imagined ugliness. Am J Psychiatry 148: 1138–1149

Phillips KA (1996) Pharmacologic treatment of body dysmorphic disorder. Psychopharmacol Bull 32: 597–605

Phillips KA, McElroy SL (1996) Fluvoxamine in body dysmorphic disorder, APA, 149th Annual Meeting, New York, pp 262

Phillips KA, McElroy SL, Hudson JL, Pope HG (1995) Body dysmorphic disorder: an obsessive compulsive spectrum disorder, a form of affective spectrum disorder, or both? J Clin Psychiatry 56: 41–51

Phillips KA, McElroy SL, Keck PE, Hudson JI, Pope HG (1994) A comparison of delusional and nondelusional body dysmorphic disorder in 100 cases. Psychopharmacol Bull 30: 179–186

Rampello L, Raffaele R, Nicoletti G, Le Pira F, Malaguarnera M, Drago F (1996) Hysterical neurosis of the conversion type: therapeutic activity of neuroleptics with different hyperprolactinemic potency. Neuropsychobiology 33: 186–188

Reilly TM, Jopling WH, Beard AW (1978) Successful treatment with pimozide of delusional parasitosis. Br J Dermatol 98: 457–459

Tress W, Manz R, Sollors-Mossler B (1990) Epidemiologie in der Psychosomatischen Medizin. In: Adler R, Herrmann JM, Köhle K, Schonecke OW, von Uexküll T, Wesiack W (Hrsg) Psychosomatische Medizin. München, Urban & Schwarzenberg, pp 63–73

Ungvari G, Vladar K (1984) Pimozid-Therapie des Dermatozoenwahns. Dermatol Monatsschrift 170: 443–447

Ungvari G, Vladar K (1986) Pimozid treatment for delusion of infestation. Act Nerv Super Praha 28: 103–107

Volz HP, Sieglitz RD, Menges K, Möller HJ (1994) Somatoform disorders – diagnostic concept, controlles clinical trials, and methodological issues. Pharmacopsychiat 27: 231–237

WHO (1991) Internationale Klassifikation psychischer Störungen. ICD-10, Kapitel V (F). In: Dilling H, Mombur W, Schmidt MH (Hrsg) z. Hans Huber, Bern, pp z–z

Zitman FG, Linssen AC, Edelbroek PM, Van Kempen GM (1991) Does addition of low-dose flupentixol enhance the analgetic effects of low-dose amitriptyline in somatoform pain disorder? Pain 47: 25–30

Diskussion

Müller

Unsere Hypothesen, daß die neuen atypischen Neuroleptika im Hinblick auf die tardive Dyskinesie verträglicher sind, beruhen doch nur auf der Annahme, sie müßten es sein, weil sie nach der bisherigen Erfahrung weniger EPS machen. Die Inzidenz der tardiven Dyskinesien können wir doch erst nach Jahren beurteilen. Wenn ich nun ein hochpotentes Neuroleptikum in einer Dosierung einsetze, die keine EPS macht, dann kann ich doch erwarten, daß ich auch keine Spätdyskinesien bekomme.

Naber

Zumindest zum Olanzapin gibt es mehr als Vermutungen, daß das Risiko einer Spätdyskinesie darunter deutlich geringer ist. Es gibt mehr als 800 daraufhin gut untersuchte Patienten, die mit Olanzapin länger als ein Jahr behandelt werden, und es gibt einen hochsignifikanten Unterschied zu Haloperidol. Ich wage Ihre Theorie zu bezweifeln, daß durch eine Niedrigdosierung hochpotenter Neuroleptika Spätdyskinesien vermieden werden können, wie man am Beispiel des Fluspirilens sehen kann.

Warnke

Wenn das so ist, wie Sie sagen, warum müssen wir denn dann in der Kinder- und Jugendpsychiatrie quasi einen Kunstfehler begehen, wenn wir immer mit klassischen Neuroleptika beginnen müssen?

Naber

Das ist die Schuld der Firma Wander, die sich nicht darum bemüht hat, die Zulassung für diese Indikation zu bekommen. Die anderen Firmen, die jetzt atypische Neuroleptika haben, wären gut beraten, wenn sie sich schneller um diese Frage kümmern würden. Wir reden hier aber jetzt eigentlich nicht über Schizophrene, sondern über Neurosen und psychovegetative Störungen, und dafür haben wir auch in der Erwachsenenpsychiatrie eigentlich keine Zulassung. Deshalb ist die Aufklärung und Dokumentation um so wichtiger.

Volz

Sie sagen, es gäbe bei psychovegetativen Störungen keine Wirksamkeitsunterschiede zwischen den verschiedenen Neuroleptika. Da bin ich etwas anderer Meinung. Es gibt sicher keine Studien, die verschiedene Neuroleptika in dieser Indikation direkt verglichen haben. Es gibt aber viele Studien zu Fluspirilen und Fluphenazin in diesem Bereich, und man müßte diese beiden Substanzen präferieren, wenn man eine Empfehlung aussprechen wollte. Hier sind u. a. kontrollierte Studien von Klieser, Lehmann oder Wurthmann aus der Düsseldorfer Klinik zu nennen.

Dann habe ich eine Bemerkung zu den Spätdyskinesien. Fluspirilen wird in der 1,5 mg-Dosierung seit etwa 20 Jahren gegeben. Die Firma Janssen überwacht die Patienten auch relativ umfänglich. Ich war selber erstaunt, wie wenig Nebenwirkungen von der Firma gefunden werden. Vielleicht kommt es bei der Entwicklung der irreversiblen Spätkomplikationen bzw. Dyskinesien doch auf die Dosis an.

Drittens haben Sie als Wirkmechanismus u. a. die unspezifische Sedierung angeführt. Die hochpotenten Neuroleptika dürften, und dies entspricht auch meinen klinischen Erfahrungen, in diesen niedrigen Dosierungen eigentlich nicht sedieren.

Naber

Die Bemerkung zur Sedation bezieht sich generell auf die neuroleptische Therapie, und zwar in dem Sinne, daß eine klinisch feststellbare antipsychotische Wirkung nicht generell auf die neuroleptischen Wirkeigenschaften zurückgeführt werden muß.

Saupe

Sie empfehlen generell Benzodiazepine zur Sedierung bei hirnorganischer Vorschädigung, haben aber auch das Risiko einer paradoxen Wirkung und lägen vielleicht mit den Neuroleptika günstiger.

Naber

Aber das ist nur eine Faustregel. Wir kennen selbstverständlich alle Patienten mit Oberschenkelhalsfraktur, die sich unter Benzodiazepinmedikation ereignet hat. Bei den Benzodiazepinen ist eher das Problem, daß sie zu hoch dosiert sind.

Saupe

Sie haben sowohl gegen die niederpotenten als auch gegen die hochpotenten Neuroleptika argumentiert, und dann am ehesten noch die Atypika empfohlen. Warum soll man nicht mit einem alten Medikament behandeln, das aus der ANI-Studie gut herausgekommen ist, nämlich dem Perazin? Da ist das Spätdyskinesie-Risiko auch niedrig. Diese Argumentation für Atypika, deren Langzeitverlauf wir noch gar nicht kennen, finde ich gerade im Interesse der Vorsicht nicht zwingend.

Naber

Ich würde das nicht so kategorial verstehen. Das Perazin ist vielleicht atypischer als das Risperidon, abhängig von der Definition. Perazin hat sicherlich weniger extrapyramidal-motorische Nebenwirkungen. Es ist doch völlig klar, daß es zwischen typisch und atypisch ein Kontinuum gibt.

Saß

Sieht man von den Zwangsstörungen einmal ab, so habe ich Ihrem Vortrag entnommen, daß man in diesen Indikationsbereichen mit Neuroleptika sehr, sehr vorsichtig sein sollte, was ich auch so sehe. Mit den von Ihnen aufgestellten Regeln habe ich gewisse Schwierigkeiten. In Ermangelung einer gesicherten anderen Vorgehensweise würde ich dafür plädieren, Empfehlungen und Leitlinien glasklar auf diagnostische Einschätzungen zu stützen. Begriffe wie neurotisch, pseudoneurotisch, psychovegetativ oder psychosefern sind in meinen Augen absolut ungeeignet, um irgendeine therapeutische Empfehlungen darauf zu stützen. Das macht nämlich den Vergleich von Ergebnissen unmöglich, genauso wie die Erstellung von Nutzen-Kosten- und Wirkungs-Nebenwirkungs-Analysen.

Naber

Es brauchen nicht unbedingt diagnostische Entitäten beschrieben werden, sondern es reichen auch symptomnahe Beschreibungen. Der Begriff psychosenah ist völlig unscharf, wird aber leider häufig gebraucht. Wenn man aber noch nicht einmal den Verdacht hat, daß es sich um eine Psychose handelt, und das meine ich mit psychosefern, dann muß man sich dreimal überlegen, ein Neuroleptikum einzusetzen.

Müller

In bezug auf die Behandlung von Zwangsstörungen ist die Diagnostik und Therapie heute sehr viel weiter. Man sollte auf aktuell oder in der Vorgeschichte bestehende Tics achten, die besser auf Neuroleptika ansprechen, und so zwischen reinen Zwangsstörungen und Zwangsstörungen mit einer Komorbidität differenzieren. Ich denke, daß die Neuroleptika für die reinen Zwangsstörungen nicht indiziert sind. Einige Kasuistiken besagen, daß unter Clozapin eine Zwangssymptomatik erst auftritt.

Linden

Die hier diskutierten Erkrankungen gehen mit einer über 50 %igen Krankheitschreibungsrate einher, und haben daher eine ungeheure sozialmedizinische Relevanz. Sie führen zu einer unmittelbaren Zerstörung der Lebensqualität, sind chronisch, im Querschnitt möglicherweise nicht so beeindruckend, aber für die Betroffenen wirklich eine Bürde. Man sollte das ernstnehmen, und ich weiß nicht, ob wir als Wissenschaftler, die wir unsere Hausaufgaben hier noch nicht gemacht haben, das Recht haben, die Ergebnisse von Einzelfallexperimenten und praktischen Erfahrungen für nichtig zu erklären. Kann man zweitens wirklich sagen, wenn wir keine Diagnose haben, können wir keine Empfehlung aussprechen? Seit vielen Jahren gilt doch eigentlich der Grundsatz, daß wir nicht nach Diagnosen, sondern nach Zielsyndromen behandeln. Wir müssen neu die Frage stellen, ob wir nicht auf funktionalen, dimensionalen Ebenen behandeln sollten, und das müßte näher beschrieben werden.

Drittens probiere ich, wie am Beispiel Zwang dargestellt, bei chronischen therapieresistenten Erkrankungsverläufen mit Arbeitsunfähigkeit, im Laufe der Jahre alles durch. Ich schicke den Patienten zum Verhaltenstherapeuten, dann bekommt er analytische Psychotherapie, dann werden vielleicht Neuroleptika verordnet. Deshalb müssen Therapieempfehlungen, wie sie hier gegeben wurden, auch die Zeitachse berücksichtigen.

Naber

Spontanverlauf und Wirkung einzelner Interventionen sind nur schwer voneinander differenzierbar. Ich habe eher den Verdacht, daß bei vielen Patienten auch bei unzureichendem Erfolg eben nicht alles probiert wird. Trotzdem halte ich die Neuroleptika in diesen Indikationen eher nicht für indiziert.

Müller

Vor vielen Jahren hatten wir ein Symposium über die Wirkungen niedrigdosierter Neuroleptika, und ich finde es ganz wichtig, daß Sie auf die Rolle der Nebenwirkungen in dieser Indikation hingewiesen haben. Aus den Studien zum Fluspirilen wissen wir andererseits, daß in kurzen Zeiträumen, z. B. bei Behandlung über 4 Wochen, die Nebenwirkungsinzidenz minimal war. Die Neuroleptika wurden so gut vertragen, daß man es kaum glauben konnte, insbesondere viel besser als die Benzodiazepine. Andererseits muß man bei den modernen Substanzen die Gewichtszunahme und die sexuellen Funktionsstörungen mit berücksichtigen, die auch die Lebensqualität erheblich beeinträchtigen können.

Rüther

Welche therapeutischen Alternativen haben wir? Lange Zeit waren wir unzufrieden mit den Benzodiazepinen und es gab keine Alternative. Einige Leute, nicht wir, nicht in München, Mannheim oder Berlin, sondern in Düsseldorf haben gezeigt, daß Fluspirilen eine Alternative sein könnte. Wenn die Patienten, die jetzt für 3 oder 4 Monate Fluspirilen bekommen, zukünftig in die Psychotherapie geschickt werden, dann ist das ein erhebliches Kostenproblem, ganz abgesehen von den möglichen Begleitwirkungen der Psychotherapie, die auch nicht unterschätzt werden sollten. Was sollen wir mit diesen Patienten ernsthaft machen?

Naber

Einige Patienten wären sicherlich auch Kandidaten für Antidepressiva, wenngleich die neuen Antidepressiva längst nicht so verträglich sind, wie immer behauptet wird. Ich will die Neuroleptika auch nicht verteufeln, aber ich würde schon jedem Arzt, der sie hier verordnet, empfehlen, den möglichen Nutzen gegen das Spätdyskinesie-Risiko abzuwägen. Möglicherweise sind Phytopharmaka genauso gut wie 0,2 ml Fluspirilen. Das müßte man doppelblind prüfen.

Volz

Phytopharmaka, insbesondere Kava-Kava, für das es drei kontrollierte Studien in dieser Indikation gibt, sind sicher eine Alternative.

Gaebel

Die Schwarzweiß-Malerei, wie es sie auch einmal mit den Benzodiazepinen gegeben hat, können wir uns meiner Auffassung nach nicht leisten. Auch die kürzlich
publizierte Ansicht, es sei unethisch, nicht nur die neuen Antidepressiva zu verordnen, geht in die gleiche Richtung. Völlig richtig ist, daß Risiko und Nutzen
bedacht werden müssen, aber man sollte nicht in einen moralisierenden Tonfall
geraten, weder in die eine noch die andere Richtung. Man sollte die klassischen
Neuroleptika nach Substanzen differenzieren; da ist nicht jede Substanz wie die
andere. Wir haben gelernt, daß wir mit einer Niedrigdosierung besser als mit
einer Hochdosierung auskommen, und darunter auch Nebenwirkungen reduzieren können. Und es gibt ein Riesenfeld von „kleiner" Psychiatrie, wo in der
Tat wenig zu Gebote steht. Es gibt viele Daten, die methodisch nicht sehr gut
sind, aber die zeigen, daß es mit diesen Substanzen geht, und das über die
eigentliche antipsychotische Wirkung hinaus. Genauso wenig, wie wir sagen können, daß wir Schizophrenien nur noch mit den neuen Substanzen behandeln,
können wir bei dieser leider unscharf definierten Gruppe von Erkrankungen
eine einseitige Empfehlung für oder gegen Neuroleptika oder Psychotherapie
abgeben.

Pharmakotherapie von generalisierten Angststörungen, Panikstörungen und Zwangsstörungen mit klassischen Neuroleptika

H.-P. Volz

PD Dr. med. H.-P. Volz
Psychiatrische Klinik der Friedrich-Schiller-Universität Jena, Philosophenweg 3, 07740 Jena

Einleitung

Mit der Einführung der ICD-10 (WHO 1993) wurde die in der ICD-9 genannte Diagnose „Angstneurose" in mehrere Krankheitsgruppen unterteilt. In Anlehnung an die DSM-III-/-III-R- und -IV-Nomenklatur werden folgende Entitäten unterschieden:

- generalisierte Angststörung (GAD),
- Panikstörung,
- soziale Phobie.

Die Zwangserkrankungen und die isolierten Phobien wurden als diagnostische Einheiten weitgehend unverändert übernommen. Mittlerweile wurden für diese Angststörungen differenzierte Empfehlungen für die Pharmakotherapie, wie sie in Tabelle 1 zusammengefaßt sind, erarbeitet. Hierbei fällt auf, daß Neuroleptika nicht erwähnt werden.

Tabelle 1. Differenzierte Pharmakotherapie-Empfehlungen für Angststörungen (modifiziert nach Boerner u. Möller 1996 und Volz 1998)

Substanz	Wirksamkeit	Zulassungsstatus
a) Panikstörung		
TCA		
Imipramin	+++	n.z.
Clomipramin	++	n.z.
SSRI		
Fluvoxamin	++	n.z.
Paroxetin	++	n.z.
Fluoxetin	+	n.z.
Benzodiazepine		
Alprazolam	+++	z.
Diazepam	+	„Akute Angstzust."
Clonazepam	+	n.z.
MAO-Hemmer		
Phenelzin	+	Nicht im Handel
Moclobemid	+	n.z.

Tabelle 1. (Fortsetzung)

Substanz	Wirksamkeit	Zulassungsstatus
Andere		
Beta-Blocker	-	n.z.
Valproat	-	n.z.
Lithium	-	n.z.
b) GAD		
Benzodiazepine		
Diazepam	+++	„Akute Angstzust."
Alprazolam	++	„Chron. Angstzust."
Lorazepam	++	„Chron. Angstzust."
TCA		
Imipramin	+	n.z.
Andere		
Buspiron	+++	„Angst, Spannungszustände"
D,L-Kavain	(+)	„Nervöse Angst, Spannungs- und Unruhezustände"
c) Soziale Phobie		
MAO-Hemmer		
Phenelzin	+++	Nicht im Handel
TCP	+	n.z.
Moclobemid	+++	z.
Benzodiazepine		
Alprazolam	++	n.z.
Clonazepam	++	n.z.
SSRI		
Citalopram	+	n.z.
Fluoxetin	+	n.z.
Fluvoxamin	++	n.z.
Paroxetin	+	n.z.
Sertralin	+	n.z.
Andere		
Beta-Blocker	+	n.z.
Buspiron	+	n.z.
d) Isolierte Phobien		
Keine standardisierte Pharmakotherapie bekannt		

(n.z.=nicht zugelassen in der angegebenen Indikation, z.=zugelassen). Die Zahl der Pluszeichen gibt qualitativ die in kontrollierten Untersuchungen nachgewiesene Wirksamkeit wider. Ein Minuszeichen bedeutet, daß keine positiven Studienergebnisse vorliegen

In der vorliegenden Arbeit werden kontrollierte Studien und Übersichtsarbeiten zu der Wirksamkeit von klassischen Neuroleptika bei generalisierten Angststörungen, Panikstörungen und Zwangsstörungen zusammengefaßt. Die isolierten Phobien und die soziale Phobie bleiben unberücksichtigt, da bekanntterweise keine positiven Erfahrungen zu der Behandlung dieser Störungsbilder mit klassischen Neuroleptika vorliegen.

Befunde zur Wirksamkeit von klassischen Neuroleptika bei einzelnen Angsterkrankungen

GAD

Lediglich zwei kontrollierte Studien mit klassischen Neuroleptika bei GAD sind publiziert (Kragh-Sørensen et al. 1990; Wurthmann et al. 1995). Die Arbeit von Wurthmann et al. (1995) verfolgte einen ausgesprochen experimentellen Ansatz, bei dem überprüft wurde, ob durch multiple Cross-over-Versuche eine Wirksamkeit nachgewiesen werden kann. Sie stellt somit keine konventionelle Wirksamkeitsstudie im engeren Sinne dar und wird an dieser Stelle nicht berücksicht.

Die Gruppe von Kragh-Sørensen wählte einen konventionellen Zugang. In die Untersuchung wurden ambulante Patienten im Alter von 18–60 Jahren, die die DSM-III-Kriterien (1980) einer GAD erfüllten, eingeschlossen. Nach einer einwöchigen, einfach-blinden Placebo-run-in-Phase wurden die Patienten auf 3 Behandlungsgruppen randomisiert:

- Chlorprothixen (30 mg/die, N=93),
- Bromazepam (6 mg/die, N=97) und
- Placebo (N=49)
  (Randomisierung 2:2:1).

Die eigentliche Behandlungsperiode betrug 2 Wochen. Die demographischen Daten der Stichprobe gibt Tabelle 2 wider. Beide aktive Substanzen waren in ihrer Wirksamkeit Placebo statistisch signifikant überlegen, sie reduzierten die Angstsymptomatik in ähnlichem Umfang (Abb. 1). Auch bei der globalen Wirksamkeitseinschätzung durch den Untersucher (Tabelle 3) zeigte sich ein ähnliches Bild. Bezüglich der Nebenwirkungen wurde Müdigkeit in der Bromazepam-Gruppe am häufigsten genannt (39 Nennungen gegenüber 28 unter Chlorprothixen bzw. 11 unter Placebo). Die Häufigkeit der Nebenwirkungsnennungen „Trockener Mund" (Chlorprothixen 25, Bromazepam 18, Placebo 9) und „Hyperkinesien" (5/0/2) waren in der Neuroleptika-Gruppe häufiger, wenngleich die

Tabelle 2. Demographische Daten der in die Studie von Kragh-Sørensen et al. (1990) eingeschlossenen Patienten

	Chlorprothixen (n=93)	Bromazepam (n=97)	Placebo (n=49)
Männlich/weiblich	67/26	76/21	34/15
Alter, median (Range)	37,3 (19–60)	35,8 (19–50)	36,3 (18–59)
Vorhergehende Angstzustände (N)	17	13	3
Dauer des aktuellen Angstzustandes, Median (Wochen)	8,7	7,8	7,0
HAMA, Ausgangs werte, Median (Range)	21,4 (11–37)	20,6 (12–33)	20,3 (10–33)

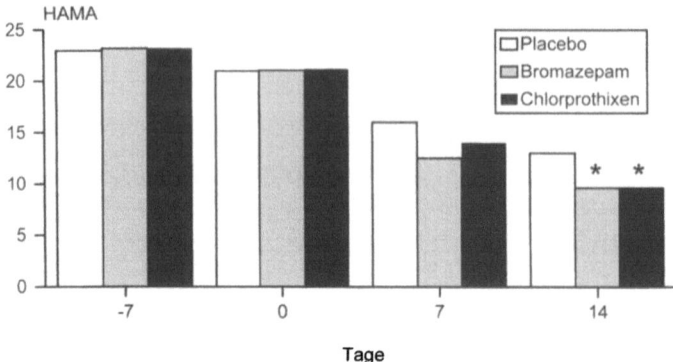

Abb. 1. HAMA (Hamilton Angst Skala)-Gesamtscore im Verlauf der Studienperiode. Die Woche –1 ist die Placebo-wash-out-Phase. Die beiden aktiven Substanzen sind Placebo statistisch signifikant überlegen (nach Kragh-Sørensen, 1990)

Tabelle 3. Globale Wirksamkeitsbeurteilung (% der Patienten einer Gruppe), Vergleich Chlorprothixen vs. Bromazepam vs. Placebo (nach Kragh-Sørensen et al. 1990)

	Placebo (n=45)	Chlorprothixen (n=85)	Bromazepam (n=92)
gut	37,8	43,5	48,9
mäßig	26,7	28,2	30,4
schlecht	31,1	25,9	19,6
Verschlimmerung	4,4	2,4	1,1

Unterschiede keine statistische Signifikanz erreichten. Kritisch ist anzumerken, daß die Studienperiode mit 2 Wochen zu kurz gewählt wurde, bei der GAD sind 4, besser noch 6 bis 8 Wochen angesichts der meist notwendigen längerfristigen Therapie zu fordern. Auch die nur mäßig ausgeprägte initiale Angstsymptomatik (Tab. 2) entspricht nicht den heute üblichen Kriterien eines Scores von 16 oder 18 auf der Hamilton-Angst-Skala (HAMA) als Mindestwert zu Beginn einer Studie zur GAD.

Da nur 2 Publikationen vorliegen, die über kontrollierte Studien zur GAD berichten, wurden zur Erweiterung der Datenbasis Übersichtsarbeiten zur Pharmakotherapie der GAD herangezogen. Hierbei zeigte sich, daß in den anglo-amerikanischen Übersichten Neuroleptika nahezu nie als Behandlungsmöglichkeit, auch nicht der 2. oder 3. Wahl, genannt werden. In deutschsprachigen Arbeiten nehmen Neuroleptika bei diesem Störungsbild einen wichtigeren Platz ein. So wird beispielsweise in einem Übersichtsartikel von Wurthmann u. Klieser (1992) beschrieben, daß zur Therapie der GAD mit Neuroleptika Fluspirilen am besten untersucht sei (Bandmann 1987; Hassel 1985; Heinrich u. Lehmann 1988; Klieser 1987; Klieser u. Lehmann 1988; Lehmann et al. 1984, 1990; Lehmann 1987, 1989; Quadbeck u. Lehmann 1988, Tegeler et al. 1989, Wurthmann 1991), gefolgt von Fluphenazin (Batterman et al. 1963; Bodie et al. 1961; Carsley

u. Olson 1962; Dunlop 1962; Faleni u. Cia 1972; Janke 1965; Kossover u. Goldmann 1961; Larkin 1961; Levitov 1965; Niedling 1982; Proctor 1960; Rickels 1968; Schäfer-Plog 1968; Scholing et al. 1978; Worley 1966) und Flupentixol (Bagadia et al. 1972; Holst 1964, 1965; Knutsen 1965; Noreik u. Rimestad 1965; Pöldinger 1971; Rickels 1968; Rosenberg et al. 1976). Für Haloperidol, Perazin, Chlorpromazin und Thioridazin liegen weniger Untersuchungen vor (siehe Wurthmann u. Klieser 1992).

Allerdings wird in keiner der soeben aufgeführten Arbeiten die Diagnose einer GAD als Einschlußkriterium explizit genannt, vermutlich da die entsprechenden Untersuchungen vor Einführung dieses diagnostischen Konzepts durchgeführt wurden. Dies trifft allerdings nur auf die vor 1980 durchgeführten Untersuchungen zu. Ungeklärt bleibt, warum in den später initiierten Studien nicht der seit 1980 verfügbare DSM-III-Schlüssel zur Operationalisierung der Einschlußdiagnose verwendet wurde.

Im folgenden soll auf 2 Arbeiten (durchgeführt mit Fluspirilen bzw. Fluphenazin) exemplarisch näher eingegangen werden.

Lehmann (1989) schloß insgesamt 106 ambulante Patienten in eine 6wöchige Studie ein, bei der 3 Gruppen gebildet wurden: Fluspirilen 0,5 mg/die, 1,0 mg/die und 1,5 mg/die. Es wurden Patienten eingeschlossen, die an Angst, psychoreaktiven oder psychovegetativen Störungen oder Symptomen litten, die nach Einschätzung der behandelnden Ärzte eine Anxiolytika-Therapie erforderten. Die Patienten wurden auch nach dem DSM-III-Schlüssel diagnostiziert, hierbei ergab sich folgende Verteilung: GAD (300.30) 67,9 %, Panikstörung (300.01) 22,6 %, Zwangsstörung (300.30) 5,7 % und atypische Angstsyndrome (300.00) 3,8 %. Als Hauptergebnis zeigte sich ein klarer Dosis-Wirkungs-Effekt in dem Sinne, daß die Reduktion der Angstsymptomatik mit höherer Fluspirilendosierung ausgeprägter war (Abb. 2). Die Verträglichkeit wurde von den Untersuchern als gut erachtet (s. Tabelle 4). Leider sind in dieser Arbeit die Nebenwirkungen nicht einzeln aufgeführt, so daß eine differenzierte Beurteilung nicht erfolgen kann.

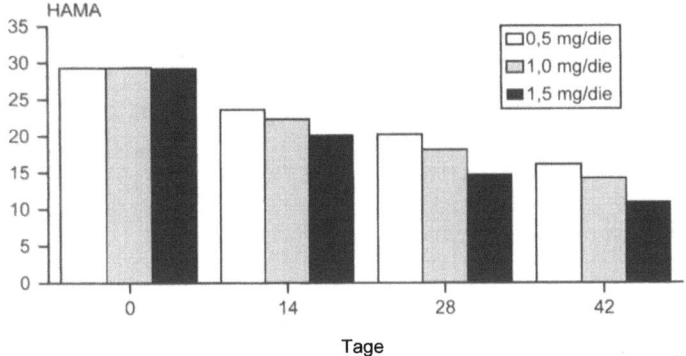

Abb. 2. HAMA-Gesamtscore im Verlauf der 6wöchigen Behandlungsphase unter unterschiedlichen Fluspirilen-Dosierungen (nach Lehmann, 1989)

Tabelle 4. Globale Verträglichkeitsbeurteilung durch den Untersucher (nach Lehmann 1989)

Fluspirilen:	0,5 mg/die (n=35)	1,0 mg/die (n=35)	1,5 mg/die (n=36)
sehr gut	27	28	29
gut	6	5	6
mäßig	0	0	1
schlecht	2	0	0
drop-outs	0	2	0

Angegeben sind die Zahl der Patienten. Durchgeführt wurde ein Vergleich dreier Dosierungen von Fluspirilen (0,5 vs. 1,0 vs. 1,5 mg/die)

Tabelle 5. Globale Effektivitätsschätzung (effektiv ja/nein) durch den Untersucher und Nebenwirkungshäufigkeit (nach Battermann et al. 1963)

	% Effektivität	% Nebenwirkungen
Fluphenazin 2 mg/die	52,6	13,1
Chlordiazepoxid 40 mg/die	54,3	10,0
Placebo	43,0	8,0

Jeweils angegeben in Prozent der behandelten Patienten. Verglichen wurde Fluphenazin (2 mg/die) mit Chlordiazepoxid (40 mg/die) und Placebo

Batterman et al. (1963) untersuchten in einer 2wöchigen Studie an 91 Patienten die Wirksamkeit und Verträglichkeit von 2 mg/die Fluphenazin, 40 mg/die Chlordiazepoxid und Placebo. Eingeschlossen wurden ambulante Patienten, die ein oder mehrere Symptome der „psycho-neurotic reactive-type anxiety" erfüllten. Im einzelnen wurden genannt: „Jitterness, headache, restlessness, nervousness, weakness, fatigue, apprehension, 'on the go', sweating, dizziness, irritability, palpitations, 'stomach distress', visual blurring, 'can't relax', 'buzzing in cars', tightness of body". Die Wirksamkeit wurde global durch den Untersucher eingeschätzt und ist in Tabelle 5 zusammen mit der Nebenwirkungshäufigkeit wiedergegeben. Beide aktive Bedingungen erwiesen sich gegenüber Placebo statistisch signifikant wirksamer, die Gesamtzahl der Nebenwirkungen weist auf einen Vorteil von Fluphenazin im Vergleich zu Chlordiazepoxid hin. Die berichteten Nebenwirkungsnennungen unter Fluphenazin waren: Schwäche (2), Schwindel (1), bitterer Geschmack (1) und Benommenheit (1), unter Chlordiazepoxid war Benommenheit (4 von insgesamt 7) die häufigste Nebenwirkung.

Panikstörung

Hierzu liegen weder kontrollierte Studienergebnisse vor, noch wurden in den Übersichtsarbeiten Neuroleptika als Behandlungsmöglichkeit genannt.

Zwangsstörung

Bei der Pharmakotherapie der Zwangsstörung liegen die meisten Studien mit positivem Ergebnis zu den Serotonin-Wiederaufnahme-Hemmern vor (Clomipramin und die selektiven Serotonin-Wiederaufnahme-Hemmer [SSRIs]). Neuroleptika als Monotherapie sind nur selten geprüft worden. Trethowan und Scott (1955) untersuchten die Wirkung von bis zu 200 mg Chlorpromazin/die im Vergleich zu Placebo auf die Zwangsphänomene einer diagnostisch gemischten Gruppe von Patienten. Nur 6 der 59 Kranken litten an einer Zwangsstörung im engeren Sinne, wenngleich alle Patienten Zwangssymptome aufwiesen. Bei 46 % der Patienten war eine gegenüber Placebo statistisch signifikante Besserung der Symptomatik zu beobachten. Allerdings zeigte sich bei der Analyse einzelner Symptome, daß sich Appetitstörungen, Angst, Spannung sowie Irritabilität besserten, während sich Zwangsrituale nicht stärker unter dem Neuroleptikum als unter Placebo zurückbildeten.

Altschuler (1962) berichtete von der offenen Behandlung von 12 Patienten mit ausgeprägten Zwangsritualen, allerdings waren nur 3 an einer eigentlichen Zwangsstörung erkrankt. Zur Anwendung gelangten Trifluperazin-Dosen bis zu 120 mg/die, nur einer der untersuchten 3 Patienten respondierte. Auf Einzelfallbeispiele (siehe hierfür z. B. Towbin et al. 1987; Zohar et al. 1992) soll nicht eingegangen werden.

Von einzelnen Autoren werden bei therapieresistenten Zwangserkrankungen Augmentationsstrategien, beispielsweise mit Fenfluramin, Lithium, Clonazepam oder Psychostimulantien empfohlen (siehe z. B. Coplan et al. 1993). Von den klassischen Neuroleptika wird als Augmentierung Pimozid genannt. Allerdings wird darauf hingewiesen, daß diese Neuroleptika-Zugabe nur bei Zwangsphänomenen im Rahmen wahnhafter Störungen wirksam sein soll. Stein u. Hollander (1992) zeigten in 7 Kasuistiken von Patienten mit Trichotillomanie, daß die Zugabe von Pimozid bis zu 4 mg/die bei 6 dieser Patienten zu einer deutlichen Symptomreduktion führte.

McDougle et al. (1990) berichteten bei 17 Zwangspatienten, die nicht auf Fluvoxamin, teilweise kombiniert mit Lithium, respondiert hatten, von einem guten Erfolg bei Zugabe eines Neuroleptikums. 14 Patienten erhielten Pimozid (mittlere Tagesdosis 6,5 ± 5,4 mg), 2 Thioridazin (100 bzw. 75 mg/die) und 1 Patient Thiothixen (6 mg/die). Die mittlere Behandlungsdauer betrug 4,7 ± 1,9 Wochen. Das Hauptergebnis faßt Tabelle 6 zusammen. Als interessant erwies sich eine (retrospektive) Einteilung in Patienten, die auch an einer Tic-Störung oder an Schizotypie litten im Vergleich zu jenen, bei denen keine Komorbidität festgestellt wurde. Insgesamt respondierten 9 der 17 Patienten (53 %) nach Zugabe des Neuroleptikums. Patienten, die auch an einer Tic-Störung oder Schizotypie litten, stellten den Hauptanteil dieser Responder dar (7 von 8, 88 %). Nur 2 der verbleibenden 9 Patienten (22 %), die ausschließlich an einer Zwangsstörung litten, respondierten auf die Kombinationsbehandlung.

In einer von derselben Gruppe (McDougle et al. 1994) durchgeführten prospektiven, doppelblinden, placebokontrollierten Studie konnte dieses Ergebnis bestätigt werden. 62 Patienten mit einer nach DSM-III-R diagnostizierten „Zwangsstörung" wurden für 8 Wochen mit Fluvoxamin (maximal 300 mg/die)

Tabelle 6. Ergebnisse der auf Rating-Skala-Ebene erfaßten Symptomatik von Zwangspatienten vor und nach Neuroleptika-Zugabe zu Fluvoxamin alleine oder zu Fluvoxamin kombiniert mit Lithium (nach McDougle et al. 1990)

Rating-Skala	N	Baseline score	Endscore	Paired-t-Test		
				t	df	p
Yale-Braow n Obsessive Compulsive Scale	15	25,1 + 16,9	16,1 + 10,0	4,0	14	<0,001
Hamilton Rating Scale for Depression	14	28,0 + 9,9	21,4 + 11,6	2,6	13	<0,02
Hamilton Rating Scale for Anxiety	14	18,7 + 8,6	13,5 + 5,5	2,5	13	<0,03

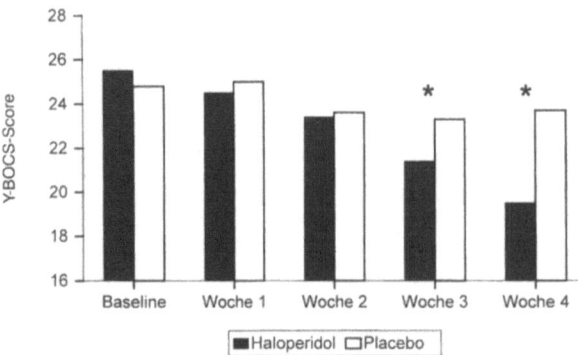

Abb. 3. Schweregradänderung der Zwangssymptome bei Patienten unter Haloperidol- bzw. Placebo-Zugabe während der 4wöchigen Studienphase anhand der Yale-Brown Obsessive Compulsive Scale (Y-BOCS: Bereich: 0 = keine Symptome, 40 = schwerste Ausprägung). Die Sterne zeigen statistich signifikante Unterschiede in der Haloperidol-Gruppe im Vergleich zum Ausgangswert an

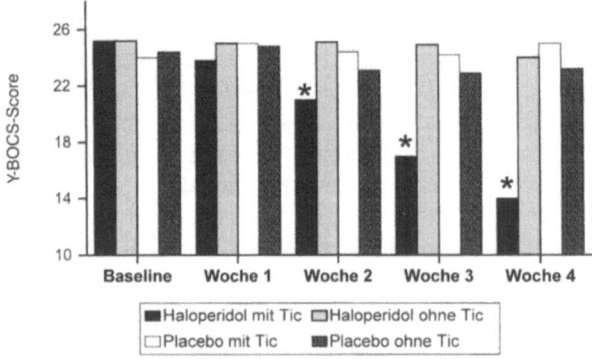

Abb. 4. Schweregrad-Änderung der Zwangssymptome bei Patienten unter Haloperidol- bzw. Placebo-Zugabe während der 4wöchigen Studienphase anhand der Yale-Brown Obsessive Compulsive Scale (Y-BOCS: Bereich: 0 = keine Symptome, 40 = schwerste Ausprägung). Verglichen wurden 4 Gruppen: 1. Patienten unter Haloperidol ohne Tic-Störung; 2. Patienten unter Haloperidol mit Tic-Störung; 3. Patienten unter Placebo ohne Tic-Störung; 4. Patienten unter Placebo mit Tic-Störung. Die Sterne zeigen statistisch signifikante Unterschiede bei den Haloperidol-behandelten Patienten mit einer Tic-Störung im Vergleich zum Ausgangswert an

behandelt. 34 Patienten zeigten hierauf eine ungenügende Response. Jeweils 17 dieser therapieresistenten Patienten erhielten entweder zusätzlich Haloperidol (bis maximal 10 mg/die) oder Placebo. Insgesamt erwies sich die Haloperidol-Zugabe der Placebo-Zugabe als statistisch signifikant überlegen wirksam (Abb. 3). Bei der Subanalyse der Patienten mit zusätzlicher Tic-Störung zeigte sich, daß ein positiver Effekt durch Haloperidol auf die Patienten beschränkt blieb (Abb. 4). Dieses Ergebnis führte Osterheider (1995) dazu, die Zugabe von Neuroleptika auf solche Zwangssyndrome zu begrenzen, die „eine Komorbidität insbesondere mit Tic-Erkrankungen (Gilles-de-la-Tourette-Syndrom) aufweisen oder bei der das gleichzeitige Vorliegen einer schizotypischen Persönlichkeitsstörung zu konstatieren ist".

Fazit und Therapieempfehlungen

Insgesamt liegen für die GAD und die Zwangsstörung nur wenige kontrollierte Therapiestudien mit klassischen Neuroleptika vor. Für andere Angsterkrankungen fehlen solche Untersuchungen gänzlich. Bei der GAD, oder besser: Bei diffus-ängstlicher Symptomatik mit psychovegetativen Begleitbeschwerden, denn GAD wurde als explizites Einschlußkriterium in den entsprechenden Studien nicht gewählt, liegen eindeutig positive Studienergebnisse für Fluspirilen, Fluphenazin und Flupentixol in niedriger Dosierung vor. Da für diesen Beschwerdenkomplex auch andere pharmakotherapeutische Möglichkeiten bestehen, ist angesichts des Risikos tardiver Diskinesien nach Langzeitbehandlung (wenngleich diese Gefahr bei den verwendeten niedrigen Dosierungen nicht so gravierend wie bei Hochdosierungen zu sein scheint) die Indikation vorsichtig zu stellen. Die Verträglichkeit der Neuroleptika in den nur wenige Wochen erfassenden Studien erwies sich als gut.

In bezug auf die Zwangsstörung gibt es eindeutige Hinweise, daß die Zugabe von hochpotenten Neuroleptika bei SSRI-resistenten Zwangsstörungen besonders bei Komorbidität mit Tic-Störungen und/oder Schizotypie zu einer deutlichen Symptomreduktion führt. Insofern sollte bei diesen Störungen ein Therapieversuch mit Neuroleptika unternommen werden.

Literatur

Altschuler M (1962) Massive doses of trifluperazine in the treatment of compulsive rituals. Am J Psychiatry 119: 367–368
Bagadia VN, Kotwani NP, Dave KP, Saraf KR, Shah LP (1972) Flupenthixol in certain psychiatric illnesses. Indian J Psychiat 14: 19–23
Bandmann H (1987) Nebenwirkungen von Fluspirilen bei einer ataraktischen Dosierung von 1,5 g. Janssen, Neuss
Batterman RC, Mouratoff GJ, Kaufman JE (1963) Comparative treatment of the psychoneurotic reactive-type anxiety state with fluphenazine and chlordiazepoxide. J New Drug 3: 297–301
Bodie T, Nodine JH, Siegler PS, Levy HA, Moyer JH (1961) Clinical evaluation of fluphenazine in cases of anxiety and other psychoneurosis. Postgrad Med 4: 408–414
Boerner RJ, Möller HJ (1996) Pharmakotherapie der Panikstörung und/oder Agoraphobie – Leitlinien und klinische Anwendungsstrategien. PPT 3: 1–14

Carsley SH, Olson HA (1962) Use of fluphenazine dihydrochloride for relief of anxiety. Clin Med 69: 717–720

Coplan JD, Tiffon L, Gorman JM (1993) Therapeutic strategies for the patient with treatment-resistant anxiety. J Clin Psychiatry 54 (suppl): 69–74

Dunlop E (1962) Fluphenazine dihydrochloride – an antianxiety agent. J Neurpsychiat 3: 251–253

Faleni R, Cia A (1972) Motival in the treatment of anxious depression. Curr Ther Res 14: 461–469

Hassel P (1985) Experimental comparison of low doses of 1.5 mg fluspirilene and bromazepam in out-patients with psychovegetative disorders. Pharmacopsychiat 18: 297–302

Heinrich K, Lehmann E (1988) Fundamentals and results of controlled studies in neuroleptanxiolysis. Eur J Psychiat 2: 96–102

Holst B (1964) N 7009 in the treatment of anxiety states. Acta Psychiat Scand 40 (suppl 180): 415–418

Holst B (1965) N 7009 in the treatment of anxiety states. Nord psychiat tidsskr 19: 59

Janke E (1965) Untersuchungen zur Frage von Wirkungsunterschieden von Fluphenazin nach ein- und mehrmaliger Applikation. Psychopharmacologia 7: 349–365

Klieser E (1987) Niedrigdosiertes Neuroleptikum Fluspirilen eignet sich zur Neuroleptanxiolyse. In: Hippius H, Laakmann G (Hrsg) Niedrigdosierte Neuroleptika – Leistungsspektrum und Sicherheitsprofil. MMV Medizin, München

Klieser E, Lehmann E (1988) Neuroleptanxiolyse mit Fluspirilen: In. Hippius H, Laakmann G (Hrsg) Therapie mit Neuroleptika-Niedrigdosierung. Perimed, Erlangen

Knutsen AT (1965) Utprövning av flupenthixol. Nord psychiat tidsskr 19: 379

Kossover MR, Goldmann AM (1961) Clinical experience with fluphenazine (prolixin). A new phenothiazine drug. J Louisiana State M Soc 113: 516–518

Kragh-Sørensen P, Holm P, Fynboe C, Schaumburg E, Andersen B, Bech P, Pichard J (1990) Bromazepam in generalized anxiety. Randomized, multi-practice comparison with both chlorprothixene and placebo. Psychopharmacol 100: 383–386

Larkin R (1961) Fluphenazine in anxiety states. In: Heleine EE (ed) Fluphenazine in anxiety and tension. Charles Birchall and Sons, Liverpool

Lehmann E (1987) Neuroleptanxiolyse in Tranquilizerindikation. In: Pichot P, Möller HJ (Hrsg) Neuroleptika-Rückschau 1952–1986; Künftige Entwicklungen. Springer, Berlin

Lehmann E (1989) The dose-effect relationship of 0,5, 1,0 and 1,5 mg fluspirilene on anxious patients. Neuropsychobiology 21: 197–204

Lehmann EP, Thörner GW, Karras W (1984) Alternatives Therapiekonzept zur Behandlung psychosomatischer Beschwerden. Fortschr Med 40: 1033–1036

Lehmann E, Heinrich K, Wurthmann C (1990) Niedrigdosierte Neuroleptanxiolyse. In: Heinrich K (Hrsg) Leitlinien neuroleptischer Therapie. Springer, Berlin

Levitov L (1965) Fluphenazine in the management of patients with anxiety. Curr Ther Res 7: 400–403

McDougle CJ, Goodman WK, Price LH, Delgado PL, Krystal JH, Charney DS, Heninger GR (1990) Neuroleptic addition in fluvoxamine-refractory obsessive-compulsive disorder. Am J Psychiatry 147: 652–654

McDougle CJ, Goodman WK, Leckman JF, Lee NC, Heninger GR, Price LH (1994) Haloperidol addition to fluvoxamine-refractory obsessive-compulsive disorder. Arch Gen Psychiatry 51: 302–308

Niedling H (1982) Die ambulante Behandlung der vegetativen Dystonie mit OMCO. Münch Med Wschr 29: 1340–1342

Noreik K, Rimestad S (1965) Et behandlingsforsök med flupenthixol. Nord psychiat tidsskr 19: 372–379

Osterheider M (1995) Trends in der medikamentösen Therapie bei Zwangsstörungen. Fortschr Neurol Psychiat 63 (Sonderheft 1): 23–27

Pöldinger W (1971) Diagnostische und therapeutische Aspekte der Angst. Wien Klin Wochenschr 25: 445–452

Proctor RC (1960) Results with fluphenazine in anxiety and tension. Dis Nerv Syst 12: 283–285

Quadbeck H, Lehmann E (1988) Neue Strategien der Anxiolyse. In: Heinrich K, Bogerts B (Hrsg) Angstsyndrome – Ursachen, Erscheinungsformen, Therapie. Schattauer, Stuttgart

Rickels K (1968) Drug use in outpatient treatment. Am J Psychiatry 124: 20–31

Rosenberg IU, stensen AI, Fonneløp (1976) Multizentrische Doppelblindstudie bei Allgemeinärzten über den Einsatz von Flupenthixol im Vergleich zu Nortriptylin bei ängstlich-depressiv-asthenischen Patienten (ADA-Syndrom). Übersetzung aus tidsskrift for den Norske Laegeforening 96: 229–233

Schäfer-Plog U (1968) Die Wirkung von Fluphenazin auf das Testverhalten von Versuchspersonen unter Berücksichtigung der vegetativen Labilität und des Einflusses des Versuchsleiters. Arzneim-Forsch 18: 443–447

Scholing EW, Clausen HD, Riedl J (1978) Wirkungseintritt und -verlauf von Fluphenazindekanoat (Dapotum^a D-Minor). Med Klinik 73: 288–292

Stein DJ, Hollander E (1992) Low-dose pimozide augmentation of serotonin reuptake blockers in the treatment of trichotillomania. J Clin Psychiatry 53: 123–126

Tegeler J, Lehmann E, Weiher A, Heinrich K (1989) Tolerability of long-term treatment with fluspirilene 1,5 mg per week. Pharmacopsychiat 22: 218

Towbin KE, Leckman JF, Cohen DJ (1987) Drug treatment of obsessive-compulsive disorder: A review of findings in the light of diagnostic and metric limitations. Psychiatric Developments 1: 25–50

Trethowan WH, Scott PAL (1955) Chlorpromazine in obsessive-compulsive and allied disorders. Lancet 51: 781–785

Volz HP (1998) Therapie von Angst- und Zwangsstörungen, somatoformen Störungen, Schlafstörungen sowie medikamentöse Langzeitbehandlung von Alkoholabhängigen. In: Möller HJ, Müller WE, Volz HP: Psychopharmakotherapie. Schattauer, Stuttgart

WHO (1993) Internationale Klassifikation psychischer Störungen: ICD-10, Kapitel V (F): Klinisch-diagnostische Leitlinien. Bern, Huber

Worley JP (1966) Fluphenazine for the treatment of patients with anxiety. J Ind State Med Ass 8: 902–905

Wurthmann C (1991) Anwendung von Neuroleptika in Tranquilizer-Indikation. Psycho 17: 118–129

Wurthmann C, Klieser E (1992) Möglichkeiten der Therapie von Angststörungen des DSM-III-R. Fortschr Neurol Psychiat 60: 91–103

Wurthmann C, Klieser E, Lehmann E (1995) Psychopharmakologische Differentialtherapie generalisierter Angststörungen – Ergebnisse einer Studie mit 30 Einzelfallexperimenten. Fortschr Neurol Psychiat 63: 303–309

Zohar J, Zohar-Kadouck C, Kinder S (1992) Current concepts in the pharmacological treatment of obsessive-compulsive disorders. Drugs 43: 210–218

Diskussion

Naber

Wie kann heutzutage die Indikation „psychosomatische Beschwerden" immer noch als zugelassene Anwendung für Arzneimittel existieren?

Rüther

Es ist folgendermaßen: Die Aufbereitungskommission hat gearbeitet und die Indikationen für die Psychiatrie für das BGA festgelegt. Das ist dann in den Monographien erschienen, und darin spielen für das Fluspirilen „psychosomatische Beschwerden" keine Rolle. Das BGA ist aber völlig frei gewesen, über die Arbeit der Aufbereitungskommission hinaus, bestimmte, von der Firma beantragte Indikationen zusätzlich aufzunehmen, was hier geschehen ist.

Saß

Wir sollten uns einigen, daß für diesen Problemkreis der Begriff „psychosomatische Beschwerden" absolut ungeeignet ist, was unsere Fragen angeht. Eine Definition hierzu kennzeichnet solche Beschwerden, bei deren Entstehung oder Verlauf psychosoziale Faktoren eine wesentliche Rolle spielen. Eine solche Definition kann nicht die Grundlage für die Indikation eines bestimmten Medikamentes sein.

Linden

Man sollte zwei Ebenen auseinanderhalten, nämlich einerseits das berufspolitisch-terminologische und andererseits das, was wirklich gemeint ist. Läßt man das Berufspolitische weg, so ist der Begriff psychosomatische Beschwerden eigentlich der treffsicherste, den es überhaupt gibt, nämlich das, was die WHO seit neuestem als „unexplained functional symptoms" bezeichnet. Die niedergelassenen Ärzte wissen schon relativ genau, was sie darunter verstehen. In keiner der Studien, an denen ich mitgearbeitet habe, ist es gelungen, z. B. Somatisierungsstörung, somatoforme Störung, generalisierter Angsterkrankung, Anpassungsstörung ohne und mit emotionaler Begleitreaktion zu unterscheiden, sondern es werden immer mehr oder weniger ähnliche Patienten eingeschlossen.

Saß

Sie haben Ihrem Einleitungssatz, daß „psychosomatische Beschwerden" die „unexplained functional symptoms" am besten beschreibt, selbst widersprochen. Es gibt Möglichkeiten, das einigermaßen reliabel aufzulösen und das wird für Arzneimittelstudien, bei denen es um die Zulassung für eine bestimmte Indikation geht, auch benötigt.

Volz

Was mich bei der Übersicht viel mehr betroffen gemacht hat, ist, daß es bei den seit 15 Jahren klarer abgrenzbaren Krankheitsbildern wie GAD, soziale Phobie und Panikstörung, auch keine Studien gibt.

Steinberg

Die Hoch-Zeit der Medikamente, über die wir jetzt reden, ist doch eigentlich viel länger her. Die Abgrenzung der genannten Angsterkrankungen sind jungen Datums. Unter dieser Indikation gibt es noch fast nichts.

Müller

Man sollte auch etwas pragmatisch denken. Herr Linden hat darauf hingewiesen, daß diese Störungen sehr häufig sind, zu Krankschreibungen führen und ein sehr großer Leidensdruck da ist. Diese moderneren Differentialdiagnosen überfordern den Allgemeinmediziner, aber er muß die Patienten doch behandeln, so daß man hier eine Brücke schlagen muß.

Volz

Wenn man die Studien durchsieht, hat man schon den Eindruck, daß am ehesten die Diagnose GAD zutrifft, wenn man nachträglich eine moderne Zuordnung vornehmen will. Das zweite sind dann die psychovegetativen Störungen.

Saß

Herr Müller, ich verstehe nicht ganz, warum Sie sagen, man soll pragmatisch sein. Wenn Sie uns Ihre pharmakologischen Befunde zeigen, bestehen Sie doch auch darauf, daß pharmakologische Kenngrößen exakt definiert sind, und würden es sofort beanstanden, wenn über einen wichtigen Parameter in Ihrer Darstellung Unklarheit bestände. Gut definierbare Gruppen sind in der Psychiatrie erstens wichtig für den Wirksamkeitsnachweis. Fast noch wichtiger finde ich den Umstand, daß sich in einem großen, unscharf definierten Sammelbecken Patienten befinden, die eine andere spezifische Behandlung brauchen. Hierzu zählen z. B. Patienten mit Suizidrisiko bei depressiver Erkrankung oder solche mit uncharakteristischem Prodromal- oder Residualstadium einer Schizophrenie oder mit einer anderen, gut behandelbaren Erkrankung. Wenn Sie solche heterogenen Einschlußkriterien zulassen, dann tun Sie dem Wirksamkeitsnachweis, aber auch dem Patienten keinen Gefallen.

Müller

Wenn ich als Nichtpsychiater einmal ganz naiv antworten darf: Das, was Sie sagen, ist natürlich wichtig. Wenn nach heutigen Standards so gearbeitet werden muß, dann muß es so gemacht werden. Manchmal wird nach meinem Eindruck die korrekte Differentialdiagnostik aber etwas überbewertet, zumal die Diagnosen ja auch variieren. Was heute als „gold standard" gilt, war vor 10 Jahren ganz anders, und wird in 10 Jahren wieder anders sein. Wenn wir uns in dieser Diskussion festbeißen, lassen Sie den Allgemeinmediziner, der die Patienten draußen betreuen muß, etwas im Regen stehen. Ich will damit nicht sagen, daß wir schlechte Wissenschaft machen sollen. Wenn man puristisch ist, könnte man argumentieren: Wenn es zur generalisierten Angsterkrankung keine Studien zur Neuroleptikawirkung gibt, dann laßt sie hier weg. So einfach darf man es sich nicht machen.

Volz

Zu nicht-psychotischen Angstsyndromen gibt es eine Fülle von Studien, die ich Ihnen hätte vortragen können. Ich habe mein Thema aber ernstgenommen, und da gibt es im engeren Sinne fast keine Studien. Wenn man die erstgenannten Studien durchsieht, dann wurden vor allem zum Fluspirilen und zum Fluphenazin Untersuchungen gemacht. Wenn man die Diagnosen dort unter heutigen

Gesichtspunkten durchsieht, dann handelt es sich im Wesentlichen einerseits um somatoforme Störungen, andererseits um Beschwerden, die in Richtung generalisierte Angsterkrankung gehen. Zu den modernen Klassifikationen gibt es aber keine neuen Studien mit Neuroleptika.

Steinberg

Ich wollte nur erinnern, daß wir vor 10–15 Jahren oberärztlich gerügt worden wären, wenn wir bei Persönlichkeitsstörungen oder bei Neurasthenie Neuroleptika hätten einsetzen wollen. Da gab es Psychotherapie, und erst die Verbannung des Neurosenkonzepts und des Rückgangs des tiefenpsychologisch orientierten Denkens in den Kliniken hat das Bild geändert. Jetzt dürfen wir uns heute nicht beschweren, daß wir über das, was wir heute meinen, damals keine Studien gemacht haben.

Linden

Angst als Syndrom versus generalisierte Angsterkrankung als definierte Erkrankung sind zwei unterschiedliche Diskussionsebenen. Ich erinnere an das Zielsyndromkonzept, das schon seit jeher keine nosologieorientierte Therapie, sondern eine syndromale Ausrichtung beinhaltet. Aber hier bei diesen Störungen hat das eine besondere Bedeutung im Zusammenhang mit der Frage: Wann wird in einem Therapieprozeß was eigentlich behandelt. In der angewandten Praxis wird offensichtlich ein anderer Algorithmus verfolgt als derjenige, den wir als Kliniker oder Wissenschaftler zugrunde legen. Wir sind kategorial prospektiv in unserem Denken, dort ist man prozeßhaft mit „feed back loops", und das führt zu einer völlig anderen Entscheidungsheuristik. Stellen Sie sich z. B. vor, ein Neurologe wolle jeden Patienten mit Kopfschmerz differentialdiagnostisch nach Lehrbuch abklären. Statt dessen wird er aus kosten- und zeitökonomischen Gründen in vielen Fällen ein schrittweises Vorgehen wählen. Erst zu einem sehr späten Zeitpunkt der Therapie tritt eigentlich die umfangreiche Diagnostik auf den Plan. Dies gilt genauso für Patienten z. B. mit Schlafstörungen. Man wird immer auch Syndrom- und Primärtherapie brauchen, und die Frage ist: Was sind dann die Leitsymptome und was ist die indizierte und nebenwirkungsgeleitete Therapie?

Saß

Ich glaube nicht, daß das grundsätzlich verschieden ist. Auch der prozeßhaft arbeitende Neurologe wägt im Hintergrund komplexe differentialdiagnostische Überlegungen ab. Die Kunst besteht dann eben darin, die wirklich abklärungsbedürftigen Patienten von vornherein zu erkennen. An dem Prinzip der Differentialdiagnostik auch schon zu Beginn der Therapie kommen wir nicht vorbei. Wir müssen die Diagnostik am Anfang der Behandlung natürlich auch nicht auf die Spitze treiben.

Neuroleptika als Schlafmittel

R. Steinberg

Prof. Dr. med. R. Steinberg
Pfalzklinik Landeck,
Weinstraße 100, 76889 Klingenmünster

1952 verwandten Delay, Deniker und Harl in einem Bericht der Annales Medico-Psychologique erstmals den Begriff der Neurolepsie. 1955 schlugen sie dann der medizinischen Akademie in Paris den Begriff Neuroleptika vor für eine Gruppe unterschiedlicher Antihistaminika vom Phenothiazintyp, „welche das Nervensystem weich machen". Die traditionelle Beschreibung der Wirkungen dieser Medikamente beinhaltet neben der antipsychotischen Wirkung, der Herabsetzung von psychomotorischer Erregtheit, Gespanntheit und der Verminderung des Antriebs von Anfang an auch Beruhigung und Sedierung. Die Klassifikation als „Neuroleptika" fand nicht ungeteilte Zustimmung. So widerstrebte es der „Food and Drug Administration", diesen Begriff zu übernehmen, da er offenkundig „einen auf Nebenwirkungen bezogenen Medikamententyp bezeichnete". Sie bevorzugte anstatt des Terminus Neuroleptikum den Begriff „major tranquilizer", der nicht unerheblich zur Verwirrung beigetragen hat (Deniker 1988).

Neuroleptika und Sedierung

Es ist das Schicksal der klassischen Neuroleptika geblieben, daß neben der anfänglich ausschließlichen Verbindung der therapeutischen Wirksamkeit mit extrapyramidal-motorischen Nebenwirkungen (Haase u. Janssen 1965) Sedierung und hypnotische Wirkung dagegen eher als Nebenwirkung denn als erwünschte oder gar eigenständige Indikation gesehen wurden. Hinter dem Begriff der neuroleptischen Potenz verbirgt sich ja mehr der Mangel an antipsychotischer Wirksamkeit als die Anerkenntnis der hypnotisch-sedierenden Wirkung als intendiertem therapeutischem Effekt. Daß die neuroleptische Potenz invers mit sedierenden Eigenschaften korreliert, ist Lehrbuchwissen geworden. Die ausschließliche Anwendung eines niederpotenten, vornehmlich sedierenden Neuroleptikums bei psychotischen Erkrankungen gilt jedoch als nicht kunstgerechte Behandlung. Um neben der antipsychotischen Wirkung auch eine therapeutisch notwendige Sedierung zu erreichen, werden Kombinationstherapien hoch- und niederpotenter Neuroleptika angewendet. In geeigneten, oft hohen Dosierungen können psychotische Erregungszustände sehr sicher durchbrochen werden, wobei die Sedierung dann als ein sehr wesentliches therapeutisches Ziel anzusehen ist. Die umfassende sedierend-hypnotische Wirkung mancher Neuroleptika fand allerdings auch Eingang in wenig erfreuliche, aber drastisch beschreibende Begrifflichkeiten der Antipsychiatrie wie Ab- oder Niederspritzen, chemische Fixierung und ähnliches.

Neuroleptika und hypnotische Wirkung

Die hypnotische Wirkung vieler klassischer Neuroleptika, die meistens bereits in viel niedrigeren Dosierungen gegeben ist, wurde und wird genützt, aber kaum beforscht. Im Gegenteil, seit der Einführung der ersten Phenothiazin-Neuroleptika wurde nicht mehr nach sedierenden Neuroleptika gesucht, sondern nur nach solchen, die neben möglichst geringer EPMS-Symptomatik vor allem auch möglichst geringe vegetative und sedierend-hypnotische Nebenwirkungen haben. Das ist auch heute bei den Neuroleptika der zweiten Generation, den Atypika so geblieben. Dies hat letztendlich zur Folge, daß über die Mechanismen der sedierend-hypnotischen Wirkungen der Neuroleptika weitaus weniger gesichertes Wissen besteht als über die Neurobiologie der neuroleptischen Wirkungen. Gleiches gilt übrigens auch für die Gruppe der sedierend-hypnotisch wirkenden Antidepressiva. Dazu trägt allerdings auch bei, daß sich in den letzten drei Jahrzehnten hypnotische Pharmaka fast ausschließlich aus der Gruppe der Benzodiazepine rekrutierten mit dem Erfolg, daß der GABA-erge Mechanismus dieser Pharmaka zu den am besten verstandenen psychophysiologischen Mechanismen gehört. Erst das zunehmende Bewußtsein über das Abhängigkeitspotential und die vor allem im Alter nicht so seltenen paradoxen Wirkungen stimulierten ein Umdenken und ein Suchen nach anderen Wegen zur Behandlung von Schlafstörungen. Neben sedierenden Antidepressiva und Benzodiazepin-Rezeptor-Agonisten, die nicht zur Gruppe der Benzodiazepine gehören, wird auch die Gruppe der Neuroleptika hinsichtlich einer ausschließlich hypnotischen Indikation vermehrt diskutiert (Hajak u. Rodenbeck 1997).

Anforderungen an ein Hypnotikum

Nach aller Erfahrung wird es keine pharmakologisch wirksame Substanz geben, die für alle Patienten ein ideales Medikament, zum Beispiel ein ideales Schlafmittel sein wird. Dennoch können ideale Eigenschaften formuliert werden und aus den sehr unterschiedlichen Wirkungs- und Nebenwirkungsprofilen der einzelnen Substanzen für den einzelnen Patienten ein seinem Ideal angenähertes Medikament definiert werden (Hajak u. Rüther 1995). Neben rascher Wirksamkeit, einer subjektiv und objektiv verbesserten Schlafqualität, dem Erhalt oder der Wiederherstellung des natürlichen Schlafmusters sollte vor allem keine Tagesbeeinträchtigung im Sinne eines hang overs gegeben sein. Das ideale Schlafmittel sollte des weiteren keinerlei eigene Nebenwirkungen oder Interaktionen mit anderen Medikamenten aufweisen, nicht zur Toleranz führen, keinerlei Gewöhnungs-, Abhängigkeits-, Mißbrauchs- oder Suchtpotential und somit auch keine Absetzeffekte haben. Außerdem sollten altersneutrale Anwendbarkeit und große therapeutische Breite, somit große Medikamentensicherheit gegeben sein.

Sedierend-hypnotische Eigenschaften der Neuroleptika

Tabelle 1 führt die zur Zeit in Deutschland erhältlichen Neuroleptika nach der pharmakologischen Systematik auf (Benkert u. Hippius 1996). Wegen der bei Delirien antipsychotischen Wirkung von Clomethiazol wurde diese Substanz,

Tabelle 1. Neuroelptika und Clomethiazol mit Äquivalenzdosis zu 100 mg Chlorpromazin, Eliminationshalbwertszeit, Sedierung, vegetativen und extrapyramidal-motorischen Nebenwirkungen (Rieder et al. 1992, Benkert u. Hippius 1996, Julien 1997)

Substanzklasse	Wirkstoff	Dosis (Äquivalent zu 100 mg Chlorpromazin)	t/2 (h)	Sedierung	Veget. NW	EPMS
Phenothiazine – aliphat. SK	Alimemazin (Theralene, Repeltin)	100	8	Stark	Mäßig	Gering
	Chlorpromazin (Propaphenin)	100	15	Stark	Mäßig	Mäßig
	Levomepromazin (Neurocil)	100	17	Stark	Mäßig	Gering
	Promazin (Protactyl)	100	23	Stark	Mäßig	Gering
	Promethazin (Atosil)	70	8–15	Mäßig-stark	Gering	Gering
	Triflupromazin (Psyquil)	100	6	Stark	Mäßig	Mäßig
– Piperidyl SK	Thioridazin (Melleril)	100	30	Mäßig	Stark	Mäßig
– Piperazinyl SK	(Dixyrazin) (Esucos)	50	4	Stark	Gering	Gering
	Fluphenazin (Dapotum, Lyogen)	2	15	Gering	Gering	Stark
	Perazin (Taxilan)	70	8–16	Mäßig	Gering	Gering
	Perphenazin (Decentan)	10	8–12	Gering	Gering	Stark
	Trifluoperazin (Jatroneural)	7	12	Mäßig	Gering	Stark
Thioxanthene	Chlorprothixen (Truxal)	70	8–12	Stark	Stark	Mäßig
	Clopenthixol (Ciatyl)	30	24	Stark	Mäßig	Stark
	Zuclopenthixol (Ciatyl-Z)	20	20	Stark	Mäßig	Stark
	Flupentixol (Fluanxol)	7	30	Stark	Mäßig	Stark
Andere trizykl. NL	Clozapin (Leponex)	80	12	Stark	Mäßig	Gering
	Prothipendyl (Dominal)	100	4	Stark	Mäßig	Gering
	Zotepin (Nipolept)	50	14	Mäßig	Stark	Mäßig
Butyrophenone	Benperidol (Glianimon)	2	4	Mäßig	Gering	Stark
	Bromperidol (Impromen)	2	26	Gering	Mäßig	Stark
	Halopuridol (Haldol)	2	25	Gering	Gering	Stark
	Melperon (Eunerpan)	100	3	Stark	Gering	Gering
	Pipamperon (Dipiperon)	125	3–4	Stark	Gering	Gering
	Trifluoperidol (Triperidol)	2	15–20	Mäßig	Mäßig	Stark
Diphenylbutyl-Piperidine	Fluspirilen (Imap)	4 i.m.	7 Tage	Mäßig	Gering	Gering
	Pimozid (Orap)	2	36 (12–96)	Gering	Gering	Mäßig
Benzamide	Sulpirid (Dogmatil)	250	8	Gering	Gering	Gering
Benzisoxazole	Risperidon (Risperdal)	2	3 (24)	Gering	Gering	Gering-mäßig
	Olanzapin (Zyprexa)	3	30	Mäßig	Mäßig	Gering
Phenylindol-D	Sertindole (Serdolect)	6	70	Gering	Gering	Gering
Thiazol-D	Clomethiazol (Distreneurin)	250	3–5	Stark	Gering	Gering

deren hypnotische Eigenschaften hier mit zu diskutieren sind, in die Liste aufge-nommen. Neben dem Freinamen ist ein übliches Präparat angegeben sowie die auf 100 mg Chlorpromazin bezogene Äquivalenzdosis. Letztere wurde anstelle von 300 mg Chlorpromazin gewählt, da der Dosisbereich der als Hypnotika in Frage kommenden Neuroleptika eher in der niedrigeren Dosierung gegeben ist. Aufgeführt ist auch die Eliminationshalbwertszeit der Substanzen, in Klammern diejenige wirksamer Metaboliten. Die zu erwartende Sedierung beziehungsweise hypnotische Wirkung wurde in drei Stufen angegeben, ebenso das Ausmaß der vegetativen und der extrapyramidal-motorischen Nebenwirkungen (Julien 1997). Grundlage für die Einschätzung sind Herstellerangaben und veröffentlichte Einschätzungen (Riederer et al. 1992; Benkert u. Hippius 1996; Julien 1997) sowie eigene klinische Erfahrung. Wie die auf Haase zurückgehenden, weitgehend aus der Empirie gewonnenen Äquivalenz-Einschätzungen sind auch die Angaben über Sedierung, vegetative und EPMS-Nebenwirkungen weitgehend aus der klini-schen Erfahrung, weniger aus systematischen Untersuchungen gewonnen. Eine auf Rezeptorbindungsuntersuchungen basierende Vergleichbarkeit der Neurolep-tika untereinander ist nicht gegeben.

Auch in der angegebenen eher niedrigen Dosierung von 100 mg Chlorproma-zin-Äquivalent haben viele der aufgeführten Neuroleptika bereits eine starke sedierend-hypnotische Wirkung. Vor allem die Phenothiazine mit aliphatischer Seitenkette, die Thioxanthene, die Atypika Clozapin und Prothipendyl sowie die Butyrophenone Melperon und Pipamperon erfüllen bei vielen Patienten dieses Kriterium und können als Sedativa bei psychotischer Erregung und Antriebsstei-gerung eingesetzt werden. Aber auch in der aufgeführten Dosierung haben nicht wenige bereits ein erhöhtes Risiko für vegetative und extrapyramidalmotorische Nebenwirkungen, was ihre Verwendbarkeit als alleiniges Hypnotikum deutlich einschränkt. Ein als Schlafmittel eingesetztes Neuroleptikum sollte ein minimales Risiko von Nebenwirkungen haben, vor allem weder die Gefahr eines Parkinso-noids, einer Früh- oder Spätdyskinesie, noch die einer Akathisie mit sich brin-gen. Natürlich sollte es hypnotisch-sedierend wirken, allerdings nur vertretbar lang und ohne Hang-over-Effekte.

Als Hypnotika geeignete Neuroleptika

Aus der Kombination einer vertretbaren Halbwertszeit, guter Sedierung und geringer EPM-Symptomatik sind unter den Phenothiazinen Alimemazin, Proma-zin, Promethazin, Dixyrazin und eventuell Levomepromazin als Hypnotika geeig-net. Aus der Gruppe der Butyrophenone kommen Melperon und Pipamperon in Frage, aus der Gruppe der anderen trizyklischen Neuroleptika Clozapin und Pro-thipendyl. Letzteres kann als Azaphenothiazin auch unter der Gruppe der Pheno-thiazine klassifiziert werden. Das Thiazol-Derivat Clomethiazol erfüllt ebenfalls die genannten Kriterien.

Tabelle 2. Affinität einiger Neuroleptika und Antidepressiva zu Histamin-H_1-Rezeptoren im frontalen Kortex beim Menschen (s. Kanba 1984, Möller und Schmauß 1996, Julien 1997)

Präparat	Affinität
Neuroleptika	
Levomepromazin	57
Mesoridazin	55
Promazin	50
Clozapin	36
Loxapin	20
cis-Tiotixen	17
Perphenazin	12
Chlorpromazin	11
Thioridazin	6,2
Prochlorperazin	5,3
Fluphenazin	4,8
Trifluoperazin	1,6
d-Butaclamol	0,26
Spiperon	0,21
Haloperidol	0,053
Molindon	0,00081
Antidepressiva	
Doxepin	417
Trimipramin	370
Amitriptylin	91

Affinität: $10^{-7} \times 1/K_D$; wobei K_D = Dissoziations-Gleichgewichtskonstante in Molarität

Clozapin

Clozapin scheidet wegen des hämatologischen Risikos als Hypnotikum aus, ist als solches auch nicht zugelassen. Die wegen des ausgeprägten anthistaminergen Effektes (Delini-Stula 1986; s. Tabelle 2) sehr gute sedierende Wirkung kann allerdings im Sinne einer add on Therapie genützt werden, wenn beispielsweise bei der Parkinsontherapie das Risiko einer Dopamin-induzierten psychotischen Symptomatik gegeben ist, gleichzeitig das sehr häufige Symptom nächtlicher Unruhe und Schlaflosigkeit (Partinen 1997). Niedrige Dosen, eventuell schon 12,5 mg sind häufig ausreichend. Auch in dieser Dosierung wären selbstverständlich die Restriktionen in der Anwendung peinlichst zu beachten. Eine Verstärkung der EPM-Symptomatik ist bei diesem Atypikum nicht zu erwarten.

Butyrophenone

Die Butyrophenone Melperon und Pipamperon werden wegen ihrer geringen anticholinergen und antiadrenergen Wirkungen bei geringem EPMS-Risiko in der Alterspsychiatrie bei Verwirrtheitszuständen, vor allem aber auch bei nächtlicher Unruhe und Schlaflosigkeit eingesetzt (Wetterling 1997). Die hypnotische

Wirkung dürfte weitgehend auf die antihistaminergen Effekte zurückzuführen sein (Benkert u. Hippius 1996). Beide Substanzen sind wie die Benzodiazepin-Rezeptor-Agonisten Zopiclone und Zolpidem (Kerr et al. 1995; Kummer et al. 1993; Steinberg 1997) gute Alternativen gegenüber anderen Hypnotika, vor allem auch Benzodiazepinen, welche ein nicht vernachlässigbares Abhängigkeitspotential aufweisen, paradoxe Wirkungen zeigen und durch die muskelrelaxierenden Eigenschaften die Sturzgefahr deutlich erhöhen können. In der Allgemeinpsychiatrie haben sich beide Butyrophenone als Neuroleptanxiolytika (Klieser u. Wurthmann 1995), in der Kombination mit anderen Neuroleptika als Sedativa und Hypnotika bewährt. Außerhalb der Psychiatrie, vor allem auch der Gerontopsychiatrie ist eine Anwendung als alleiniges Hypnotikum jedoch nicht zu empfehlen, da EPMS-Nebenwirkungen nicht gänzlich auszuschließen sind.

Phenothiazine

Aus der Gruppe der Phenothiazine mit überwiegend hypnotisch-sedativen Eigenschaften wird Dixyracin auf dem deutschen Markt nicht mehr vorgehalten. Ihm wurde vor allem im gerontopsychiatrischen Bereich eine gute Wirksamkeit ähnlich den erwähnten Butyrophenonen zugeschrieben (Riederer et al. 1992). Alimemazin, Levomepromazin, Promazin, Promethazin und Prothipendyl sind die Derivate mit geringer antipsychotischer Wirkung, somit auch geringer EPMS-Inzidenz und guter sedierender Eigenschaft.

Alimemazin und Promethazin haben praktisch ausschließlich antihistaminerge Wirkungen. Alimemazin wird als Neuroleptikum Theralene auf dem deutschen Markt seit kurzem nicht mehr angeboten, als Antihistaminikum Repeltin wird es zur Therapie des Pruritus, des Asthmas und der Bewegungskrankheit eingesetzt. Promethazin hat laut Benkert u. Hippius (1996) keinerlei antipsychotische Eigenschaften. Es wird in der Roten Liste 1997 wohl wegen der strukturellen Verwandtschaft unter den Neuroleptika geführt, könnte von der Wirkung her ebenso unter den Antihistaminika eingeordnet werden. In diesem Sinne beschränken sich die Anwendungsempfehlungen nicht nur auf die Verwendung als hypnotisch-sedierende Zusatzmedikation bei neuroleptischer Therapie, sondern führen klassische antihistaminerge Indikationen bei allergischen Reaktionen, Narkose-Prämedikation, Verbrennungen, Reisekrankheit und ähnlichem auf. Promazin wird mit der Indikation der psychomotorischen Unruhe bei Psychosen und Delirien gelistet, der sedierende Effekt ist auf die hohe Affinität zum Histamin H_1 Rezeptor zurückzuführen (s. Tabelle 2). Gleiches gilt für Levomepromazin, das zusätzlich eine gute schmerzstillende Wirkung besitzt. Prothipendyl wird mit ähnlichen Indikationen wie die der genannten Phenothiazine aufgeführt. Clomethiazol hat gute sedierend-hypnotische Eigenschaften, wegen der erheblichen Gefahr der Entwicklung einer Abhängigkeit ist vor allem ein längerer Gebrauch nicht indiziert.

Sedierung als antihistaminerge Wirkung

Die sedierend-hypnotische Wirkung der genannten Phenothiazin-Derivate wird auf die Blockade zentraler Histamin H_1-Rezeptoren zurückgeführt. Die Affinitäten einiger Neuroleptika zu kortikalen H_1-Rezeptoren sind in Tabelle 2 in absteigender Rangbildung aufgeführt zusammen mit den Affinitäten der Antidepressiva Amitryptilin, Doxepin und Trimipramin, die einen guten schlafanstoßenden Effekt besitzen und in niedriger Dosierung als Schlafmittel diskutiert werden (Steinberg et al. 1985; Hajak u. Rüther 1995). Die unterschiedlichen Affinitäten können die sehr unterschiedlichen sedierend-hypnotischen Eigenschaften zum Beispiel von Promazin, Clozapin und andererseits Haloperidol oder dem Atypikum Molindon erklären. Die drei aufgeführten Antidepressiva haben sogar höhere Affinitäten zum kortikalen H_1-Rezeptor, wären demnach als Hypnotika zumindest ebenso geeignet wie die aufgeführten niederpotenten Neuroleptika. Allerdings besitzen sie eine deutlich höhere Affinität zu cholinergen Rezeptoren als die genannten Neuroleptika (Julien 1997), was ihre Eignung als Schlafmittel durch die anticholinergen Nebenwirkungen einschränkt. Die sedierend-hypnotischen Eigenschaften antihistaminerger Substanzen wird vermutlich nicht durch die H_1 Rezeptorblockade direkt bewirkt, sondern durch eine Modulation der zentralen noradrenergen Transmission (Nicholson et al. 1994). Völlig anders dürfte der neurobiologische Mechanismus der Sedierung durch Clomethiazol sein. Ein direkter Angriff am GABA-Rezeptor inhibitorischer Interneurone mit dem Erfolg einer Öffnung des Chlorid-Ionenkanals und entsprechender Hyperpolarisierung der Zellmembran wird diskutiert (s. Benkert u. Hippius 1996; Möller u. Schmauß 1996).

Drei Rezeptorklassen für Histamin sind beim Menschen bekannt. H_1-Rezeptoren finden sich im ZNS, an den Blutgefäßen und in den mukösen Membranen der oberen Luftwege. H_2-Rezeptoren steigern vornehmlich die Magensaftsekretion. H_3-Rezeptoren sind präsynaptische Histaminrezeptoren, sie sind vermutlich in die Freisetzung von Histamin aus histaminergen Neuronen involviert, werden von den klassischen Antihistaminika aber nur wenig beeinflußt (Goodman u. Gilman 1990; Mutschler 1991; Broich 1995).

Histamin ist als Neurotransmitter oder Neuromodulator in die Organisation der zirkadianen Rhythmizität involviert. Es scheint speziell in der Zirbeldrüse und den suprachiasmatischen Nuclei anzugreifen. Wie die anderen Haupttransmitter des ZNS ist auch das Histamin-System offenkundig gut organisiert mit einer Ansammlung histaminerger Neurone in einer zirkumskripten Region des posterioren Hypothalamus, am Dach des dritten Ventrikels, in der Nähe des ventrolateralen Kortex und in der Formatio reticularis des Hirnstamms (Nowak 1994). Multiple Projektionen gehen zu limbischen Strukturen und zum Hippocampus (Pollard u. Schwartz 1987). Aus den bisher vorliegenden Untersuchungen ist eine Beeinflussung von Second-messenger-Systemen mit einer Erhöhung des zyklischen AMP, entweder über die Adenylat-Zyklase (H_2-Rezeptoren) oder das Inositol-Triphosphat-System (H_1-Rezeptoren) anzunehmen. Die spezielle Funktion dieser Wirkung ist allerdings nicht bekannt (s. Broich 1995).

Die Antihistaminika Diphenhydramin, Doxylamin und Hydroxin sind auf dem deutschen Markt seit langem als Schlafmittel erhältlich, zum Teil sogar in freiverkäuflichen Präparationen. Die schlafanstoßende Wirkung dieser Präparate – einzurechnen wäre hier auch Promethazin – wird geringer eingestuft als die von Benzodiazepin-Hypnotika (Rüther et al. 1992). Wegen nicht vernachlässigbarer anticholinerger Eigenschaften, vor allem aber einem nicht unerheblichen Abhängigkeitspotential werden diese Medikamente von Schlafmedizinern seit langem nicht mehr empfohlen. Allerdings wurde unlängst eine günstige Wirkung der Kombination von 1 mg Lorazepam mit 25 mg Diphenhydramin bei Angsterkrankungen mit Schlafstörungen über sechs Wochen berichtet, ohne daß es zu Gewöhnungseffekten im Schlaf-EEG führte (Saletu et al. 1997).

Neuroleptika und Schlafparameter

Wie oben bereits erwähnt, hat sich das Augenmerk der klinisch-pharmakologischen Forschung weniger auf die sedierend-hypnotischen Wirkungen beziehungsweise Nebenwirkungen der Neuroleptika gerichtet. Daher sind ähnlich der Situation bei den Antidepressiva die Indikationen als Schlafmittel nur unzureichend untersucht. Neuroleptika scheinen den Delta-Schlaf nur wenig zu beeinflussen. In niedriger Dosierung steigert Chlorpromazin die REM-Produktion, in höherer Dosierung wird REM partiell supprimiert (Samson-Dollfus 1989). Im placebokontrollierten Vergleich mit Zopiclone, Flunitrazepam und Triazolam verlängert auch die sehr geringe Dosis von 5 mg Levomepromazin die total „sleep time" und verbessert die Schlafeffizienz. Es verkürzt die Tiefschlaf-Latenz und steigert auch zum Teil den Tiefschlaf-Anteil (Kanno et al. 1993). Ob möglicherweise auch D1-Rezeptoren in den sedierend-hypnotischen Effekt von Neuroleptika involviert sind, ist bisher nicht geklärt (Ongini et al. 1993). Im Vergleich zu den Benzodiazepin-Hypnotika und den Benzodiazepin-Rezeptor-Agonisten fehlen aber längerfristige polyspmnographisch kontrollierte Untersuchungen bezüglich der Wirkungsdauer und des Einflusses auf die Schlafarchitektur.

Dosierung und Anwendungsdauer

Die genannten Neuroleptika und Clomethiazol können in niedriger Dosierung bis etwa 75 beziehungsweise 500 mg als Hypnotika eingesetzt werden, allerdings unter mindestens den gleichen Einschränkungen, die für alle Hypnotika, auch die Benzodiazepine gelten (Clarenbach et al. 1996). Diese betreffen aus grundsätzlichen Erwägungen vor allem die Dauer des Einsatzes, der keinesfalls drei Monate überschreiten sollte, ohne daß eine schlaflaborgestützte Diagnostik durch einen somnologisch erfahrenen Arzt durchgeführt wurde. Gemessen an den Kriterien eines idealen Schlafmittels (Hajak u. Rüther 1995) erfüllen die Substanzen das Kriterium der raschen Wirksamkeit und des objektiv und subjektiv verbesserten Schlafes bei weitgehend unbeeinflußtem Schlafprofil. In niedrigen Dosierungen ist wegen der vertretbaren Halbwertszeiten auch nicht mit einer umfangreicheren Tagesbeeinträchtigung zu rechnen.

Vor allem bei geriatrischen Patienten ist die im Vergleich mit Antidepressiva geringe anticholinerge Wirkung und geringe Beeinflussung des adrenergen Systems von Vorteil. Sowohl kognitive wie auch kardiale Nebenwirkungen scheinen im Vergleich vor allem mit Antidepressiva geringer zu sein. Seit Clomethiazol für den oralen Gebrauch nur mehr in Kapseln angeboten wird, hat sich das Problem der Verschleimung anscheinend gelöst. Ein in der Galenik der Tabletten enthaltener Stoff war anscheinend dafür verantwortlich.

Clomethiazol trägt ein erhebliches Suchtrisiko, eine Verwendung über 14 Tage hinaus sollte in der Regel vermieden werden. Ein längerer Gebrauch mit der Indikation der Phasennormalisierung geriatrischer Schlafstörungen muß im Einzelfall abgewogen werden. Die Phenothiazine zeigen demgegenüber keinerlei Toleranz- oder Abhängigkeitseffekte, dies hebt sie wie die sedierenden Antidepressiva gegenüber den Benzodiazepinen heraus. Die therapeutische Breite der Phenothiazine und des Clomethiazols ist allerdings geringer als die der Benzodiazepine und der neuen Benzodiazepin-Rezeptor-Agonisten Zolpidem und Zopiclone, was es bei einem Einsatz zu berücksichtigen gilt.

Die angesprochenen Medikamente sind keineswegs ideale Schlafmittel, ebensowenig wie Benzodiazepine und Antidepressiva. Im Einzelfall, vor allem in der Geriatrie, bei bekannter Unverträglichkeit oder bei einer Suchtanamnese können sie jedoch ein wichtiges Therapeutikum in der Hand des kundigen Arztes sein.

Literatur

Broich K (1995) Ältere Psychosedativa, sonstige Hypnotika. In: Laux G, Pöldinger W (Hrsg) Neuro-Psychopharmaka 2. Springer-Verlag, Wien New York, S 336–342

Delay J, Deniker P, Harl JM (1952) Traitement des états d'agitation par une méthode médicamenteuse dérivée de l'hibernothérapie. Ann Méd Psychol 110 (2): 267–273

Delini-Stula A (1986) Neuroanatomical, neuropharmacological and neurobiochemical target systems for antipsychotic activity of neuroleptics. Pharmacopsychiatry 19: 134–139

Estelle F, Simons R, Simons KJ (1994) The Pharmacology and Use of H_1-Receptor-Antagonist Drugs. New England J Medicine 330: 1663–1670

Goodman z, Gilman z (1990) The Pharmacological Basis of Therapeutics. Pergamon Press, New York

Haase HJ, Janssen PAJ (1965) The action of neuroleptic drugs. North-Holland Publ. Comp., Amsterdam

Hajak G, Rüther E (1995) Insomnie – Schlaflosigkeit. Springer, Berlin Heidelberg New York Tokyo

Hajak G, Rodenbeck A (1997) Substanzen zur Schlafverbesserung. In: Schulz H (Hrsg) Kompendium Schlafmedizin. ecomed-Verlag, Landsberg/Lech, XIII-3, S 1–12

Heininger K (1995) Niedrigdosierte Neuroleptika, andere Tranquilizer. In: Riederer P, Laux G, Pöldingr W (Hrsg) Neuro-Psychopharmaka. Springer-Verlag, Wien New York, S 161–165

Julien RM (1997) Drogen und Psychopharmaka. Spektrum Akademischer Verlag, Heidelberg Berlin Oxford

Kanba S, Richelson E (1984) Histamine H_1 receptors in human brain labelled with [^{3}H] doxepin. Brain Res 304: 1–7

Kanno O, Watanabe H, Kazamatsuri H (1993) Effects of Zopiclone, Flunitrazepam, Triazolam and Levomepromazine on the Transient Change in Sleep-Wake Schedule. Neuro-Psychopharmacol Biol Psychiat 17: 229–239

Kerr JS, Dawe RA, Parkin C, Hindmarch I (1995) Zopiclone in Elderly Patients: Efficacy and Safety. Human Psychopharmacology 10: 221–229

Klieser E, Wurthmann C (1995) Niedrigdosierte Neuroleptika, andere Tranquilizer – Indikationen. In: Riederer P, Laux G, Pöldingr W (Hrsg) Neuro-Psychopharmaka. Springer-Verlag, Wien New York, S 178–193

Kummer J, Guendel L, Linden J, Eich FX (1993) Long term polysomnographic study of the efficacy and safety of zolpidem in elderly psychiatric inpatients with insomnia. J Int Med Res 21: 171–184

Linde OK (1988) Pharmakopsychiatrie im Wandel der Zeit. Tilia-Verlag, Klingenmünster

Möller HJ, Schmauß M (1996) Arzneimitteltherapie in der Psychiatrie. Wisenschaftliche Verlagsgesellschaft, Stuttgart

Mutschler E (1991) Arzneimittelwirkungen. Wissenschaftliche Verlagsgesellschaft, Stuttgart

Nicholson AN, Stone BN, Pascoe PA (1994) Medications: effect on sleep and wakefulness. In: Kryger MH, Roth T, Dement WC (eds) Principles and practice of sleep medicine. Saunders, Philadelphia, p 369

Nowak JZ (1994) Histamine in the central nervous system: Its role in circadian rythmicity. Acta-Neurobiol Experimentalis 54: 65–82

Ongini E, Bonizzoni E, Ferri N, Milani S, Trampus M (1993) Differential Effects of Dopamine D-1 and D-2 Receptor Agonist Antipsychotics on Sleep-Wake Patterns in the Rat. J of Psychopharm and Exper Therap 266: 726

Partinen M (1997) Sleep disorder related to Parkinson's disease, J Neurol 244: 3–6

Pollard H, Schwartz JC (1987) Histamine neuronal pathways and their function. Trends Neurosci 10: 86–89

Rote Liste Service GmbH (Hrsg) (1997) Rote Liste 1997. ECV Editio Cantor, Aulendorf

Rüther E et al. (1992) Epidemiologie, Pathophysiologie, Diagnostik und Therapie von Schlafstörungen. Ergebnisse einer Consensus-Konferenz der Arbeitsgemeinschaft Klinischer Schlafzentren (AKS) und der Arbeitsgemeinschaft für Neuropsychopharmakologie und Pharmakopsychiatrie (AGNP). MMW 134: 460–466

Saletu B, Saletu-Zyhlarz G, Anderer P, Brandstätter N, Frey R, Gruber G, Klösch G, Mandl M, Grünberger J, Linzmayer L (1997) Nonorganic Insomnia in Generalized Anxiety Disorder. Neuropsychobiology 36: 130–152

Samson-Dollfus D (1989) Effets des psychotropes sur l'architecture du sommeil. Confrontations Psychiatrique, Special Issue, pp 305–313

Steinberg R (1997) Benzodiazepine-Rezeptor-Agonists Zolpidem and Zopiclone – Tolerance and Addiction. In: Meyer-Ewert K, Okawa M (eds) Sleep wake disorders. Plenum Press, New York

Steinberg R, Einhäupl K, Hippius H, Hoff P, Nedopil N, von Oefele K, Rüther E (1984) Chronische Hyposomnien in einer Schlafambulanz. Nervenarzt 55: 471–476

Wetterling T (1997) Delir bei älteren Patienten. In: Förstl H (Hrsg) Lehrbuch der Gerontopsychiatrie. Ferdinand Enke Verlag, Stuttgart, S 356–365

Diskussion

Gaebel

Bei den schizophrenen Störungen konnte schon in älteren Studien eigentlich nicht gezeigt werden, daß es bei vergleichbaren Präparaten signifikante Unterschiede hinsichtlich der Sedierung gibt. Auch bei den nicht schizophrenen Störungen kann ich mir schlecht vorstellen, daß z. B. Benperidol eine stärkere sedative Wirkung als Haloperidol haben soll. Würden Sie denn bei der Vielzahl der Substanzen und den ihnen zugeschriebenen Wirkprofilen bestimmte empfehlen, wo es auch empirische Studien im Äquivalenzvergleich zu Benzodiazepinen gibt?

Steinberg

Es gibt keine Studien. Die Datenbasis ist genauso schlecht wie z. B. bei den Angststörungen. Über die sedierenden Eigenschaften vieler Neuroleptika gibt es natürlich ausreichende Studien. Ich habe mich darauf konzentriert, welches Neuroleptikum man auch bei nicht schizophrenen Patienten als reines Hypnotikum einsetzen könnte.

Linden

Sie sind kaum auf die Klassifikation eingegangen, sondern haben vom Syndrom her argumentiert. Zweitens sind nicht die akuten, sondern die chronischen Schlafstörungen praktisch besonders relevant. Können Sie deshalb noch etwas zur Langzeitmedikation sagen?

Steinberg

Um die Langzeitmedikation kümmert sich im Moment die ganze Schlafgesellschaft noch nicht. Im Gegenteil, wir haben immer noch auf unserem Programm, daß man sie vermeiden sollte. Natürlich kann eine Schlafwahrnehmungsstörung nur durch eine längerfristige Therapie unter Einschluß psychotherapeutischer, verhaltenstherapeutischer und schlafhygienischer Ansätze auch pharmakologisch behandelt werden. Mir ist keine Studie bekannt, die für eine solche medikamentöse Strategie eine Empfehlung aussprechen würde. Es ist ja bekannt, daß die Somnologie eher eine Anti-Hypnotikabewegung ist. Meistens geht es auch ohne Hypnotika.

Rüther

Die Gleichsetzung der Begriffe Sedativa und Hypnotika sollte man heute nicht mehr vornehmen. Das sind zwei völlig verschiedene Dinge. Sedation bedeutet nicht, daß man deshalb gut schlafen kann. Haloperidol ist ein Sedativum, aber kein Schlafmittel. Zweitens: Wenn wir so argumentieren würden, wie Herr Volz für die GAD, so ist eindeutig, daß wir weder Benzodiazepine noch Neuroleptika länger als 2–3 Monate geben dürfen, denn für alle diese Neuroleptika gibt es in dieser Indikation überhaupt keine Studien.

Saupe

Wir geben Neuroleptika bei Schlafstörungen, weil wir Benzodiazepine wegen des Abhängigkeitspotentials vermeiden wollen. Hier stellt sich aber auch die Frage der Rechtfertigung, wenn Neuroleptika lange Zeit verabreicht werden, wegen des Risikos von Spätdyskinesien. Ich habe auch schon einem schwer Depressiven Diazepam über viele Monate gegeben, und hinterher erfolgreich tropfenweise ausgeschlichen.

Steinberg

Wir kennen alle die Patienten, die in die Gefahr einer Benzodiazepin-Gewöhnung oder -Abhängigkeit kommen. Bei denen wäre der Einsatz eines Neuroleptikums sicher besser, wenn sie etwas brauchen, oder von Promethazin, das wahrscheinlich auch keine EPMS macht. Ich selbst behandle selbstverständlich auch in Einzelfällen über lange Zeit mit Benzodiazepinen, aber sehe zu, daß ich wieder davon wegkomme. Herr Rüther hat es als einer der ersten in Deutschland formuliert, daß es mit Sicherheit Patienten gibt, denen es unter chronischer Benzodiazepingabe besser geht, als wenn man sie um jeden Preis davon entzieht. Ich kann Ihnen keine generelle Empfehlung geben. Ich persönlich bevorzuge, bevor ich Neuroleptika oder dann Benzodiazepine gebe, Antidepressiva. In der Gerontopsychiatrie ist Clomethiazol ausgezeichnet, wenn man die Kapseln verwendet. Vor einigen Jahren ist nämlich bekannt geworden, daß es nur unter den Tabletten zur Verschleimung kommt, wahrscheinlich über die Oesophagusreizung.

Der Einsatz von Neuroleptika bei depressiven Erkrankungen

N. Müller · H.-J. Möller

Priv.-Doz. Dr. med. Dipl. Psych. N. Müller
Psychiatrische Klinik der Ludwig-Maximilians-Universität,
Nußbaumstr. 7, 80336 München

Der Einsatz von Neuroleptika bei depressiven Syndromen umfaßt einerseits ein weitgestecktes Indikationsgebiet – die Wirksamkeit von Neuroleptika in der Therapie depressiver Syndrome wurde vielfach beschrieben – andererseits muß, vor allem auf Grund des Nebenwirkungsspektrums vor einem unkritischen Einsatz von Neuroleptika bei depressiven Störungen gewarnt werden.

Bei depressiven Syndromen im Rahmen der schizoaffektiven Psychose und bei wahnhaft-depressiven Syndromen gehören Neuroleptika zur Standardbehandlung, wobei bei schizoaffektiven Psychosen ein krasses Mißverhältnis zwischen Breite und Selbstverständlichkeit des Einsatzes von Neuroleptika und den wissenschaftlich fundierten Erkenntnissen besteht.

Bei bipolaren affektiven Störungen werden Neuroleptika nicht nur zur Therapie der Manie eingesetzt, sondern unter im Folgenden näher ausgeführten therapeutischen Bedingungen auch in der Rezidivprophylaxe.

Weitere Anwendungsgebiete stellen Suizidalität, chronifizierte und therapieresistente depressive Syndrome, aber auch ängstlich-depressive Syndrome unterschiedlicher Genese dar, was unten detailliert dargestellt ist.

Die Untersuchungen zur Neuroleptikatherapie in diesen Indikationsgebieten wurden vor allem mit den klassischen Substanzen durchgeführt; die 'atypischen' Neuroleptika, die in Zukunft möglicherweise wegen des günstigeren Nebenwirkungsprofils auch auf diesem nicht-klassischen Indikationsgebiet stärker zum Einsatz kommen werden, sind bisher nur wenig untersucht, wenn man von Sulpirid, Clozapin und Risperidon absieht, die sich am längsten auf dem Markt befinden.

Schizoaffektive Psychose

Die Behandlung schizophrener Psychosen ist das Hauptindikationsgebiet für Neuroleptika. Die schizoaffektiven Psychosen, in den modernen Diagnosemanualen wie dem DSM-IIIR (295.70), DSM-IV (295.70) und ICD-10 (F 25) den Schizophrenien und wahnhaften Störungen zugeordnet, stellen ein weiteres großes Indikationsgebiet für Neuroleptika dar. Sowohl für manische, als auch – in der Kombination mit Antidepressiva – für depressive Syndrome im Rahmen der schizoaffektiven Psychose ist die Behandlung mit Neuroleptika therapeutischer Standard (Möller, 1990). Insgesamt sind die schizoaffektiven Psychosen allerdings eine der wichtigen psychiatrischen Erkrankungen, deren differentielle Pharmakotherapie nur unzureichend untersucht ist (Keck et al. 1994).

Auf diese klassischen Indikationen für Neuroleptika soll hier nicht näher ein-gegangen werden, die folgenden Ausführungen beziehen sich auf die Monothera-pie mit Neuroleptika bei depressiven Syndromen im Rahmen schizoaffektiver Psychosen. Insgesamt liegen auf diesem Gebiet allerdings nur wenige kontrol-lierte Studien vor.

Brockington und Mitarbeiter (1978) verglichen in einer dreiarmigen Studie die Effizienz einer Monotherapie mit Chlorpromazin mit einer Monotherapie von Amitriptylin sowie einer Kombinationsbehandlung von Amitriptylin und Chlor-promazin über vier Wochen. Die Stichprobengröße betrug allerdings nur 12 Patienten pro Gruppe. Im Ergebnis war eine schlechte Therapieresponse bei allen drei Therapiearmen zu verzeichnen.

In Hinblick auf atypische Neuroleptika liegen bisher Untersuchungen vor allem mit Risperidon und Clozapin vor, wobei auch hier der Stichprobenumfang zu wünschen übrig läßt. Für Risperidon sind lediglich offene Studien publiziert. Eine offene Vergleichsstudie zwischen Haloperidol und Risperidon bei 13 Patien-ten über acht Wochen erbrachte keinen Unterschied in der therapeutischen Effi-zienz bei Patienten mit schizoaffektiver Psychose mit manischer oder depressi-ver Symptomatik in einer Dosis von 2–20 mg Haloperidol und 2–20 mg Risperidon (Ceskova u. Svestka 1993). Eine Besserung der depressiven Sympto-matik bei schizoaffektiver Psychose, hingegen Verschlechterung der manischen Symptomatik im Verlauf der achtwöchigen Behandlung mit Risperidon wurde in einer Untersuchung an acht Patienten festgestellt (Dwight et al. 1994). In einer weiteren offenen Studie wurde retrospektiv die Effizienz von Risperidon bei schizoaffektiven Psychosen, die überwiegend Non-Responder auf typische Neuroleptika waren, untersucht. Die Risperidon-Dosis betrug im Durchschnitt 6 mg. Es zeigte sich eine mäßige bis gute Besserung bei 87 % der Patienten mit monopolar-depressivem Verlauf der schizoaffektiven Psychose, während bei bipolarem Verlauf eine Besserung diesen Ausmaßes lediglich bei 52 % der Patien-ten zu verzeichnen war (Keck et al. 1995) (Tabelle 1).

Auch die Wirkung von Clozapin bei schizoaffektiver Psychose (bipolarer und monopolar-depressiver Verlauf) ist letztlich nur unbefriedigend gut dokumen-tiert. Zwei retrospektive Untersuchungen mit ähnlichem Design erfaßten die Effi-zienz von Clozapin. Naber u. Hippius (1990) untersuchten 60 Patienten, die mit einer Dosis von durchschnittlich 190 mg Clozapin behandelt wurden, über einen Zeitraum bis 4,3 Jahre nach. In der anderen Studie wurde eine Nachuntersuchung bis zu 14 Monaten nach Einstellung auf Clozapin retrospektiv an 25 Patienten durchgeführt (McElroy et al. 1991).

Übereinstimmend zeigte sich in beiden Studien eine mäßige bis gute Besse-rung bei 60 bis 70 % der Patienten, wobei die Effizienz von Clozapin in der Indi-kation schizoaffektive Psychose der bei Schizophrenie überlegen war. Die Unter-suchung von Banov und Mitarbeitern (1994) hingegen erbrachte befriedigende therapeutische Resultate der Clozapin-Therapie, jedoch keine Überlegenheit in der Indikation „schizoaffektive Psychose" gegenüber der Indikation „Schizophre-nie" bei 81 Patienten mit schizoaffektiver Psychose, die bis zu drei Jahre nachun-tersucht wurden.

Tabelle 1. Clozapin- und Risperidon-Studien bei schizoaffektiver Psychose (adaptiert von Keck et al. 1996)

Studie	n	Design	Dauer	Ergebnis
Clozapin				
Lindström 1989	7	Offen, Langzeit-Follow-Up	Bis zu 12 Tagen	Nicht angegeben
Naber u. Hippius 1990	60	Retrospektives Follow-Up	Bis zu 4,3 Jahren	Schizoaffektiv >Schizophrenie in % mäßige/deutliche Response
McElroy et al. 1991	25	Retrospektives Follow-Up	Bis zu 14 Tagen	Schizoaffektiv >Schizophrenie in % mäßige/deutliche Response
Stefanowicz 1990	10	Offen, Langzeit-Follow-Up	Bis zu 1 Tag	100 % mäßige/deutliche Response
Banov et al, 1994	81	Retrospektives Follow-Up	Bis zu 3 Tagen	Schizoaffektiv = Schizophrenie in %; mäßige/deutliche Response
Malhotra et al. 1993	11	Clozapin vs. Placebo	4 Wochen	36 % mäßige/deutliche Response
Risperidon				
Hillert et al. 1992	3	Offener Versuch	6 Wochen	Alle Patienten haben mäßige/deutliche Response
Ceskova und Svestka, 1993	13	Risperidon vs. Haloperidol	8 Wochen	Risperidon = Haloperidol
Dwight et al, 1994	8	Offener Versuch	Bis zu 8 Wochen	Depressive Symptome verbessert; manische Symptome verschlechtert
Keck et al, 1995	81	Retrospektives Follow-Up	Bis zu 24 Wochen	Depressiver Subtyp: 87 % mäßige/deutliche Response; bipolarer Subtyp: 56 % mäßige/deutliche Response

Depression mit psychotischen Symptomen

Die Therapie der in der Nomenklatur des ICD 10 „Depression mit psychotischen Symptomen" bezeichneten wahnhaften Depression mit einer Kombination von Antidepressiva und Neuroleptika ist heute Therapie der Wahl. Die Kombinationsbehandlung wird auch von der „American Psychiatric Association" (APA, 1993) empfohlen. Studien haben belegt, daß nur etwa 1/4 bis 1/3 der Patienten mit einer Depression mit psychotischen Merkmalen auf eine Monotherapie mit Antidepressiva einen guten Therapieerfolg zeigen, während etwa 2/3 der depressiven Patienten ohne psychotische Merkmale auf Monotherapie mit Antidepressiva respondieren (Chan et al. 1987; Spiker et al. 1985).

Eine Zusammenstellung von nahezu 600 Patienten in 17 Studien erbrachte, daß bei Patienten mit wahnhafter Depression in ca. 50 % eine Therapie mit Neuroleptika alleine erfolgreich ist, während unter der Kombinationsbehandlung von trizyklischen Antidepressiva und Neuroleptika 77 % der Patienten respondieren (Kroessler 1985) (Tabelle 2).

Tabelle 2. Effekt der Antidepressiva-Monotherapie bei wahnhafter und nichtwahnhafter Depression (adaptiert nach Chan et al. 1987)

	Psychotisch		%	Nicht psychotisch		%	Unterschied %
	Gebes-serte/ Geheilte n =	Krank n =	Gebes-serte/ Geheilte Patienten	Gebes-serte/ Geheilte n =	Krank n =	Gebes-serte/ Geheilte Patienten	Gebesserte/ Geheilte Patienten
Friedman et al. 1961	0	8[a]	0	11	6	65	65
Hordern et al. 1963	4	23	15	89	21	81	66
Simpson et al. 1976	8	7	53	31	5	86	33
Glassman et al. 1977							
Adäquate Plasma-Spiegel	3	6	33	19	1	95	62
Inadäquate Plasma-Spiegel	3	5	38	6	16	27	-11
Avery u. Winokur 1977	2	20	9	18	53	25	16
Davidson et al. 1977	0	3	0	3	0	100	100
Avery u. Lubrano 1979	72	109	40	174	82	68	28
Charney u. Nelson, 1981	2	7	22	32	8	80	58
Brown et al. 1982	3	15	17	17	6	74	57
Nelson et al. 1984	2	11	15	7	5	58	43
Howarth u. Grace, 1985	21	13	62	9	13	41	-21
Chan et al. 1987	7	9	44	48	11	81	37
Gesamtergebnis	127	236	35[c]	464	227	67	32

Die Behandlung mit Elektrokrampftherapie (EKT) erbrachte sogar eine noch etwas höhere Response-Rate von über 80 % (Kroessler 1985). Auch die Kombination herkömmlicher Neuroleptika mit nichttrizyklischen Antidepressiva (Rothschild et al. 1993; Wolfersdorf et al. 1995) scheint ähnlich effektiv zu sein, wobei auch die Kombination von tri- und tetrazyklischen Antidepressiva mit „atypischen" Neuroleptika erfolgreich zu sein scheint (Wolfersdorf et al. 1994a). Um die Effizienz zu belegen, sind allerdings weitere Daten erforderlich.

Insgesamt liegen bisher auch noch wenige Studien in der Indikation „wahnhafte Depression" mit atypischen Neuroleptika wie Olanzapin, Risperidon, Quetiapin, Sertindol, Ziprasidon oder Zotepin vor. Da die Kombination von Clozapin mit einem tri- oder tetrazyklischen Antidepressivum aufgrund der möglichen Summation von unerwünschten Wirkungen nur in begründeten Ausnahmefällen eingesetzt werden sollte, existieren auf diesem Gebiet bisher wenig Erfahrungen, aber auch kaum systematische Studien. Untersuchungen zur Kombination von Clozapin und selektiven Serotonin-Wiederaufnahmehemmern wurden vor allem unter dem Aspekt der Beeinflussung von Clozapin-Plasmaspiegeln durch selektive Serotonin-Wiederaufnahmehemmer durchgeführt (Nemeroff et al. 1996; DuMortier et al. 1996).

Ein festes Dosisregime für die Kombinationstherapie von Antidepressiva und Neuroleptika liegt bisher nicht vor. Die in den verschiedenen Studien verwendete Dosierung liegt in der Regel im mittleren Bereich von etwa 50 bis 60 mg Perphenazin (Spiker et al. 1985) bzw. 150 mg Thioridazin (Nelson u. Powers 1978), 150 bis 200 mg Zotepine oder 2,5 bis 10 mg Haloperidol (Wolfersdorf et al. 1995). Insbesondere in der amerikanischen Literatur wird vor einer Unterdosierung der Neuroleptika in der Behandlung depressiver Syndrome mit psychotischen Symptomen gewarnt (Nelson et al. 1986; Mulsant et al. 1997). Eine Unterdosierung wird bereits bei Dosen unter 400 Chlorpromazin-Äquivalenten gesehen. Die Studie von Nelson erbrachte, daß bei Unterdosierung der Neuroleptika nur 25 % der Patienten respondierten, während bei einer adäquaten Dosierung eine 100 %ige Response zu verzeichnen war (Nelson et al. 1986). Vor einer Unterdosierung der Neuroleptika und zu schneller Indikationsstellung für eine EKT warnt auch eine neue Studie (Mulsant et al. 1997).

Allerdings ist gerade in der Kombinationstherapie von Antidepressiva und Neuroleptika die Interaktion dieser Pharmaka im Auge zu behalten. Dies betrifft einerseits das Zytochrom P450 Enzymsystem (Müller et al. 1991), aber auch andere Mechanismen, die die Arzneimittelinteraktion beeinflussen; eine allzu starre Dosisempfehlung ist aus diesen Gründen nicht sinnvoll.

Neuroleptikatherapie und Suizidalität

Eine Reihe von Daten sprechen dafür, daß Neuroleptika – unabhängig von möglichen antidepressiven Effekten – Suizidalität günstig beeinflussen können, während einzelne Untersuchungen darauf hinweisen, daß einige Benzodiazepine, wie zum Beispiel Alprazolam, möglicherweise aufgrund einer Desinhibition der Impulskontrolle, mit einem höheren Risiko für Suizidalität einhergehen können (Gardner u. Cowdry 1985).

Eine große placebokontrollierte Untersuchung an 1000 Patienten mit zwei verschiedenen Dosierungen Maprotilin erbrachte, daß Suizidalität und Depressivität nicht notwendigerweise miteinander gekoppelt sind, denn Patienten, die mit dem stark noradrenerg wirksamen Antidepressivum Maprotilin behandelt wurden, hatten gegenüber der Placebo-Gruppe zwar signifikant weniger depressive Rezidive bei einer Dosierung von 75 mg, es traten jedoch signifikant mehr Suizidversuche und mehr Suizide auf.

Vor allem eine stärker noradrenerge Wirkkomponente der Antidepressiva wird für ein höheres Suizidrisiko verantwortlich gemacht (Montgomery et al. 1992)

Auch bei Patienten mit Persönlichkeitsstörungen, vorwiegend vom Borderlinetyp (n = 14) ergab sich, daß eine niedrigdosierte Neuroleptika-Therapie (20 mg Flupenthixoldecanoat/Woche i. m.) in der Suizidprophylaxe der Behandlung mit Placebo (n = 16) bereits über eine Behandlungszeit von 24 Wochen signifikant überlegen war (Montgomery et al. 1979). Das Ergebnis dieser Untersuchung wird dahingehend interpretiert, daß wiederholt auftretende Episoden kurzer Depressionen verhindert werden. Diese Interpretation ist allerdings weitgehend spekulativ. Auch die Untersuchung von Cowdry u. Gardner (1988) weist darauf hin, daß niedrigdosierte Neuroleptika, in diesem Falle Trifluoperazin, in Hinblick auf die Suizidprophylaxe wirksam sind. Im Vergleich zu der mit Placebo behandelten Gruppe war beides, Suizidalität und die erfaßte Angst in der Gruppe der Patienten mit Borderline-Persönlichkeitsstörungen signifikant niedriger. Goldberg und Mitarbeiter (1986) führten ebenfalls eine placebokontrollierte Untersuchungen durch, die zeigte, daß niedrige Dosen von Tiothixen die Ausprägung der Symptomatik der Patienten mit Borderline-Persönlichkeitsstörungen milderte.

Innerhalb der Gruppe der Neuroleptika nimmt Clozapin möglicherweise auch hier eine Sonderstellung ein, denn eine prospektive Vergleichsuntersuchung mit über 400 Patienten erbrachte, daß schizophrene Patienten mit Clozapinbehandlung signifikant weniger Suizidversuche unternahmen, als Patienten, die mit anderen Neuroleptika behandelt wurden (Meltzer u. Okayli, 1995). Inwieweit sich solch ein antisuizidaler Effekt von Clozapin auf schizophrene Patienten beschränkt oder sich auch bei affektiven Erkrankungen nachweisen läßt, wurde bisher nicht untersucht.

Bei affektiven Erkrankungen wiederum weisen eine Reihe neuerer Studien auf einen engen Zusammenhang zwischen der Suizidalität und dem Serotonin-Stoffwechsel im ZNS hin. Sowohl Lithium, als auch selektive Serotonin-Wiederaufnahmehemmer haben bei affektiven Erkrankungen wahrscheinlich antisuizidale Eigenschaften. Unter diesem Aspekt ist im Einzelfall eine Risiko-Nutzen-Abwägung zwischen Neuroleptika und serotonergen Pharmaka vorzunehmen; inwieweit antisuizidale Eigenschaften von Pharmaka krankheitsspezifisch sind, muß derzeit offen bleiben. Eine Reihe gerade neu entwickelter, „atypischer" Neuroleptika haben einen hohen Anteil serotonerger Wirkung.

Neuroleptika in der Rückfallprophylaxe depressiver Syndrome

Unbestritten ist der Stellenwert der Neuroleptika in der Behandlung der akuten Manie. In der Depressionstherapie gilt auch bei monopolaren Verläufen grundsätzlich die Indikation für eine Kombination von Antidepressiva und Neuroleptika beim Auftreten psychotischer Symptome (Wolfersdorf et al. 1994b). In Hinblick auf die Rezidivprophylaxe bei bipolaren Verläufen ist der Einsatz von Neuroleptika nicht unumstritten, insbesondere da mit den klassischen Phasenprophylaktika wie Lithium und Carbamazepin Pharmaka zur Verfügung stehen, welche auch in der Langzeitbehandlung ein zu vernachlässigendes Risiko für Spätdyskinesien haben. Valproinsäure stellt zudem eine zusätzliche Alternative dar, möglicherweise auch andere Antiepileptika wie Lamotrigin.

Dennoch können auch hier Neuroleptika eine Alternative sein, sei es bei Non-Respondern auf die verschiedenen Phasenprophylaktika, sei es bei Unverträglichkeit. Seit der klassischen Studie von Kielholz et al. (1978), der bei 30 Patienten mit bipolaren oder monopolar depressiven Verläufen Fluphenazin Depot verabreichte und nach einem Follow-up von zwei bis drei Jahren weniger Rückfälle beobachtete, werden Neuroleptika verstärkt in der Rückfallprophylaxe depressiver Syndrome angewandt. Allerdings konnten die Ergebnisse von Kielholz in dieser Klarheit nie bestätigt werden. Ahlfors u. Mitarbeiter (1981) untersuchen die prophylaktische Wirkung von Flupenthixol Depot bei 85 Patienten mit bipolaren Verläufen und beschrieben weniger Rückfälle in die Manie, allerdings mehr Rückfälle in die Depression. Kleinere Untersuchungen, auch aus den letzten Jahren, erbrachten vergleichbare Ergebnisse: weitgehend einheitlich bieten die Depot-Neuroleptika Vorteile in der Rezidivprophylaxe bei manischen Phasen (White et al. 1993; Littlejohn et al. 1994), weniger klar ist die rezidivprophylaktische Effizienz für depressive Episoden, obwohl auch hier positive Effekte berichtet werden (Littlejohn et al. 1994). Indirekt läßt sich eine prophylaktische Wirkung auch daraus ablesen, daß, zumindest in Einzelfällen, Rezidive depressiver Störungen nach dem Absetzen von Neuroleptika auftreten, nach der erneuten Gabe jedoch wieder remittieren (Hendrick et al. 1994).

Wenig Untersuchungen liegen in Hinblick auf die Kombination klassischer Phasenprophylaktika mit Neuroleptika vor. Eine Vergleichsuntersuchung zwischen der Kombination von Neuroleptika mit entweder Lithium oder Carbamazepin oder Benzodiazepinen bei Patienten, die unter Monotherapie von Lithium keine Responder waren, zeigte, daß ähnlich wie in der Monotherapie mit Neuroleptika, auch in der Kombination sowohl mit Lithium als auch mit Carbamazepin weniger Rückfälle in die Manie, hingegen mehr Rückfälle in die Depression zu verzeichnen waren. Insgesamt ergab sich für die Rückfallwahrscheinlichkeit kein Unterschied (Peselow et al. 1994). In einer doppelblinden Cross-over-Studie über zwei Jahre, die allerdings nur von elf Patienten beendet wurde, ergab sich unter der Erhaltungsgabe von Lithium kein Vorteil durch die Zugabe von Flupenthixol Depot (Esparon et al. 1986).

Insgesamt sprechen die Daten dafür, daß Neuroleptika in der Rezidivprophylaxe affektiver Störungen in speziellen Indikationen eingesetzt werden können und effektiv sind, wobei sich die Effektivität vor allem auf manische Exazerbationen bezieht. Bei depressiven Episoden sind die Befunde widersprüchlich. Für atypische Neuroleptika gibt es praktisch keine kontrollierten Studien in Hinblick auf ihre Wirksamkeit in der Rezidivprophylaxe affektiver Erkrankungen. Andererseits zeigen Daten aus unserer eigenen Klinik (Naber u. Hippius 1994), daß Clozapin erfolgreich sowohl bei depressiven Episoden, als auch bei manischen Episoden eingesetzt wird. Obwohl sich daraus ein rezidivprophylaktischer Effekt nicht unmittelbar ableiten läßt, ist ein solcher Effekt naheliegend.

Neuroleptika in der Behandlung der chronischen und der therapieresistenten Depression

Neben dem Einsatz der Elektrokrampftherapie und pharmakologischen Strategien wie Zugabe von Lithium und Schilddrüsenhormonen ist die Behandlung mit Neuroleptika ein weiterer Ansatz in der Behandlung der therapieresistenten Depression. Dabei ist die Vergleichbarkeit der verschiedenen Therapieansätze problematisch, da der Untersucher vor verschiedene methodische Probleme gestellt ist. Bisher ist letztlich die Definition von 'Therapieresistenz' nicht standardisiert, ebensowenig wie die Art der Vorbehandlung, zum Beispiel in Hinblick auf Dosis oder Dauer der Behandlung mit einem Antidepressivum, der Häufigkeit, mit der verschiedene Klassen eines Antidepressivums (tri- und tetrazyklische Antidepressiva, selektive Serotonin-Wiederaufnahmehemmer, Monoaminoxidase-Hemmer) eingesetzt sein müssen, um das Kriterium der Therapieresistenz zu erfüllen. Die Definitionskriterien für Response oder Non-Response sind in der Literatur divergierend, darüber hinaus handelt es sich bei Untersuchungen zu Therapieresistenz meist um retrospektive Studien mit kleinen Fallzahlen. Kontrollierte Untersuchungen sind kaum durchgeführt worden. Die Basis- oder Zusatzmedikation zu dem untersuchten Behandlungsregime ist ebenfalls meist unterschiedlich. Darüber hinaus ist bei chronisch-depressiven Patienten – und dieser Gruppe gehören therapieresistente depressive Patienten häufig an – der Gebrauch von Benzodiazepinen, aber auch von Alkohol in der Regel höher. Benzodiazepin- oder Alkoholgebrauch interferiert aber wiederum auch mit Behandlungsregimen. Ein weiteres methodisches Problem ist, daß die Gruppe der therapieresistenten Depressionen vermutlich äußerst heterogen ist, denn es können so unterschiedliche Faktoren wie zum Beispiel hirnorganische Auffälligkeiten oder ungünstige psychosoziale Bedingungen eine Rolle für die Therapieresistenz spielen, aber auch biologische Unterschiede wie Varianten im Cytochrom P450 System, durch welches die Metabolisierung der meisten Psychopharmaka reguliert wird.

In Hinblick auf den Einsatz bei therapieresistenter Depression wurden bisher vor allem Clozapin und Sulpirid untersucht. Allerdings sind auch hier die Fallzahlen sehr klein, weiterhin gelten natürlich auch hier die oben beschriebenen methodischen Probleme.

Beobachtungen aus den 70er Jahren zeigen, daß Clozapin einerseits bei nichtpsychotischer therapieresistenter Depression effektiv sein kann (Kogan u. Nikolaenko 1974; Klik et al. 1976), andererseits zeigen neuere Untersuchungen auch die Wirksamkeit von Clozapin bei therapieresistenten wahnhaft-depressiven Syndromen (Naber et al. 1992; Meltzer et al. 1989; Ranjan u. Meltzer 1995). Die Dosis betrug in diesen Studien etwa 150–350 mg Clozapin/Tag.

Auch das Benzamid Sulpirid ist – im Dosisbereich von etwa 150–400 mg – effektiv in der Therapie depressiver Syndrome (Benkert u. Holsboer 1984; Standish-Barry et al. 1983; Bocchetta et al. 1993).

Bei chronifizierten depressiven Syndromen ließ sich ebenfalls ein therapeutischer Effekt von Sulpirid nachweisen: Mittels des statistischen ARIMA-Modells wurde eine placebokontrollierte Einzelfallstudie durchgeführt, die eine Effizienz von 150 mg Sulpirid zeigte (Meier u. Benkert 1994). Eine kontrollierte Studie (Kaiya u. Takeda 1990), in der eine Sulpirid-Monotherapie mit einer Monotherapie mit Antidepressiva und einer Monotherapie mit typischen Neuroleptika, sowie schließlich mit der Kombination von Antidepressiva und Neuroleptika verglichen wurde, erbrachte, daß die Sulpirid-Monotherapie, sowie die Kombination von Sulpirid mit Antidepressiva einen deutlich höheren (80 % bzw. 85 %) Responseeffekt hatte, als die Behandlungsformen Monotherapie mit Antidepressiva oder Monotherapie mit „typischen" Neuroleptika, sowie die Kombination von Antidepressiva mit „typischen" Neuroleptika (8 % vs. 53 % vs. 61 % Response). Allerdings muß bei dieser Studie kritisch angemerkt werden, daß die Response-Raten für die „Nicht-Sulpirid"-Therapiearme deutlich niedriger sind, als sie gewöhnlich in der Literatur beschrieben werden.

In der nervenärztlichen Praxis wird Sulpirid in der Behandlung depressiver Syndrome sowohl monotherapeutisch, als auch in Kombination mit einem Antidepressivum eingesetzt (Schirmer 1996; Barrios Del Risco et al. 1985). Wenn hierbei auch zu bedenken ist, daß wegen möglicher Arzneimittelinteraktionen nur in begründeten Fällen eine Kombinationstherapie von vornherein angestrebt werden sollte, ist auf der anderen Seite auf das große Erfahrungspotential in der ambulanten Behandlung depressiver Störungen hinzuweisen, das eine langjährige Nervenarztpraxis mit sich bringt. Die Tatsache, daß diese Behandlungsform depressiver Störungen in der ambulanten Therapie offensichtlich häufig angewandt wird, läßt zumindest Rückschlüsse auf die Effektivität der Behandlung zu.

Das Benzamid Amisulpirid, ebenfalls ein „atypisches" Neuroleptikum, ist dem Sulpirid pharmakologisch sehr verwandt. Erste Untersuchungen von Amisulpirid haben ergeben, daß eine Dosierung von 50 mg/die in der Depressionstherapie effizient ist. Eine placebokontrollierte Untersuchung erbrachte bei chronischer „Major Depression" eine Überlegenheit von Amisulpirid gegenüber Placebo, wobei die Wirksamkeit von 100 mg Imipramin/Tag der von Amisulpirid vergleichbar war (Lecrubier et al. 1997). Bei einer Gesamtgruppe von 219 Patienten und einer Behandlungsdauer von sechs Monaten kann dies als eine sehr gut kontrollierte Studie (bei Dysthymie) angesehen werden. Eine placebokontrollierte Untersuchung von Amisulpirid (50 mg/die) bei einer eher unspezifischen Symptomatik bestehend aus Anhedonie, Anergie und Interessensverlust, die sowohl bei chronisch depressiven Patienten, als auch bei schizophrenen Patienten mit Negativ-Symptomatik anzutreffen ist, erbrachte eine Überlegenheit von Amisulpirid gegenüber Placebo (Lecrubier et al. 1988).

Diese Untersuchungen weisen darauf hin, daß auch atypische Neuroleptika in der Behandlung einerseits therapieresistenter depressiver Störungen, andererseits chronifizierter depressiver Syndrome ein Indikationsgebiet haben, wobei hier selbstverständlich alternative Therapieformen einschließlich psychotherapeutischer Verfahren (Müller 1995) abgewogen werden müssen. Inwiefern sich hier auch ein Einsatzgebiet für neuere atypische Neuroleptika ergibt, läßt sich derzeit noch nicht abschätzen. Studien für dieses Indikationsgebiet liegen bisher weder für Zotepine und Risperidon, noch für die neu zugelassenen Neuroleptika wie Olanzapin oder Sertindol vor.

Niedrigdosierte Neuroleptika bei ängstlich-depressiven Syndromen

Die Behandlung ängstlich-depressiver Syndrome mit Neuroleptika hat eine lange Tradition. Insbesondere Depot-Formen wie Fluphenazindecanoat, Flupenthixoldecanoat und Fluspirilen wurden und werden häufig in der Indikation als „Minor Tranquilizer" eingesetzt (Böhning, 1991). Diese Indikation für Neuroleptika ist allerdings inzwischen in die Kritik geraten, denn auch in niedriger Dosis ist mit extrapyramidalmotorischen Nebenwirkungen wie Akathisie, Parkinsonoid und Spätdyskinesien zu rechnen. Insbesondere in der Hand von nicht in der Neuroleptikatherapie erfahrenen Ärzten muß hier zu Vorsicht geraten werden. Alternative pharmakologische Therapiestrategien, aber auch gezielte psychotherapeutische Interventionsverfahren müssen für dieses Indikationsgebiet genau geprüft werden. Da ängstlich-depressive Syndrome zur Chronifizierung neigen, sollten die eingesetzten Therapiestrategien auch unter dem Gesichtspunkt eines längerfristigen Benefits für den Patienten geprüft werden.

Über die Effizienz niedrigdosierter Neuroleptika in dem Indikationsgebiet ängstlich-depressive Syndrome gibt es keinen Zweifel. Dies zeigen sowohl Untersuchungen aus Skandinavien, z.B. von Rosenberg und Mitarbeitern (Fog 1991), die nahezu 200 Patienten mit Flupenthixol oder Nortriptylin behandelten und in beiden Untersuchungsgruppen eine gute Besserung sahen, aber auch Ergebnisse von Frölund, der 231 Patienten mit Angst, Depression und somatischen Symptomen behandelte (Fog 1991). Obwohl eine sehr hohe Placebo-Response auftrat, wie sie in vergleichbaren Studien bei einer solchen Symptomenkonstellation sehr häufig zu finden ist, war die Behandlung mit Flupenthixol dennoch der Placebo-Wirkung überlegen (Fog 1991). Vergleichbare Ergebnisse erbrachten auch andere skandinavische Untersuchungen (Jokinen et al. 1984; Damsbo et al. 1988). In diesen Ambulanzstudien wurden nahezu 1000 Patienten untersucht, wobei einige methodische Schwächen durch eine große Zahl von Patienten zumindest teilweise kompensiert werden (Fog 1991). Niedrigdosierte Neuroleptika zeigen sich der Placebo-Behandlung überlegen und mit der Wirkung von trizyklischen Antidepressiva und Benzodiazepinen in der Behandlung ängstlich-depressiver Syndrome vergleichbar.

Zu einem ähnlichen Ergebnis kommt auch die Untersuchung von Johnson (1983) bei 66 Patienten, die vergleichend mit Flupenthixol, Notriptylin und Diazepam behandelt wurden. Hier fand sich in allen drei Behandlungsgruppen eine markante und signifikante Symptomreduktion in Hinblick auf Depressivität und Ängstlichkeit. Auch eine deutsche Studie verglich die Wirksamkeit niedrigdosierter Neuroleptika (Osterheider 1991). Ängstlich-depressive Patienten wurden mit 10 mg Flupenthixol-Decanoat (0,5 ml Fluanxol Depot 2 %) alle zwei Wochen oder 1,5 mg Fluspirilen wöchentlich i. m. behandelt. In beiden Gruppen zeigte sich eine signifikante Besserung, sowohl der depressiven, als auch der ängstlichen Symptomatik, wobei sich Gruppendifferenzen nicht nachweisen ließen.

Der Vergleich niedrigdosierter Neuroleptika (meist Flupenthixol) mit verschiedenen tri- bzw. tetrazyklischen Antidepressiva, zum Beispiel Amitriptylin, Nortriptylin, Mianserin, erbrachte in der Regel in der Indikation „ängstlich-depressive Syndrome" eine gleich gute Wirksamkeit des Neuroleptikums verglichen mit den Antidepressiva (Übersicht: Osterheider 1991).

Die in der niedrigdosierten Neuroleptika-Behandlung verwendeten Dosen bewegen sich in einem relativ engen Spektrum. Fluspirilen i. m. wird häufig in der Dosis von 1,5 mg/Woche (0,75 ml Imap) appliziert, bei Fluphenazin Decanoat – heute weitgehend aus der Therapie verschwunden – war 2,5 mg 14tägig eine häufig verwendete Dosis. Die in den Untersuchungen verwendete Tagesdosis von Flupenthixol bewegte sich in der Regel zwischen 1 und 4,5 mg mit einem deutlichen Schwerpunkt auf einer Dosis von 1–2 mg (Osterheider, 1991).

Um die Gefährdung der Patienten so gering wie möglich zu halten – Spätdyskinesien als Folge einer niedrigdosierten Neuroleptika-Behandlung bei Patienten mit nichtpsychotischen depressiven Syndromen, sind unter dem Aspekt der Risiko-Nutzen-Abwägung als noch gravierender anzusehen, als Spätdyskinesien im Rahmen der Rezidivprophylaxe schizophrener Erkrankungen – bietet sich in etwa folgendes Regelsystem an (Möller 1991):

– In der Regel sollte die Behandlung auf 2 bis 3 Monate begrenzt sein.
– Wenn ein Absetzversuch zur Verschlechterung der Symptomatik führt, sollte in der Regel nicht länger als insgesamt sechs Monate behandelt werden.
– Wenn auch das wegen der Chronizität der Symptomatik nicht geht, sollte weiterbehandelt werden, wobei immer wieder Absetzversuche eingeschaltet werden sollten. Spätestens beim Auftreten der geringsten Anzeichen von Spätdyskinesien (zum Beispiel Rabbit-Syndrom, Zungentremor beim Herausstrecken der Zunge) sollte abgesetzt werden.
– Wenn möglich, bei Langzeitbehandlung mit niedrigdosierten Neuroleptika auch Alternativen, zum Beispiel Antidepressiva oder Benzamide versuchen.

Inwieweit nebenwirkungsärmere neue atypische Neuroleptika mit einem geringeren Nebenwirkungsrisiko in der Indikation ängstlich-depressive Syndrome effizient sind, sollte systematisch untersucht werden, da Neuroleptika in diesem Indikationsgebiet bis heute sehr häufig eingesetzt werden, auch von Hausärzten.

Modelle der antidepressiven Wirksamkeit von Neuroleptika

Es werden eine Reihe verschiedener Modelle für die antidepressive Wirksamkeit von Neuroleptika diskutiert, worauf im ersten Kapitel dieses Buches näher eingegangen wird. Im Allgemeinen wird – vereinfacht ausgedrückt – die Dopamin-Rezeptor-blockierende Wirkung und damit eine verringerte dopaminerge Neurotransmission im limbischen System für den klinischen neuroleptischen Effekt verantwortlich gemacht. Allerdings blockieren Neuroleptika auch präsynaptisch gelegene, inhibierende Dopamin-Rezeptoren. Diese Blockade führt möglicherweise zu einem Anstieg der dopaminergen Aktivität, z. B. im präfrontalen Kortex. Eine Reihe von Befunden sprechen dafür, daß die differentielle prä- bzw. postsynaptische Wirkung der Neuroleptika auf einen Dosiseffekt zurückzuführen ist, denn in niedrigen Dosierungen kommen vor allem präsynaptische Effekte zum Tragen (vgl. Kapitel 1). Die antidepressive Wirksamkeit niedrig dosierter Neuroleptika resultiert danach aus der Blockade präsynaptischer Autorezeptoren, die einen Anstieg der dopaminergen Aktivität mit sich bringt (Imperato u. Angelucci 1991). Die postsynaptische Blockade der Dopaminrezeptoren – verantwortlich für die antipsychotischen Effekte – scheint hingegen erst im höheren Dosisbereich wirksam zu werden.

Die Blockade von D_2-Rezeptoren kann aber auch, wahrscheinlich durch das funktionelle Gleichgewicht zwischen dem dopaminergen und dem noradrenergen Neurotransmitter-System, zu einem Anstieg der Noradrenalin-Ausschüttung führen (Vergoni et al 1995).

Darüber hinaus wird auch das unterschiedliche Wirkprofil der verschiedenen Neuroleptika, das u. a. auf ihrer differentiellen Wirkung auf die verschiedenen Dopamin-Rezeptoren beruht, für die unterschiedliche antidepressive Wirksamkeit der Neuroleptika verantwortlich gemacht. So vermutet Okada (1995), daß die selektive Blockade von D_2- und D_3-Rezeptoren bei nur geringer Blockade von D_1- und D_4-Rezeptoren für die antidepressive Wirksamkeit von Sulpirid verantwortlich ist.

Clozapin hat einen sehr starken Effekt auf $5HT_2$-Rezeptoren im ZNS. Dieser Effekt auf $5HT_2$-Rezeptoren wird für die Effizienz von Clozapin in der Therapie der psychotischen Depression verantwortlich gemacht (Matsubara u. Meltzer, 1989). Da insbesondere die neueren atypischen Neuroleptika ausgeprägte Effekte auf das $5HT_2$-System im ZNS haben, wäre eine ähnliche Effizienz in der Therapie wahnhaft-depressiver Syndrome wie bei Clozapin zu erwarten. Allerdings muß vor zu hohen Erwartungen in dieser Hinsicht gewarnt werden, bis gut kontrollierte Untersuchungen an ausreichend großen Stichproben in diesen Indikationsgebieten vorliegen, denn häufig unterscheidet sich die klinische Wirksamkeit deutlich von den Effekten, die auf Grund des Rezeptorprofils einer Substanz zu erwarten wäre.

Zweifelsohne spielen für das klinische Wirkprofil der Neuroleptika auch andere Effekte als die auf die verschiedenen Dopaminrezeptoren eine Rolle. Unter anderem werden auch Effekte, die Neuroleptika auf das Immunsystem und dessen Botenstoffe, die Zytokine haben, für Neuroleptikawirkungen verantwortlich gemacht (Müller 1997).

Literatur

Ahlfors UG, Baastrup PC, Dencker SJ, Elgen K, Lingjaerde O, Pedersen V, Schou M, Aaskoven O (1981) Flupenthixole decanoat in recurrent manic depressive illness. A comparison with lithium. Acta Psychiatr Scand 64: 226–237

American Psychiatric Association (1993) Practice guideline for major depressive disorders in adults. Am J Psychiatry 150 (suppl): 1–26

Avery D, Winokur G (1977) The efficacy of electroconvulsive therapy and antidepressants in depression. Biol Psychiatry 12: 507–523

Avery D, Lubrano A (1979) Depression treated with imipramine and ECT: the de carolis study reconsidered. Am J Psychiatry 136: 559–562

Banov MD, Zarate CA, Tohen M, Scialabba D, Wines JD jr, Kolbrener M, Kim JW, Cole JO (1994) Clozapine therapy in refractory affective disorders: polarity predicts response in long-term follow up. J Clin Psychiatry 55: 295–300

Barrios del Risco P, Hausmann E, Reil GH (1985) Sulpirid-Therapie in der nervenärztlichen Praxis. Psycho 11: 300–306

Benkert O, Holsboer F (1984) Effect of sulpiride in endogenous depression. Acta Psychiatr Scand 69 Suppl 321: 43–48

Bocchetta A, Bernardi F, Burrai C, Pedditzi M, Del Zompo M (1993) A double blind study of L-sulpiride versus amitriptylin in lithium maintained bipolar depressives. Acta Psychiat Scand 88: 434–439

Böning J (1991) Nutzen und Risiken der Therapie mit niedrigdosierten Depotneuroleptika. In: Pöldinger W (Hrsg) Niedrigdosierte Neuroleptika bei änstlich-depressiven Zustandsbildern und psychosomatischen Erkrankungen. Braun, Karlsruhe, pp 62–73

Brockington IF, Kendell RE, Kellett JM, Curry SH, Wainwright S (1978) Trials of lithium, chlorpromazine and amitriptyline in schizoaffective patients. Br J Psychiatry 133: 162–168

Brown RP, Frances A, Kocsis JH, Mann JJ (1982) Psychotic vs nonpsychotic depression: Comparison of treatment response. J Nerv Ment Dis 170: 635–637

Ceskova E, Svestka J (1993) Double-blind comparison of risperidone and haloperidol in schizophrenic and schizoaffective psychoses. Pharmakopsychiatry 26: 121–124

Chan CH, Janicak PG, Davis JM, Altman E, Andriukaitis S, Hedeker D (1987) Response to psychotic and nonpsychotic depressed patients to tricyclic antidepressants. J Clin Psychiatry 48: 197–200

Charney DS, Nelson JC (1981) Delusional and nondelusional unipolar depression: Further evidence for distinct subtypes. Am J Psychiatry 138: 328–333

Cowdry RW, Gardner DL (1988) Pharmacotherapy of borderline personality disorder. Arch Gen Psychiat 45: 111–119

Damsbo N, Lassen T, Falhof SL (1988) Flupentixol (Fluanxol) eller diazepam til behandling af visse psykosomatiske tilstande. Ugeskr Laeger 149: 12–16

Davidson JRT, McLeod MN, Kurland AA, White HL (1977) Antidepressant drug therapy in psychotic depression. Br J Psychiatry 131: 493–496

DeMortier G, Lochu A, Colen de Melo P, Ghribi O, Roche-Rabreau D, DeGrassat K, Desce JM (1996) Elevated clozapine plasma concentrations after fluvoxamine initiation. Am J Psychiatry 153:738–739

Dwight MM, Keck PE, Stanton SP, Strakowski SM, McElroy SL (1994) Antidepressant activity and mania associated with risperidone treatment of schizoaffective disorder. Lancet 344: 554–555

Esparon J, Kolloori J, Naylor GJ, McHarg AM, Smith AH, Hopwood SE (1986) Comparison of the prophylactic action of flupenthixol with placebo in lithium treated manic depressive patients. Br J Psychiatry 148: 723–725

Fog R (1991) Skandinavische Erfahrungen mit niedrigdosiertem Flupenthixol(decanoat) bei Angst und Depression. In: Pöldinger W (Hrsg) Niedrigdosierte Neuroleptika bei änstlich-depressiven Zustandsbildern und psychosomatischen Erkrankungen. Braun, Karlsruhe, pp 74–78

Friedman C, De Mowbray MS, Hamilton V (1961) Imipramine (Tofranil) in depressive states: A controlled trial with in-patients. J Ment Sci 107: 948–953

Gardner DL, Cowdry RW (1985) Alprazolam-induced dyscontrol in borderline personality disorder. Am J Psychiatry 141: 98–100

Glassman AH, Perel JM, Schostak, Kantor SJ, Fleiss JL (1977) Clinical implications of imipramine plasma levels for depressive illness. Arch Gen Psychiatry 34: 197–204

Goldberg SC, Schulz SC, Schulz PM, Resnick RJ, Hamer RM, Friedel RO (1986) Borderline and schizotypal personality disorders treated with low-dose thiothixene vs placebo. Arch Gen Psychiatry 43: 680–686

Hendrick V, Altshuler LL, Szuba MP (1994) Is there a role for neuroleptics in bipolar depression? J Clin Psychiatry 55: 533–535

Hillert A, Maier W, Wetzel H, Benkert O (1992) Risperidone in the treatment of disorders with a combined psychotic and depressive syndrome: a functional approach. Pharmacopsychiatry 25: 213–217

Hordern A, Holt NF, Burt CG (1963) Amitriptyline in depressive states: phenomenology and prognostic considerations. Br J Psychiatry 109: 815–825

Howarth BG, Grace MAG (1985) Depression, drugs, and delusions. Arch Gen Psychiatry 42: 1145–1147

Imperato A, Angelucci L (1991) The effect of clozapine and fluperlapine on the in vivo release and metabolism of dopamine in striatum and in the frontal cortex of freely-moving rats. Psychopharmacol Bull 25: 383–389

Johnson DAW (1983) Symptom response in a double-blind comparison of flupenthixole, nortriptyline and diazepam in neurotic depression. IBID 4 (1): 19–28

Jokinen K, Koskinen T, Selonen K (1984) Flupenthixol vs diazepam in the treatment of psychosomatic disorders: A double-blind, multi-centre trial in general practise. Pharmacotherapeutica 3: 573–581

Kaiya H, Takeda N (1990) Sulpiride in the treatment of delusional depression. J Clin Psychopharmacol 10: 147

Keck PE, McElroy SL, Strakowski SM, West SA (1994) Pharmacological treatment of schizoaffective disorder Psychopharmacology (Berl) 114: 529–538

Keck PE, Wilson DR, Strakowski SM, McElroy SL, Kizer DL, Balistreri TM, Holtman HM, DePriest M (1995) Clinical predictors of acute risperidone response in schizophrenia, schizoaffective disorder, and psychotic mood disorders. J Clin Psychiatry 56: 466–470

Keck PE, McElroy SL, Strakowski SM (1996) New developments in the pharmacologic treatment of schizoaffective disorder. J Clin Psychiatry 57 Suppl 9: 41–48

Kielholz P, Terzani S, Pöldinger W (1979) The long-term treatment of periodical and cyclic depressions with flupenthixol decanoate. Int Pharmacopsychiatry 14: 305–309

Klik J, Kraausova J, Krizova K, Maresova-Vencovsky E (1976) Experience with clozapine in psychiatric home practise. Csek Psichiatrie 72: 197

Kogan W, Nikolaenko N (1974) New drugs in the treatment of nervous and mental disease. Reports of Leningrad Bechterev Psychoneurological Research Institute, p 4041

Kroessler D (1985) Relative efficacy rates for therapies of delusional depression. Convulsive Ther 1: 173–182

Lecrubier Y, Boyer P, Turjanski S, Rein W, Amisulpride Study Group (1997) Amisulpride versus imipramine and placebo in dysthymia and major depression. J Affect Dis 43: 95–103

Linström LH (1989) A retrospective study of the long-term efficacy and safety of clozapine in 96 schizophrenic and schizoaffective patients during a 13-year period. Psychopharmacol (Berl) 99 (suppl): 84–86

Littlejohn R, Leslie F, Cookson J (1994) Depot antipsychotics in the prophylaxis of bipolar affective disorder. Br J Psychiatry 165: 827–829

Maier W, Benkert O (1994) Treatment of chronic depression with sulpiride: evidence of efficacy in placebo-controlled single case studies. Psychopharmacol 115: 495–501

Malhotra AK, Litman RE, Su TP (1993) Clozapin response in schizoaffective disorder. In: New research program and abstracts of the 146th Annual Meeting of the APA. San Francisco, CA, No 53: 73

McElroy SL, Dessian EC, Pope HG jr, Cole JO, Keck PE, Frankenberg FR, Aizley HG, O'Brian S (1991) Clozapine in the treatment of psychotic mood disorders, schizoaffective disorder, and schizophrenia. J Clin Psychiatry 52: 411–414

Meltzer HY, Bastani B, Kwon KY, Ramirez LF, Burnett S, Sharpe J (1989) A prospective study of clozapine in treatment-resistant patients: I Preliminary report. Psychopharmacology 99 (suppl): S68–S72

Meltzer HY, Okayli G (1995) Reduction of suicidality during clozapine treatment of neuroleptic-resistant schizophrenia: impact of risk-benefit assessment. Am J Psychiatry 152:183–190

Möller H-J (1990) Antidepressants and neuroleptics in the treatment and prophylaxis of schizoaffective psychoses. In: Marneros A, Tsuang MT (eds) Affective and schizoaffective disorders. Springer, Berlin New York, pp 231–250

Möller H-J (1991) Niedrigdosierte Neuroleptika: Indikationen. In: Pöldinger W (Hrg) Niedrigdosierte Neuroleptika bei änstlich-depressiven Zustandsbildern und psychosomatischen Erkrankungen. Braun, Karlsruhe, pp 52–61

Montgomery S, Montgomery DB, Green M, Bullock T, Baldwin D (1992) Pharmacotherapy in the prevention of suicidal behavior. J Clin Psychopharmacol 12: 27–31

Montgomery S, Montgomery DB, McAuley R (1979) Maintenance therapy in repeated suicidal behavior: A placebo controlled trial. Proc 10th Int Congr Suicid Prevention and Crisis Intervention, pp 227–229

Müller N, Brockmöller J, Roots I (1991) Extremely low plasma half-life of amitriptylin in a woman with the cytochrome P450IID6 29/29-kilobase wild-type allele – a slowly reversible interaction with fluoxetine. Ther Drug Monitor 13: 533–536

Müller N (1995) Therapie depressiver Erkrankungen in der Allgemeinpraxis. Dtsch Ärzteblatt 92: A-445–446

Müller N (1997) Die Rolle des Zytokin-Netzwerks im ZNS und psychische Störungen. Nervenarzt 68: 11–20

Mulsant BH, Haskett RF, Prudic J, Thase ME, Malone KM, Mann J, Pettinati HM, Sackeim HA (1997) Low use of neuroleptic drugs in the treatment of psychotic major depression. Am J Psychiatry 154: 559–561

Naber D, Hippius H (1990) The European experience with use of clozapine. Hosp Comm Psychiatry 41: 886–890

Naber D, Hippius H (1994) Indikation, Wirksamkeit und Verträglichkeit von Clozapin – Klinische Erfahrungen bei 1058 stationären Behandlungen. In: Naber D, Müller-Spahn F (Hrsg) Clozapin. Pharmakologie und Klinik eines atypischen Neuroleptikums. Springer, Berlin New York, pp 91–101

Naber D, Holzbach R, Perro C, Hippius H (1992) Clinical management of clozapine patients in relation to efficacy and side-effects. Br J Psychiatry 160: 54–59

Nelson WH, Khan A, Orr WW (1984) Delusional depression, phenomenology, neuroendocrine function and tricyclic antidepressant response. J Affective Disord 6: 297–306

Nemeroff CD, DeVane CL, Pollock BG (1996) Newer antidepressants and the cytochrome P450 system. Am J Psychiatry 153: 311–320

Okada F (1995) Why can low doses of sulpiride counteract depression? J Clin Psychopharmacol 15: 442

Osterheider M (1991) Flupenthixol(decanoat) bei Patienten mit depressivem Syndrom. Forschungsüberblick und vorläufige Ergebnisse einer laufenden Untersuchung zum Vergleich von Flupenthixoldecanoat mit Fluspirilen und anderen Referenzsubstanzen. In: Pöldinger W (Hrsg) Niedrigdosierte Neuroleptika bei änstlich-depressiven Zustandsbildern und psychosomatischen Erkrankungen. Braun, Karlsruhe, pp 97–107

Peselow ED, Fieve RR, Defiglia C, Sanfilipo MP (1994) Lithium prophylaxis of bipolar illness: the value of combination treatment. Br J Psychiatry 164: 208–214

Ranjan R, Meltzer HY (1996) Acute and long-term effectiveness of clozapine in treatment-resistant psychotic depression. Biol Psychiatry 40: 253–258

Rothschild AJ, Samson JA, Besette MP, Carter-Campbell JT (1993) Efficacy of the combination of fluoxetine and perphenazine in the treatment of psychotic depression. J Clin Psychiatry 54: 338–342

Schirmer G (1996) Depressionsbehandlung mit einer neuro-thymoleptischen Kombination in der Praxis. Psychiat Prax 23: 99–100

Simpson GM, Lee JH, Cuculic Z, Kellner R (1976) Two dosages of imipramine in hospitalized endogenous and neurotic depressives. Arch Gen Psychiatry 33: 1093–1102

Spiker DG, Weiss JC, Dealy RS, Griffin SJ, Hanin I, Neil JF, Perel JM, Rossi AJ, Soloff PH (1985) The pharmacological treatment of depression. Am J Psychiatry 142: 430–436

Standish-Barry HMAS, Bouras N, Bridges PK, Watson JP (1983) A randomized double blind group comparative study of sulpiride and amitriptyline in affective disorder. Psychopharmacol 81: 258–260

Vergoni AV, Forgione A, Bertolini A (1995) Chronic administration of l-sulpiride at non-neuroleptic doses reduces the duration of immobility in experimental models of 'depression-like' behavior. Psychopharmacol 121: 279–281

White E, Cheung P, Silverstone T (1993) Depot antipsychotics in bipolar affective disorder. Int Clin Psychopharmacol 8: 119–122

Wolfersdorf M, König F, Straub R (1994a) Pharmacotherapy of delusional depression: experience with combinations of antidepressants with the neuroleptics zotepine and haloperidol. Neuropsychobiology 29: 189–193

Wolfersdorf M, Gallhofer B, Grosch A, Müller N, Seeler W, Steinberg R (1994b) Depressive Erkrankungen: Adäquate Therapie in der Allgemeinpraxis. Therapiewoche 44: 1738 –1750

Wolfersdorf M, Barg Th, König F, Leibfarth M, Grünewald I (1995) Paroxetine as antidepressant in combined antidepressant-neuroleptic therapy in delusional depression: observation of clinical use. Pharmacopsychiatry 28: 56–60

Diskussion

Saß

Sie haben über die antidepressive Wirkung der Neuroleptika berichtet. Können Sie noch etwas zur depressiogenen Wirkung dieser Substanzen sagen, die sich insbesondere auch bei den bipolaren Verläufen andeutete?

Müller

Das ist seit etwa 30 Jahren ein ungeklärter Streitpunkt, der sich primär auf Haloperidol und die Butyrophenone bezieht, weniger auf die klassischen niederpotenten Neuroleptika, und erst recht nicht auf die neueren, atypischen Neuroleptika. Es ist nicht geklärt, welche Mechanismen letztlich für die in der Literatur beschriebenen depressiven Syndrome unter Butyrophenonen verantwortlich sind. Der „sekundären Negativsymptomatik" – psychischen Korrelaten der extrapyramidalmotorischen Nebenwirkungen – kommt eine zentrale Rolle zu.

Rüther

Welche Rolle spielen hier Dosierung und Plasmaspiegel? Wenn Sie ein Neuroleptikum zum Antidepressivum hinzugeben, kommt es in der Regel zu einer Plasmaspiegelerhöhung des Antidepressivums. Zweitens haben wir früher in unseren Studien zum Beispiel zum Clozapin gemeint, daß die niedrige Dosierung antidepressiv wirkt. Ist es eine Dosisfrage, ob ein Neuroleptikum antidepressiv wirkt?

Müller

Vor allem die Studien zum Sulpirid zeigen, daß die niedrige Dosis antidepressiv wirkt. Einige wenige Studien haben das aber auch für das Haloperidol bzw. Flupenthixol gezeigt. Zum Plasmaspiegel gibt es kaum Untersuchungen. Eine Studie hat nach eher hohem und niedrigem Spiegel getrennt, fand aber keine Unterschiede im Outcome.

Linden

Ich habe noch nicht verstanden, wo der optimale Dosisbereich liegt. Ich selbst dosiere immer eher niedriger oder benutze Sulpirid. Zweitens hatten Sie auch auf die Zytokine hingewiesen, die ja auch bei neurasthenischen Syndromen bzw. dem sog. „chronic fatigue syndrome" diskutiert werden. Abgesehen von der analeptischen Wirkung der Neuroleptika, die Herr Müller (Frankfurt) berichtet hat, wäre das eine mögliche Erklärung für klinische Besserungen depressiver Syndrome unter Neuroleptika?

Müller

Hinsichtlich der Dosierung von Neuroleptika habe ich mich auf die Monotherapie depressiver Syndrome konzentriert. Da ist es sicherlich so, daß die Niedrigdosierung effektiv ist.

In bezug auf die Rolle der Zytokine bewegt man sich allzu sehr auf das Gebiet der Spekulation. Im Hinblick auf das „chronic fatigue syndrome" macht es durchaus Sinn, sich die Zytokine anzusehen, weil hierfür auch postvirale Faktoren zur Erklärung herangezogen werden. Das Thema Zytokine ist im Moment en vogue, und es wird bei nahezu allen psychischen Störungen diskutiert, ohne immer ein klares Rational zu haben. Wenn man die Rolle der Zytokine nicht kennt, ist ein möglicher Zusammenhang zu den Neuroleptika erst recht spekulativ.

Warnke

Die Arbeitsgruppe um Schulz in Marburg hat ja gezeigt, daß die Clozapin-Spiegel mit der Dosierung linear hoch korrelieren, daß aber die intraindividuelle Varianz um den Faktor 20 schwanken kann. In der Kombination mit Fluvoxamin stieg der Clozapinspiegel durchschnittlich um 47 % an. Man muß bei Kombinationen von Neuroleptika und Antidepressiva sicher auch die einzelnen Präparate anführen.

Müller

Es ist richtig, daß die einzelnen Präparate sehr unterschiedliche Interaktionsmuster mit anderen Pharmaka haben. Das gilt sowohl für Neuroleptika, als auch für Antidepressiva. Als Beispiele seien nur Fluvoxamin und Citatopram genannt, die über unterschiedliche Cytochrom P450 Isoenzyme metabolisiert werden. Darüberhinaus ist ja seit Jahren eine Streitfrage, inwieweit die Plasmaspiegel überhaupt ein Prädiktor für die Therapieresponse sind.

Anwendung von Neuroleptika bei psychischen Störungen im Rahmen internistischer Erkrankungen

B. Bandelow · E. Rüther

Priv.-Doz. Dr. med. Dipl.-Psych. B. Bandelow
Klinik und Poliklinik für Psychiatrie, Georg-August-Universität Göttingen,
von-Siebold-Straße 5, 37075 Göttingen

Bei internistischen Patienten können folgende Manifestationen psychischer Störungen auftreten:

- reaktive psychische Störungen als Folge schwerwiegender internistischer Erkrankungen (Anpassungsstörungen),
- hirnorganische Psychosyndrome als Folge internistischer Erkrankungen,
- von der internistischen Erkrankung unabhängige psychische Störungen,
- internistische Erkrankungen als Folge einer psychischen Störung.

Nicht allzu selten führen auch psychische Störungen zu einer Fehleinweisung in internistische Kliniken (van Hemert et al. 1993); diese Fälle sind jedoch nicht Gegenstand dieses Artikels.

Nach einer Erhebung von Arolt et al. (1995) betrug die Punktprävalenz psychiatrischer Störungen in inneren Abteilungen 46,5 %. Am häufigsten wurden organische Psychosen diagnostiziert (15,8 %), von denen die weitaus meisten zu den Demenzen zu rechnen waren. Anpassungsstörungen und Alkoholabhängigkeit treten ebenfalls häufig auf.

Die Tabelle 1 enthält, nach Syndromen geordnet, die möglichen internistischen und neurologischen Ursachen organischer Psychosyndrome. Nicht selten werden in solchen Fällen Neuroleptika eingesetzt. Nach einer Erhebung von Hesse et al. (1993) erhielten 11 % aller geriatrischen Patienten Neuroleptika. In der Tabelle 2 sind die Syndrome aufgeführt, bei denen Neuroleptika verordnet werden können, wobei bei deliranten Syndromen, Angst- und Schlafstörungen und Erbrechen die Neuroleptika – abhängig von der Grunderkrankung – oft als zweite Wahl gelten. Bei der Wahl des Neuroleptikums sind folgende Punkte zu beachten:

- Kontraindikationen und Anwendungsbeschränkungen,
- Wechselwirkungen mit anderen internistischen Medikamenten,
- Besonderheiten in der Pharmakotherapie älterer Patienten.

Tabelle 1. Internistische Ursachen organischer Psychosyndrome

Paranoid-halluzinatorische Syndrome	Delirante Syndrome, Verwirrtheit	Manische Syndrome	Depressive Syndrome
Intoxikationen/Arzneimittel (Cortison, Antiparkinson- mittel, Gyrasehemmer, u. a.)	Intoxikationen/Drogen/ Arzneimittel	Medikamente (z. B. Cortison)	Medikamente (z. B. Reserpin, Cortison)
Lues (Progressive Paralyse)	Exsikkose	Lues (Progres- sive Paralyse)	Lues (Progressive Paralyse)
Exsikkose	Metabolische/endokrine	Hepatische	Lupus
Hypercortisolismus	Störungen	Enzephalopathie	erythematodes
M. Addison	Hyperthyreoidismus		
Hyperthyreoidismus	Vitaminmangelzustände		
Hyperparathyreoidismus	Fieber, Sepsis		
Hypoparathyreoidismus	Meningeosis carcinomatosa		
Hyponatriämie	Lupus erythematodes		
Hepatische Enzephalopathie	Andere Vaskulitiden mit		
Porphyrie	ZNS-Beteiligung		
Urämie	HIV		
M. Wilson	Infektionserkrankungen		
Vitaminmangelzustände	(Mykosen mit		
Perniziöse Anämie	ZNS-Beteiligung)		
Lupus erythematodes	Hepatische		
Periarteriitis nodosa	Enzephalopathie		
Andere Vaskulitiden mit ZNS-Beteiligung			

Tabelle 2. Indikationen für Neuroleptika in der inneren Medizin

Neuroleptika als Mittel der ersten Wahl bei:	Neuroleptika als Mittel der zweiten Wahl bei:
paranoid-halluzinatorischen Syndromen	deliranten Syndromen
manischen Syndromen	Angstzuständen
psychomotorischer Erregtheit, Verwirrtheit	Schlafstörungen
	Erbrechen

Rezeptoraffinitäten

Folgende Rezeptorwirkungen der Neuroleptika sind in diesem Zusammenhang von Bedeutung (siehe auch Richelson 1985):

Antidopaminerge Wirkungen (hochpotente Neuroleptika)

- Erhöhte Empfindlichkeit des dopaminergen Systems bei älteren Patienten
- Verschlechterung eines Morbus Parkinson

Anticholinerge Wirkungen (mittel- und niedrigpotente trizyklische Neuroleptika)

- Erhöhte Empfindlichkeit des cholinergen Systems bei älteren Patienten
- Gedächtnisverschlechterung durch anticholinerge Wirkungen bei älteren Patienten

Antihistamin (H₁)-Wirkungen (mittel- und niedrigpotente Neuroleptika)

- Additive Wirkung bei Gabe anderer sedierender Medikamente
- Verstärkung einer Hypotonie mit bedrohlichen Folgen bei älteren Patienten

Anti-a₁-adrenerge Wirkungen (mittel- und niedrigpotente Neuroleptika)

- Orthostatische Dysregulation mit bedrohlichen Folgen bei älteren Patienten
- Kreislaufwirkungen bei kardialen Vorerkrankungen relevant

Toxisch bedingte Wirkungen (trizyklische Neuroleptika)

- Blutbildveränderungen bei älteren Patienten häufiger
- Mögliche Kombination mit anderen blutbildverändernden Medikamenten

Die Tabelle 3 enthält die Anwendungsbeschränkungen für Neuroleptika

Tabelle 3. Anwendungsbeschränkungen für Neuroleptika

Anamnestisch bekanntes malignes neuroleptisches Syndrom

Vergiftungsbedingte Psychosen und Bewußtseinstrübungen

Akute Alkohol-, Opioid-, Hypnotika- oder Psychopharmaka-Intoxikation

Leukopenie und andere Erkrankungen des hämatopoetischen Systems (besonders trizyklische Neuroleptika)

Prolaktinabhängige Tumoren, z. B. Mammatumoren

Schwere Leber- und Nierenerkrankungen

Schwere Hypotonie bzw. orthostatischer Dysregulation

Phäochromocytom

Hirnorganische Veränderungen

Stammhirnerkrankungen (wie M. Parkinson)

Epileptische Krampfanfälle in der Anamnese

Chronische Atemwegserkrankungen, Asthma

Depressive Syndrome

(Nur für Neuroleptika mit mittlerer bis ausgeprägter anticholinerger Wirkung:) Glaukom, Harnverhaltung, Prostatahypertrophie, Pylorusstenose, paralytischer Ileus, hirnorganische Vorschädigung

(Nur für Neuroleptika mit ausgeprägten kardiovaskulären Begleitwirkungen:) Kardiovaskuläre Vorschädigung

Schwangerschaft und Stillzeit

Allgemeine Prinzipien

Paranoide, maniforme, Erregtheits- und Unruhezustände

Vor dem Einsatz von Neuroleptika müssen andere Ursachen des organischen Psychosyndroms abgeklärt werden (z. B. neurologische Erkrankungen). Im allgemeinen gilt, daß ein Neuroleptikum mit einem besonders reinen Dopamin-D_2-Antagonismus besser für Patienten geeignet ist, bei denen Kontraindikationen oder Komedikationen bestehen. In den meisten Fällen ist Haloperidol anwendbar.

Neuroleptika mit einem „rich drug profile" sind weniger gut geeignet, da sie neben dem Dopamin-Rezeptor auch Serotonin-, Histamin-, α-adreno- und Acetylcholin-Rezeptoren beeinflussen. Dies gilt auch für die atypischen Neuroleptika, über die zudem keine Erfahrungen über den Einsatz bei internistischen Erkrankungen vorliegen. Ein Vorteil kann in manchen Fällen die geringere Häufigkeit extrapyramidaler Störungen unter atypischen Neuroleptika sein.

Neuroleptika haben gegenüber den Benzodiazepinen den Vorteil, daß sie weniger stark atemdepressiv wirken und bei Patienten mit Demenz keine paradoxen Unruhezustände auslösen.

Delirante Zustände

Während Alkoholentzugsdelirien in der Regel mit Clomethiazol behandelt werden, sind in seltenen Fällen, in denen Kontraindikationen gegen Clomethiazol vorliegen, Neuroleptika angezeigt, die allerdings die Krampfschwelle senken können. Bei anderen deliranten Zuständen, z. B. im Rahmen eines hirnorganischen Psychosyndroms, sind Neuroleptika vorzuziehen.

Bei der Dosierung ist zu beachten, daß bei älteren Patienten das extrapyramidalmotorische System empfindlicher reagiert. Bei Haloperidol sollte mit einer Tagesdosis von 0,5–1,5 mg begonnen und auf bis zu 6–10 mg gesteigert werden.

Angst- und Schlafstörungen

Wenn andere Anxiolytika oder Hypnotika kontraindiziert sind, können niedrig- oder mittelpotente Neuroleptika eingesetzt werden. Hier eignet sich z. B. Chlorprothixen. Müssen anticholinerge Wirkungen vermieden werden, sind die Butyrophenone Melperon und Pipamperon geeignet.

Besonderheiten der Behandlung bei den einzelnen Grunderkrankungen

Patienten mit kardiovaskulären Erkrankungen

Trizyklische Neuroleptika mit anticholinergen Wirkungen sind für die Behandlung von Patienten mit kardiovaskulären Erkrankungen weniger gut geeignet, besonders wenn Rhythmusstörungen bestehen. Manche Neuroleptika führen zu einer Verlängerung der QT-Zeit (z. B. Thioridazin, Pimozid, Sertindol und andere). Haloperidol kann meist ohne Probleme gegeben werden.

Patienten mit Hypertonie

Mittel- und niedrigpotente Neuroleptika können durch ihre α-Adreno- und Histaminrezeptorblockade zu einer Blutdrucksenkung führen. Bei gleichzeitiger Gabe von blutdrucksenkenden Mitteln kann diese Wirkung additiv verstärkt werden. Eine Ausnahme sind die Antihypertonika Clonidin, Methyldopa, Guanethidin und Guanfacin. Hier kann es bei gleichzeitiger Gabe zu einer Abschwächung der Blutdrucksenkung kommen. Eine Übersicht der Antihypertensivawirkungen findet sich bei Bandelow u. Rüther (1993) u. van Zwieten (1977).

Patienten mit Hypotonie und orthostatischer Dysregulation

Besonders bei älteren Patienten können die blutdrucksenkenden Effekte der niedrig- und mittelpotenten Neuroleptika zu schweren Komplikationen wie Oberschenkelhalsfrakturen oder Hirn- und Herzinfarkten führen. Daher sind hochpotente Butyrophenone, wie z. B. Haloperidol, vorzuziehen.

Patienten mit schweren Nierenerkrankungen

Da Neuroleptika hauptsächlich in der Leber metabolisiert werden und nur ein geringer Prozentsatz über die Niere ausgeschieden wird, sind keine schwerwiegenden Probleme bei Patienten mit Niereninsuffizienz zu erwarten (Bennett et al. 1980). Bei Haloperidol beträgt die Ausscheidung über die Niere lediglich 1 %. Durch eine Niereninsuffizienz kann allerdings die Plasma-Eiweiß-Bindung verändert werden, so daß mehr freie Substanz eines Medikaments durch die Bluthirnschranke gelangt.

Patienten mit gastrointestinalen Störungen

Bei der Behandlung von Patienten mit gastrointestinalen Störungen ist folgendes zu beachten: Antazida können die Resorption der Psychopharmaka vermindern. Der H_2-Blocker Cimetidin bewirkt eine Enzymhemmung und kann somit die Wirkdauer der Neuroleptika verlängern. Das Antiemetikum Metoclopramid kann zu einer Verstärkung extrapyramidaler Symptome führen, da es wie die Neuroleptika dopaminantagonistisch wirkt. Die meisten Neuroleptika wirken im übrigen selbst antiemetisch.

Patienten mit schweren Lebererkrankungen

Eine Leberinsuffizienz kann zu einer verlangsamten Metabolisierung und somit zur Kumulation der Neuroleptika führen. Trizyklische Neuroleptika können zu Leberenzymerhöhungen führen, die manchmal aber trotz Weiterbehandlung zurückgehen können und nach dem Absetzen reversibel sind. Unter Haloperidol kommt es selten zu einer Leberwerterhöhung.

Patienten mit Diabetes mellitus

Phenothiazin-Neuroleptika können die Wirkung von Insulin und oralen Antidiabetika abschwächen.

Patienten mit Erkrankungen des hämatopoetischen Systems

Trizyklische Neuroleptika (Phenothiazine und Thioxanthene) können Blutbildveränderungen (z. B. Neutropenie oder Agranulozytose) verursachen. Daher sollte auf Butyrophenone, wie z. B. Haloperidol, ausgewichen werden. Selbstverständlich ist die Gabe von Clozapin kontraindiziert. Ebenso versteht sich, daß nicht zwei Medikamente kombiniert werden, die beide Blutbildveränderungen auslösen können.

Patienten mit Gerinnungsstörungen

Butyrophenone (z. B. Haloperidol) reduziert die Prothrombinzeit. Außerdem wird der Dosisbedarf von Antikoagulanzien erhöht. Phenothiazine können den Abbau der oralen Antikoagulanzien hemmen (Bandelow u. Rüther 1993).

Patienten mit Engwinkelglaukom, Miktionsstörungen, Prostatahypertrophie, Pylorusstenose, Refluxösophagitis und Hiatushernie

Bei diesen Diagnosen ist die Gabe von Neuroleptika mit starker anticholinerger Wirkung (meist niedrigpotente Neuroleptika, wie z. B. Levomepromazin) nicht indiziert. Die Butyrophenone Melperon und Pipamperon haben kaum anticholinerge Wirkungen und sind daher für diese Patienten geeignet. Ausgeprägte anticholinerge Effekte treten z. B. bei Clozapin, Promazin, Chlorprothixen, Thioridazin und Olanzapin auf.

Patienten mit Infektionserkrankungen

Polypeptid-Antibiotika (Colestin, Polymyxin B, Teicoplanin, Vancomycin) können zu einer Atemlähmung in Folge neuromuskulärer Blockade führen. Stark sedierende Neuroleptika könnten diese Blockade verstärken. Doxycyclin, Rifampizin und Griseofulvin sind Enzyminduktoren; sie können dadurch zu einem rascheren Abbau gleichzeitig gegebener Psychopharmaka führen. Chloramphenicol ist dagegen ein Enzymhemmer.

Patienten mit Schmerzzuständen

Bei der Kombination von Neuroleptika mit Schmerzmitteln muß die additive Verstärkung der zentraldämpfenden Wirkung der Neuroleptika beachtet werden.

Patienten mit vaskulären Prozessen

Bei Patienten mit vaskulären Prozessen, z. B. bei allgemeiner Arteriosklerose oder Diabetes mellitus, kann es zu einer zerebralen Minderdurchblutung kommen. Manchmal ist dann eine Exsikkose Auslöser für hirnorganische Psychosyndrome, die sich in Desorientiertheit, Verwirrtheit, Unruhe, Aggressivität, Bettflucht und paranoiden Gedanken äußern. Daher ist häufig eine Infusion zum Ausgleich der Flüssigkeitsbilanz notwendig. Allerdings sind der Erhöhung der Flüssigkeitszufuhr bei manchen kardiovaskulären Erkrankungen Grenzen gesetzt. Zur Behandlung der Symptome eines hirnorganischen Psychosyndroms ist Haloperidol geeignet.

Patienten mit allergischen Erkrankungen

Bei der Gabe von Antihistaminika, wie Terfenadin und Astemizol, ist zu beachten, daß sie nicht mit Neuroleptika kombiniert werden sollten, die ebenfalls eine QT-Verlängerung verursachen können (siehe oben).
   Überempfindlichkeitsreaktionen auf Neuroleptika sind recht selten. Bei Phenothiazinen können Hauterscheinungen auftreten.

Schlußfolgerungen

Immer mehr Neuroleptika werden in den nichtpsychiatrischen Fachgebieten angewendet. Der Siegeszug der Neuroleptika kann sicher nicht aufgehalten, aber kanalisiert werden. Generell ist zu sagen, daß Neuroleptika, auch wenn sie in vielen Fällen bei internistischen Erkrankungen sicherer anzuwenden sind als alternative Arzneimittel, kenntnisreich angewendet werden sollten. Als selbstverständlich erscheint die Forderung nach einer organischen Abklärung vor dem Einsatz der Neuroleptika. Auch eine fachpsychiatrische Untersuchung scheint in vielen Fällen angezeigt.

Literatur

Arolt V, Driessen M, Bangert-Verleger A, Neubauer H, Schürmann A, Seibert W (1995) Psychische Störungen bei internistischen und chirurgischen Krankenhauspatienten. Prävalenz und Behandlungsbedarf. Nervenarzt 66 (9): 670–7

Bandelow B, Rüther E (1993) Besonderheiten der Psychopharmakotherapie bei psychischen Kranken mit körperlichen Erkrankungen. In: Möller H-J (Hrsg) Therapie psychiatrischer Erkrankungen. Enke, Stuttgart

Bennett WM, Muther RS, Parker RA, et al. (1980) Drug therapy in renal failure: dosing guidelines for adults. Part II: sedatives, hypnotics, and tranquilizers; cardiovascular, antihypertensive, and diuretic agents; miscellaneous agents. Ann Intern Med 93(2): 286–325

Hesse KA, Driscoll A, Jacobson S (1993) Neuroleptic prescriptions for acutely ill geriatric patients. Arch Intern Med 153(22): 2581–2587

Richelson E (1985) Pharmacology of neuroleptics in use in the United States. J Clin Psychiatry 46 (8 Pt 2): 8–14

van Hemert AM, Hengeveld MW, Bolk JH, Rooijmans HG, Vandenbroucke JP (1993) 2. Psychiatric disorders in relation to medical illness among patients of a general medical out-patient clinic. Psychol Med 3(1): 167–73

van Zwieten PA (1977) Wechselwirkungen zwischen Antihypertensiva und Psychopharmaka. Pharmakopsychiatry 10: 232–238

Diskussion

Steinberg
Ich möchte anregen, nicht allein über die Indikationen von Neuroleptika zu sprechen, sondern über die Behandlung von Erkrankungen, z. B. des depressiven Syndroms bei organischen Erkrankungen. Bei dem, was Sie jetzt gezeigt haben, sind in vielen Fällen eher Antidepressiva indiziert.

Gaebel
Wir haben verschiedene Störungsgruppen, bei denen man jedes Mal fragen muß: Gibt es gut gesicherte, alternative Therapiestrategien, die das Thema Neuroleptika heute überflüssig machen. Wenn das nicht der Fall ist, dann ist die Frage, gibt es gewisse Evidenzen, daß es sinnvoll ist, und wie macht man es dann. Das hat der Vortrag von Herrn Rüther klar herausgearbeitet.

Saupe
Ihre Ausgangsbemerkung stimmt, daß internistische Abteilungen ungewöhnlich viel Neuroleptika verbrauchen, und andere Psychopharmaka nicht. Das Neuroleptikum ist für die Internisten kein Facharztmedikament, das Antidepressivum wohl. Das hat auch mit dem Mythos der Kardiotoxizität der Antidepressiva zu tun, wovor die Internisten viel Respekt haben. Trotzdem finde ich Ihre Schlußfolgerung problematisch, der Internist solle erst einmal die somatische Grunderkrankung behandeln, und dann sollten wir als psychiatrischer Konsiliarius unsere Unterstützung anbieten. Wir wissen ja auch oft erst im Längsschnitt, ob

die organische Erkrankung für die psychiatrische Symptomatik eine Rolle spielte. Deshalb sollte man schon frühzeitig z. B. antidepressiv behandeln. Ich stimme Ihnen zu, daß Neuroleptika im internistischen Krankenhaus wieder ein Facharztmedikament werden sollten. Zweitens muß man gerechterweise sagen: Der hohe Anteil der Neuroleptika bei den Internisten ist wesentlich durch die Verordnung von Melperon bei den Demenzkranken bedingt.

Schmidt
Für die Leitlinien sollte man hervorheben, daß der unbestrittene und ganz zentrale Einsatz der Neuroleptika in diesem Gebiet delirante Syndrome sind, sowohl im Zusammenhang mit Demenz, als auch bei Delir und letztlich bei Alkoholismus.

Müller
Ich finde die Strategie gut, daß man nicht grundsätzlich gegen den Einsatz von Neuroleptika in diesem Gebiet ist, aber trotzdem Kriterien vorgibt. Die mittlere Dosis war allerdings unter einem Milligramm pro Tag. Wenn man so etwas empfehlen würde, wo sind denn bei 1 mg Haloperidol pro Tag die Probleme?

Rüther
Wenn wir als Gesunde über ein halbes Jahr 1 mg Haloperidol nehmen würden, könnten wir nicht mehr arbeiten. Wenn man einem alten Menschen 1 mg Haloperidol für 4 Wochen gibt, macht das erhebliche Probleme. Auch 1 mg Haloperidol ist eine sehr wirksame Substanzdosis. In den Heimen wird z. B. Melperon immer weiter in der Dosis gesteigert, und es dauert mehrere Wochen, bis die Substanznebenwirkungen nach Absetzen in der Klinik wieder abgeklungen sind.

Naber
Man sollte sich trotzdem Gedanken machen, ob das therapeutisch etwas bringt. Nur weil man meint, es schade nicht, ist das noch keine Indikation.

Gaebel
Ich verstehe die Diskussion so, daß wir Neuroleptika in dieser Indikation anwenden, aber den Einsatz kanalisieren und dafür sorgen sollten, daß die Anwendung lege artis ist.

Neuroleptikatherapie bei Epilepsien und epileptischen Anfällen

J. Bauer

Priv.-Doz. Dr. med. J. Bauer
Universitätsklinik für Epileptologie,
Sigmund Freud Str. 25, 53105 Bonn

Einleitung

Die Anwendung von Neuroleptika in der Behandlung von Menschen, die an einer *Epilepsie* leiden, ist bei akuten Erregungszuständen (meist peri- oder postiktal) oder Psychosen (akut: periiktal, chronifiziert: interiktal) indiziert. Der Einsatz von Neuroleptika erfolgt dabei vor dem Hintergrund ihrer potentiellen prokonvulsiven Wirkung, ein Effekt der zunächst den Einsatz bei epilepsiekranken Menschen als kritisch erscheinen läßt, jedoch (in der Behandlung von sogenannten Alternativpsychosen) auch therapeutisch genutzt werden kann. Die Auslösung der Manifestation *einzelner epileptischer Anfälle* (nicht chronischer Epilepsien!) durch Neuroleptika erfolgt sowohl (und vermehrt) bei epilepsiekranken Menschen aber auch bei Psychosekranken, die bislang keinen epileptischen Anfall erlitten hatten (Bartels u. Heimann 1985).

Grundlagen der Klassifikation von epileptischen Anfällen und Epilepsien

Die Darstellung der Neuroleptikatherapie bei Epilepsien und epileptischen Anfällen muß die oben genannten Aspekte in ihrer jeweiligen relativen Bedeutung berücksichtigen. Hinzu kommt die Notwendigkeit, bestimmte Unterformen der Epilepsien und epileptischen Anfälle different zu analysieren:

Epilepsien sind chronische Erkrankungen, die mit einer rezidivierenden Manifestation (hauptsächlich) *unprovozierter* epileptischer Anfälle einhergehen. Gemäß ihrer Ätiologie werden sie als symptomatisch (bekannte Ätiologie), kryptogen (vermutete symptomatische Ätiologie) und idiopathisch (genetisch determiniert) bezeichnet.

Die im Rahmen von Epilepsien auftretenden epileptischen Anfälle werden a) in fokale Anfälle (mit und ohne Bewußtseinsstörung, d.h. komplex- oder einfach-fokal) und daraus entstehende, also fokal eingeleitete Grand mal, sowie b) in sogenannte generalisierte Anfälle (Absencen, myoklonisch-impulsive Anfälle, „Aufwach"-Grand mal ohne fokale Einleitung) unterteilt.

Im Erwachsenenalter manifestieren sich bei symptomatischen oder kryptogenen Epilepsien meist fokale Anfälle und/oder Grand mal, bei idiopathischen Epilepsien generalisierte Anfälle.

Für die Neuroleptikatherapie ist diese Subklassifikation insofern von Relevanz als Epilepsiepsychosen am häufigsten bei symptomatischen oder kryptogenen Epilepsien mit komplex-fokalen Anfällen auftreten, deren Ursprung im Temporallappen liegt (Temporallappenepilepsien) (Trimble 1991). Hingegen gehören die durch Neuroleptika ausgelösten Einzelanfälle auch bei nicht vorbestehender Epilepsie in aller Regel dem Typ der generalisierten Anfälle an (myoklonisch-impulsive Anfälle insbesondere durch Clozapin) oder es manifestieren sich Grand mal (für die meist kein fokaler Beginn eruiert werden kann, vgl. obige Klassifikation) (Brogmus u. Lesch 1995; Devinsky u. Pacia 1994; Gouzoulis-Mayfrank 1994). Die Neigung zur Manifestation generalisierter Anfälle kann im Elektroenzephalogramm (EEG) durch den interiktalen Nachweis generalisierter „spike-wave" und „poly-spike-wave" Paroxysmen dokumentiert werden.

An dieser Stelle soll die Bedeutung der Phase des epileptischen Anfalls für die Beurteilung von Erregung oder Psychose hervorgehoben werden: Präiktale, iktale, postiktale (periiktale) sowie interiktale Phasen unterscheiden sich funktionell und müssen in der Analyse des Patientenverhaltens auch für die jeweilige Therapieplanung berücksichtigt werden.

Symptomatik und Inzidenz von Epilepsiepsychosen

Erregungszustände

Iktale oder postiktale Erregungszustände kommen quasi nur bei Grand-mal-Anfällen, selten bei komplex-fokalen Anfällen vor (Trimble 1991). Angaben über ihre Inzidenz liegen nicht vor, sie sind jedoch auch in einer epileptologischen Spezialklinik selten. Darüber hinaus müssen sie sich bei einem Patienten nicht zwangsläufig bei jedem Grand mal einstellen. Interiktal können epilepsiekranke Menschen, insbesondere wenn sie an einer Temporallappenepilepsie leiden, eine gereizte Grundstimmung aufweisen, die nicht selten im Kontext psychotischen Erlebens auftritt (s. u.). Selten kommt es präiktal, als Prodrom fokaler Anfälle oder eines Grand mal, zu einer Gereiztheit, die der therapeutischen Intervention bedarf (Klosterkötter u. Penin 1989; Trimble 1991).

Iktale bzw. postiktale Psychosen

(Post)iktale Psychosen sind meist (i. e. in 86%) an die clusterförmig gehäufte Manifestation von Grand mal oder komplex-fokalen Anfällen gebunden, selten treten sie nach einzelnen Grand mal oder im Kontext anderer Anfallstypen auf. Typischerweise (in 78%) liegt zwischen der Grand-mal-Serie und dem Beginn der psychotischen Symptomatik ein freies Intervall von 1–6 Tagen (Logsdail u. Toone 1988). Die dann sich manifestierende Psychose gleicht den sogenannten endogenen Psychosen weitgehend. Paranoide Symptomatik (in 50%), akustische, aber auch visuelle Halluzinationen sowie Wahn, mit durchaus gehäuft religiösem Charakter, sind typische Befunde. Die Dauer der Psychosen kann Tage bis Wochen betragen, so daß ein Übergang zur chronifizierten (interiktalen) Psychose möglich ist (Trimble 1991).

Interiktale Psychosen

Interiktale Psychosen entstehen ohne zeitlichen Zusammenhang mit einer Anfallsmanifestation. Ihre Inzidenz beträgt 0,64 % bei allen Epilepsiekranken und betrifft 4,5–7 % (bis 17 %) der Patienten mit Temporallappenepilepsien, während Patienten mit fokalen Epilepsien anderen Ursprungs nur in 2 % Psychosen aufweisen (Trimble 1991). 50 % der Psychosen chronifizieren und zeigen eine fluktuierende Intensität. Nach langem (antikonvulsiv-medikamentös erreichtem) anfallsfreiem Intervall (meist Monate bis >1 Jahr) werden interiktale Psychosen als Alternativpsychosen bezeichnet (Trimble 1991). Dieser Klassifikation liegt die Beobachtung von Landolt (1955, 1963) zugrunde, daß sich nach dem Sistieren elektroenzephalographisch nachweisbarer interiktaler epilepsietypischer Potentiale eine psychotische oder depressive Symptomatik einstellen kann. Tellenbach (1980) hat dieses Konzept auf klinischer Ebene, d.h. bei der Abwesenheit von Anfällen auch ohne vollständiges Fehlen epilepsietypischer Potentiale im EEG, als Alternativpsychose bezeichnet. Exemplarische Darstellungen von Kasuistiken und EEG-Befunden sind in der Publikation von Klosterkötter u. Penin (1989) nachzulesen. Die ausgeprägte antikonvulsive Potenz vieler neuentwickelter Antiepileptika, die mit einer erhöhten Psychose- und Depressionsinzidenz einhergehen, wie etwa Vigabatrin, wird als Grundlage der Entwicklung einer solchen Psychose angenommen (Bauer u. Elger 1994; Trimble 1991). In der Behandlung von Epilepsien mit generalisierten Anfällen wird dies insbesondere von Ethosuximid berichtet (Dreifuss 1995).

Prophylaxe und Therapie der Epilepsiepsychosen

Erregungszustände

Die iktalen Erregungszustände bei Grand mal bedürfen der Unterbrechung. Dies geschieht am günstigsten mit Benzodiazepinen. Zur Sedierung können aber auch Neuroleptika eingesetzt werden, z.B. werden Perazin, Levomepromazin und Haloperidol empfohlen (Klosterkötter u. Penin 1989).

Die günstigste Behandlung ist die Prophylaxe durch eine suffizientere chronische antikonvulsive Therapie.

Iktale bzw. postiktale Psychosen

Eine suffiziente chronische antikonvulsive Therapie bietet die beste Prophylaxe von (post)iktalen Psychosen. Gerade weil Anfall-Serien solchen Psychosen häufig vorausgehen, sollte bei Patienten mit entsprechender Disposition nach dem zweiten Grand mal oder repetitiven komplex-fokalen Anfällen ein Benzodiazepin (z.B. 10 mg Clobazam oral; 5–10 mg Diazepam i.v.) gegeben werden, um die Serie und damit die Psychose zu verhindern. Ist die Psychose einmal manifest, so gelten dieselben Therapieprinzipien wie bei Psychosen anderer Ätiologie (Fischer u. Rabending 1986). Dauer und Dosierung der Medikation richtet sich nach der Schwere und Persistenz der Symptomatik. Zur akuten Behandlung werden empfohlen: Chlorprothixen initial 50 mg i. m; Promethazin initial 50 mg i. m.; Levomepromazin initial 100 mg i. m.; Haloperidol initial 5–10 mg i. v. (Klosterkötter u. Penin 1989). Die potentiell prokonvulsive Wirkung der eingesetzten Neuroleptika (s. u.) steht dabei in keinem relevanten Verhältnis zum Nutzen in dieser Situation.

Interiktale Psychosen

Interiktale Psychosen bedürfen ebenso wie iktale Psychosen einer Neuroleptikatherapie, die sich in Dauer und Dosierung an der jeweiligen Symptomausprägung orientiert. Bei betroffenen Patienten wird man (akut, eher aber nach Abklingen der psychotischen Symptomatik) versuchen, eine antikonvulsive Behandlung mit Substanzen zu etablieren, die eine Psychosemanifestation nicht fördern. Als propsychotisch gelten Phenobarbital, Primidon, Vigabatrin, Ethosuximid und Topiramat, insbesondere dann, wenn sie in einer Kombinationstherapie miteinander verordnet werden. Als nicht-psychosefördernd gelten hingegen Carbamazepin, Valproat und Lamotrigin (Trimble 1991).

Bei Alternativpsychosen wird man, neben der akuten antipsychotischen Therapie, die bestehende antikonvulsive Medikation ändern, d. h. zunächst reduzieren bis zur Pathologisierung des EEG, dann evtl. Wechsel des Präparates, um diesen Faktor in der Psychoseinduktion zu eliminieren.

Zur neuroleptischen Behandlung interiktaler Psychosen wird die orale Gabe von Haloperidol 2–3 × 5–30 Tropfen/die; Levomepromazin 50–200 mg/die; Flupentixol 3–12 mg/die oder als Depot 40 mg/2 Wochen i. m. empfohlen (Klosterkötter u. Penin 1989). Die Dauer der neuroleptischen Therapie richtet sich nach der klinischen Symptomatik und wird bis zu deren Abklingen beibehalten, dann langsam ausschleichend beendet.

Auslösung epileptischer Anfälle durch Neuroleptika

Symptomatik, Inzidenz und Ursachen

Bereits mit der Einführung der Butyrophenone in den 50er Jahren beobachtete man die vereinzelte Manifestation epileptischer Anfälle (Bartels u. Heimann 1985). Es handelte sich dabei nahezu ausschließlich um Grand mal. Mit der Entwicklung des Clozapin nahm die Anzahl der beobachteten Anfälle zu, darüber hinaus manifestierten sich neben Grand mal auch myoklonische Anfälle (Gouzoulis-Mayfrank et al. 1994; Karper et al. 1992; Liukkonen et al. 1992; Sajatovic u. Meltzer 1996). Die Zunahme der provozierten Anfälle in der Therapie mit Clozapin resultiert vermutlich daraus, daß die zur Psychosetherapie verabreichten Clozapindosierungen bereits prokonvulsiv wirksam sind, während dies bei den klassischen Neuroleptika in der therapeutisch üblichen Dosis in geringerem Maße, und erst bei einer Hochdosierung markanter zum Tragen kommt. Bei allen Psychosekranken (d. h. in der Regel bei Menschen ohne chronische Epilepsie) werden epileptische Anfälle durch Chlorpromazin in 0,5 % (Dosis 400–800 mg/die) bis 10 % (Dosis >1000 mg/die) provoziert (Devinsky u. Pacia 1994). Phenothiazine gehen in 1,2 % mit epileptischen Anfällen einher (Logothetis 1997). Auch die prokonvulsive Clozapinwirkung ist dosisabhängig und variiert zwischen 1 % (<300 mg/die), 2,7 % (300–599 mg/die) und 4,4 % (>599 mg/die). Die allgemeine Anfallsinzidenz unter Clozapin beträgt 2,9 %, die kumulative Inzidenz nach 3,8 Behandlungsjahren 10 % (Devinsky u. Pacia 1994). Das Maximum der Anfallsmanifestation wird 30–40 Tage nach Therapiebeginn beobachtet. Myoklonische Anfälle wurden 3 Monate nach Therapiebeginn nicht mehr beobachtet, Grand mal hingegen noch nach 2 Jahren (Devinsky u. Pacia 1994). Myoklonische Anfälle (mit und ohne Ausweitung zum Grand mal) kommen unter Clozapin in 1/71 (Devinsky u. Pacia 1994) bis 3/12 Fällen (Liukkonen et al. 1992) vor.

Rezidivanfälle sind vereinzelt beschrieben, ebenso die Induktion von Status epileptici (Devinsky u. Pacia 1994, Fischer u. Rabending 1986). Als Rarität gilt die neuroleptikainduzierte Auslösung von Absencen (Laan u. de Weerd 1990) oder komplex-fokalen Anfällen (Devinsky u. Pacia 1994). Es ist nicht anzunehmen, daß die Neuroleptikatherapie die Entwicklung einer chronischen Epilepsie induziert. Vielmehr bestehen bei 40–50 % der Patienten, die unter Neuroleptika epileptische Anfälle entwickeln, Hinweise auf eine vorbestehende Epilepsie oder eine zerebrale Vorschädigung. Es handelt sich bei den epileptischen Anfällen unter Neuroleptikatherapie um provozierte Anfälle, die mit Sistieren der Provokation nicht mehr manifest werden.

Unabhängig von der Substanz sind allgemeine Risikofaktoren für eine Provokation epileptischer Anfälle durch Neuroleptika ein rasches Eindosieren der Neuroleptika, eine hohe Enddosis, eine Polytherapie sowie eine hirnorganische Vorschädigung des Patienten (Devisnky u. Pacia 1994).

Der Versuch die prokonvulsive Potenz einzelner neuroleptischer Substanzgruppen vergleichend zu gewichten wurde durch Oliver et al. (1982) unternommen. Sie untersuchten die Zunahme epileptischer Potentiale unter Neuroleptika tierexperimentell an hippokampalen Schnitten und fanden die maximalste Zunahme der neuronalen Exzitabilität durch Haloperidol, gefolgt von Thioridazin, Chlorpromazin, Fluphenazin und Pimozid. Butaclamol und Molindol wiesen die geringste bzw. eine fehlende Steigerung der neuronalen Exzitabilität auf. Dies sollte nicht darüber hinweg täuschen, daß gerade Haloperidol in der klinischen Anwendung ein sehr gebräuchliches Neuroleptikum zur Psychosebehandlung auch bei Epilepsiepsychosen ist. Der Wert tierexperimentell gewonnener Ergebnisse für die Anwendung beim Menschen bleibt letztlich schwer faßbar. Die Ergebnisse von Oliver et al. (1982) bestätigten jedoch die auch klinisch beschriebene Beobachtung, daß die Komedikation zweier Neuroleptika (oder Psychopharmaka) die neuronale Exzitabilität gegenüber der Anwendung der Einzelsubstanzen steigert (Grinshpoon et al. 1993; Menes et al. 1980).

Die Ursache der prokonvulsiven Wirkung von Neuroleptika ist letztlich unklar, wenn auch Hypothesen mannigfaltig formuliert wurden. Die Störung monoaminerger Transmission, die Wirkung auf mesolimbische Dopoaminrezeptoren und die antihistaminische Wirkung von Neuroleptika wurden angeschuldigt (Bartels u. Heimann 1985; Brogmus u. Lesch 1995; Devisnky u. Pacia 1994). Auffällig schien darüber hinaus, daß Neuroleptika mit einer stark extrapyramidalen Wirkung eine geringe prokonvulsive Potenz aufzuweisen scheinen. Tierexperimentelle Befunde legen nahe, daß die Clozapinbehandlung zu einem Kindlingeffekt in der Generierung epileptischer, speziell myoklonischer Anfälle führen könnte. Ratten, die mit Clozapin behandelt wurden, entwickelten nach repetitiven identisch dosierten Gaben des Neuroleptikums in immer ausgeprägterem Maße myoklonusartige Anfälle. Die Autoren (Stevens et al.1996) werteten dies als Zeichen einer progressiven Zunahme der neuronalen Exzitabilität unter der Clozapintherapie.

Die Relevanz des Elektroenzephalogramms

Epileptische Anfälle resultieren aus der synchronisierten Entladung einer Nervenzellpopulation, deren Entladungsrate auch im klinisch anfallsfreien Intervall gesteigert sein kann. Dies eröffnet die Möglichkeit einer EEG-Diagnostik, zum Nachweis von Potentialen, die auf eine erhöhte zerebrale Erregungsbereitschaft hinweisen. Dies bedeutet im gegebenen Falle nicht, daß ein epileptischer Anfall auftreten muß, erhöht aber das relative Risiko des jeweiligen Patienten. Auch unter der Neuroleptikatherapie lassen sich interiktale Pathologisierungen des EEG nachweisen, die sich meist in Form generalisierter bilateraler „(poly)spike-wave"-Komplexe darstellen. Eine solche Pathologisierung wird in 22–44 % der behandelten Patienten unter Clozapin beobachtet, während nur maximal 10 % der Patienten (also 25–50 % derjenigen mit einem pathologischen EEG) Anfälle erleiden (Devinsky u. Pacia 1994; Malow et al. 1994). Das Auftreten von Spike-wave-Paroxysmen bedeutet somit nicht, daß die Neuroleptikatherapie beendet werden muß, zwingt jedoch zu der Überlegung, ob die Dosis vermindert werden kann oder als Anfallsprophylaxe ein Antiepileptikum hinzugegeben werden sollte. Nach Absetzen der Neuroleptikatherapie sistieren die EEG-Veränderungen.

Prophylaxe und Therapie neuroleptikainduzierter epileptischer Anfälle

Als Prophylaxe neuroleptikainduzierter Anfälle gilt ein langsames Eindosieren, eine möglichst niedrige Dosis und eine Monotherapie der Neuroleptika. Bei Patienten, die eine Anfallsanamnese oder eine vorbestehende zerebrale Erkrankung aufweisen, ist das Risiko der Anfallsauslösung erhöht (Bartels u. Heimann 1985; Devinsky u. Pacia 1994).

Durch EEG Kontrollen (zu Beginn ggf. alle 8–10 Tage) können Risikopatienten erfaßt werden, die dann durch eine Therapiemodifikation (Verminderung der Neuroleptikadosis, Verlangsamung der Eindosierung, zusätzliche Gabe eines Antiepileptikums) prophylaktisch behandelt werden können. Nach einem Anfall muß erwogen werden, inwiefern das Neuroleptikaregime geändert werden kann oder ein Antiepileptikum notwendig ist. Ein Absetzen der Neuroleptikagabe ist nur im Falle eines Status epilepticus zwingend. Aufgrund des vorherrschenden Anfallstyps (myoklonische Anfälle, Grand mal) limitiert sich die Möglichkeit der Antiepileptikaauswahl: Zur Behandlung myoklonischer Anfälle können Valproat, Lamotrigin, Benzodiazepine und Phenobarbital eingesetzt werden. Für

Grand mal sind neben diesen Substanzen Carbamazepin und Phenytoin wirksam, können jedoch myoklonische Anfälle provozieren (Bauer 1996). Das günstigste Medikament ist somit Valproat, das in einer Dosis von zunächst 900 mg/die (beginnend mit 300 mg, steigernd um 300 mg alle 4 Tage) gegeben werden sollte. Bedacht werden muß, daß Antiepileptika, ebenso wie Neuroleptika, zu einer Knochenmarkssuppression führen können. Dies gilt jedoch letztlich für alle der genannten Substanzen. Die antikonvulsive Medikation sollte solange fortgesetzt werden, bis die Neuroleptikatherapie beendet ist (ggf. bis sich die EEG-Veränderungen normalisiert haben) und sollte dann ausschleichend abgesetzt werden (z. B. Reduktion von Valproat um 300 mg alle 2–3 Wochen).

Literatur

Bartels M, Heimann H (1985) Zerebrale Krampfanfälle unter Neuroleptikatherapie. Psychiat Prax 12: 189–193

Bauer J (1996) Seizure inducing effects of antiepileptic drugs: a review. Acta Neurol Scand 94: 367–377

Bauer J, Elger CE (1994) Vigabatrin. Aktuel Neurol 21: 137–140

Brogmus KE, Lesch A (1995) Psychopharmakoinduzierte Myoklonien. Psychiat Prax 22: 77–79

Devinsky O, Pacia SV (1994) Seizures during clozapine therapy. J clin Psychiatry 55 (suppl B): 153–156

Dose M (1997) Spektrum Neuroleptika. 2. Auflage. Aesopus, Stuttgart

Dreifuss FE (1995) Ethosuximide. Toxicity. In: Levy RH, Mattson RH, Meldrum BS (eds) Antiepileptic drugs, 4th edition. Raven Press, New York, pp 675–679

Fischer W, Rabending G (1986) Status psychomotoricus mit katatonem Stupor nach hochdosierter Neuroleptika-Therapie. Psychiat Neurol med Psychol Leipzig 38: 222–228

Grinshpoon A, Berg Y, Mozes T, Mester R, Weizman A (1993) Seizures induced by combined levomepromazine-fluvoxamine treatment. Int Clin Psychopharmacol 8: 61–62

Gouzoulis-Mayfrank E, Kasper J, Grunze H (1994) Generalisierte epileptische Anfälle unter Behandlung mit Clozapin. Nervenarzt 65: 792–794

Karper LP, Salloway SP, Seibyl JP, Krystal JH (1992) Prolonged postictal encephalopathy in two patients with clozapine-induced seizures. J Neuropsychiat clin Neurosci 4: 454–457

Klosterkötter J, Penin H (1989) Epilepsiepsychosen und ihre medikamentöse Behandlung. Fortschr Neurol Psychiat 57: 61–69

Laan LAEM, de Weerd AW (1990) Medikamentös induzierter Absenzenstatus: Die Bedeutung des EEG für Diagnose und Behandlung. Z EEG-EMG 21: 131–133

Landoldt, H (1955) Über Verstimmungen, Dämmerzustände und schizophrene Zustandsbilder bei Epilepsie. Schweiz Archiv Neurol Psychiat 76: 313–321

Landoldt, H (1963) Die Dämmer- und Verstimmungszustände bei Epilepsie und ihre EEG. Dtsch Zschr Nervenheilk 185: 411–430

Liukkonen J, Koponen HJ, Nousiainen (1992) Clinical pictures and long-term course of epileptic seizures that occur during clozapine treatment. Psychiatry Res 44: 107–112

Logothetis J (1967) Spontaneous epileptic seizures and EEG changes in the course of phenothiazine therapy. Neurology 17: 869–877

Logsdail SJ, Toone BK (1988) Post-ictal psychoses. Br J Psychiat 152: 246–252

Malow BA, Reese KB, Sato S, Bogard PJ, Malhotra AK, Su TP, Pickar D (1994) Spectrum of EEG abnormalities during clozapine treatment. Electroencephal clin Neurophysiol 91: 205–211

Menes C, Burra P, Hoaken PCS (1980) Untoward effects following combined neuroleptic-lithium therapy. Can J Psychiatry 25: 573–576

Oliver AP, Luchins DJ, Wyatt RJ (1982) Neuroleptic-induced seizures. An in vitro technique for assessing relative risk. Arch Gen Psychiatry 39: 206–209

Sajatovic M, Meltzer HY (1996) Clozapine-induced myoclonus and generalized seizures. Biol Psychiatry 39: 367–370

Stevens JR, Denney D, Szot P (1996) Kindling with clozapine: behavioral and molecular consequences. Epilepsy Res 26: 295–304

Tellenbach, H (1980) Epilepsie als Anfallsleiden und als Psychose. Nervenarzt 36: 190–202

Trimble MR (1991) The psychosis of epilepsy. Raven Press, New York

Diskussion

Gaebel

Sie hatten anhand einer der Abbildungen von Wyatt diese experimentelle Induktion oder Frage der Prokonvulsivität der Neuroleptika dargestellt. Das widerspricht etwas unserer klinischen Erfahrung insofern, als Haloperidol in Ihrer Darstellung zu den Substanzen mit der stärksten Induktion von Konvulsionen gerechnet wird.

Bauer

Ich kann es Ihnen letztendlich nicht sagen. Untersuchungen an isolierten Gehirnschnitten sind in bezug auf die klinische Relevanz immer schwierig zu interpretieren. Allein die Testung von Antiepileptika im Hinblick auf den klinischen Anfallstyp weicht sehr stark vom klinischen Einsatzgebiet ab. Benzodiazepine wirken z. B. im Tierexperiment bei Formen von Epilepsien, die den Absencen nahestehen, überhaupt nicht gut, sind aber klinisch, zumindest akut, das Mittel der Wahl. Man kann die Befunde von den Slice-Untersuchungen offenbar nicht einfach so übertragen. Ich habe es trotzdem gezeigt, weil es das einzige wirkliche Bemühen war, eine gewisse Systematik in die Neuroleptika in bezug auf die Potenz der Auslösung von Krampfanfällen zu bringen.

Warnke

Ihr letzter Satz war doch: keine Epilepsie, sondern epileptische Anfälle. Wäre es nicht besser, statt dessen von zerebralen Anfällen zu sprechen, um den Epilepsiebegriff ganz herauszuhalten? Für die Patienten ist es besser, wenn sie die Aufklärung nicht dahingehend mißverstehen, daß man von der neuroleptischen Medikation „eine Epilepsie" bekommen kann.

Bauer

In der Epileptologie ist der Begriff „epileptische Anfälle" eine feststehende Terminologie. „Zerebrale Anfälle" ist eine traditionelle Terminologie, die Sie natürlich auch verwenden können. Ich bin aber nicht der Meinung, daß man mit der klaren Diagnose hinter dem Berg halten soll, weil die Gefahr besteht, daß der Weiterbehandler z. B. bei einem Patienten mit Clozapin unter Valproinsäureschutz das Antiepileptikum irgendwann wieder absetzt.

Warnke

Wir behandeln ja auch mit Elektrokrampftherapie. Gibt es eigentlich Befunde darüber, daß die Effektivität der antipsychotischen Behandlung mit Clozapin z. B. besser ist, wenn wir gerade Anfallsäquivalente im EEG sehen?

Bauer

Das wissen Sie wahrscheinlich eher als ich. Ich kann nur sagen, daß ein einzelner epileptischer Anfall an einer interiktal chronischen Psychose nichts ändert.

Müller

Habe ich Sie richtig verstanden, daß die Häufigkeit von Psychosen 0,6 % bei Epilepsiekranken beträgt. Das ist ja nicht sehr unterschiedlich von der Prävalenz der Schizophrenie. Gehen Sie trotzdem von einer spezifischen Epilepsie-Psychose aus, oder ist das nur Komorbidität?

Bauer

Es ist in vielen Fällen sicher eine Komorbidität. Aber es gibt Patienten, die im Gefolge von zumeist Anfallsserien Psychosen erleiden, und hier hat man eine enge zeitliche Kopplung zwischen beiden Erkrankungen, die man sicherlich nicht als zufällige Komorbidität ansehen würde. Die Inzidenz bei speziellen Syndromen insbesondere im Temporallappen legt einen Zusammenhang schon nahe.

Rüther

Untersuchungen über die unerwünschten Wirkungen von Arzneimitteln haben gezeigt, daß die Kombination von anticholinerg wirksamen Substanzen Anfälle provoziert. Ich war bisher auch immer der Meinung, daß die anticholinerge Komponente der Neuroleptika diese Anfälle induziert und auch das EEG schlechter macht.

Bauer

Das ist auf keinen Fall eine gesicherte Erkenntnis, sondern eine Spekulation in der Literatur.

Klimke

Ich möchte das aus klinischer Sicht unterstützen, was Herr Rüther gesagt hat. Wir haben in Düsseldorf 420 Clozapin-Patienten für einen Zeitraum von 14 Jahren retrospektiv analysiert. 6 Patienten hatten generalisierte Krampfanfälle während der stationären Behandlung. Davon hatten 2 Patienten eine hirnorganische Vorschädigung, zwei weitere hatten eine von der Vorbehandlung noch bestehende Komedikation mit Biperiden. Dies deutete aus meiner Sicht auch in Richtung der cholinergen Hypothese. Ein anderes Argument ist der von Steinlein et al. (1995) in Nature Genetics publizierte Befund: Sie fanden in einer großen australischen Familie mit autosomal dominanter Vererbung einer nocturnalen Frontallappen-Epilepsie bei allen 21 Erkrankten, jedoch nicht bei 333 Kontrollen, eine Mutation der α_4-Untereinheit des neuronalen nikotinischen Acetylcholinrezeptors.

Zweitens ist aus meiner Sicht Valproinsäure, die in den USA als Komedikation nach Krampfanfall unter Clozapin empfohlen wird, aufgrund ihres Nebenwirkungsprofils nicht das ideale Langzeitmedikament. Sind Benzodiazepine bzw. Carbamazepin eine Alternative? Die Hypothese, daß die Kombination mit Carbamazepin das Clozapin-Agranulozytoserisiko erhöhen könnte, stützt sich meines Wissens lediglich auf eine einzige Kasuistik, und die beschriebenen Leukopenien unter Carbamazepin sind etwas ganz anderes. Ich teile jedenfalls nicht Ihre Auffassung, daß man Carbamazepin grundsätzlich nicht mit Clozapin kombinieren kann, wenn man dafür gute Gründe hat.

Bauer

Die genetische Diskussion über den Acetylcholinrezeptor ist ganz vom Tisch. Das hat man in anderen Familien nicht replizieren können.

In bezug auf die Empfehlung, nicht mit Carbamazepin zu kombinieren, geht es nicht um die Blutbildschädigung, sondern um das epileptische Syndrom. Sicher wird es immer Patienten geben, die auch unter Carbamazepin keine Vermehrung der myoklonischen Anfälle zeigen. Ich kann Sie nur davor warnen, es ist ein Spiel mit dem Feuer. Und da es Alternativen gibt, müssen Sie den Patienten ja nicht in diese kritische Situation treiben. Sie können Lamotrigin nehmen, eines der neuen Antiepileptika, und selbstverständlich auch Benzodiazepine, worunter allerdings eine Toleranzentwicklung auftreten kann.

Anwendung von Neuroleptika bei Schmerzsyndromen

R. Saupe

Dr. med. Dr. phil. R. Saupe
Abteilung für Psychiatrie u. Psychotherapie, Krankenhaus Stade,
Bremervoerder Str. 111, 21682 Stade

Neuroleptika als Adjuvantien bei der Therapie chronischer Schmerzen

Viele Handbücher und Übersichtsarbeiten führen Neuroleptika als sogenannte adjuvante Stoffgruppe für die medikamentöse Therapie von chronischen und schweren Schmerzzuständen auf. In dem ja allseits bekannten WHO Stufenschema (Abb. 1) werden schon auf der untersten Stufe Adjuvantien eingeführt: Und unter diesen Adjuvantien werden explizit Antidepressiva und Neuroleptika verstanden.

Analgetischer Wirkmechanismus der Neuroleptika

Die analgetische Wirkung der Neuroleptika unter Kenntnis der Wirkung der Neuroleptika im aminergen und serotonergen System ist nicht widerspruchsfrei aufklärbar.

Die peripheren nociceptiven Reize werden über die Hinterwurzeln in das Rückenmark zu den Neuronen des Hinterhorns geleitet. Über den Tractus spinothalamicus, der über die vordere Kommissur kreuzt, gelangen sie dann zum vorderen kontralateralen Quadranten des Thalamus. Es gibt bereits auf der spinalen Ebene vielfältige Informationsvernetzungen. Vom Thalamus erfolgt schließlich die Projektion zum nociceptiven Kortex, zum anderen die Einbeziehung von Zentren des Hypothalamus und des limbischen Systems, wodurch die typische affektive und vegetative Arousal-Reaktion bei Schmerz zustandekommt. Diese Verschaltungen machen verständlich, wie es zu dem psychopathologisch

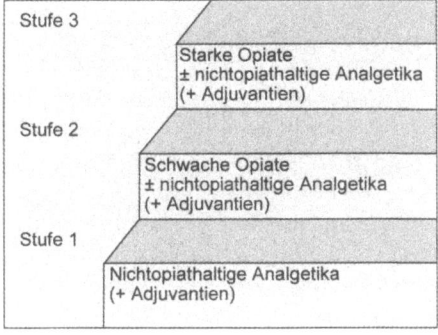

Abb. 1. WHO-Stufenschema

bedeutsamen Circulus vitiosus des chronischen Schmerzsyndroms kommt: Schmerz vegetative Erregung Angst chronifizierter negativer Affekt Absenkung der Schmerzschwelle Schmerz usw.

Neben diesen aufsteigenden, die Schmerzreizwahrnehmung fördernden, gibt es auch noch schmerzhemmende absteigende Bahnen, die die sog. Schmerzschwelle beeinflussen. Das Serotonin scheint im Zentrum des schmerzhemmenden Systems zu stehen. Serotonin wirkt sowohl aktivierend auf das absteigende schmerzhemmende System als auch direkt hemmend im Thalamus. Daneben sind z. B. noch Dopamin, Noradrenalin, GABA und Acetylcholin als Neurotransmitter im schmerzhemmenden System identifiziert worden.

Neuroleptika haben im serotonergen System eine eher blockierende Wirkung. Die absteigenden schmerzhemmenden Bahnen im Rückenmark sind serotonerg. Die das serotonerge System stimulierende Wirkung der Antidepressiva erklärt ja wesentlich deren eigenständige analgetische Potenz. Hier besteht ein Widerspruch zu den Neuroleptika.

Am häufigsten wird in der Literatur als zugrundeliegender Mechanismus der analgetischen Wirkung der Neuroleptika die sog. affektive Entkoppelung angeführt. Damit ist gemeint, daß durch pharmakogene größere Gelassenheit und Streßreduktion auch die Reaktionsbereitschaft auf Schmerzreize reduziert wird, wodurch gleichzeitig auch andere analgetische Strategien eine bessere Wirkchance haben. Außerdem wird immer wieder über ein opiatagonistischer Wirkaspekt der Neuroleptika spekuliert, da einige Neuroleptika auch an die Opiatrezeptoren binden und einen Naloxon-Antagonismus zeigen.

Eine zusätzliche Indikation für die adjuvante Schmerztherapie mit Neuroleptika ist ihre antiemetische Wirkung. Neuroleptika verhindern das durch Opioidanalgetika induzierte Erbrechen. Diese antiemetische Wirkung beruht auf einer Blockade der Dopaminrezeptoren in der chemorezeptiven emetischen Triggerzone der area postrema.

Trotz des sehr weit verbreiteten Einsatzes von Neuroleptika in der Schmerztherapie gibt es erstaunlich wenig kontrollierte Studien. Gegenüber Übersichtsarbeiten, die jetzt ca. 10 Jahre alt sind, ist in der Literatur wenig neues dazu gekommen.

In einer älteren Übersichtsarbeit stellt Kocher (1987) die umfangreichere empirische Fundierung der Kombinationstherapie chronischer Schmerzen durch Antidepressiva plus Neuroleptika heraus. Kocher fand damals insgesamt 15 Studien über Kombinationstherapien, die alle positive Resultate berichteten (Tabelle 1).

In der Regel werden Neuroleptika erst eingesetzt, wenn der Erfolg unter einer adjuvanten Monotherapie mit Antidepressiva nicht ausreichend erschien, so daß es weniger Studien mit einer reinen Neuroleptikatherapie gibt. Es kann auch vermutet werden, daß unter den Patienten, die Neuroleptika erhalten, eher die insgesamt schwereren Verläufe zu finden sind.

Für die Monotherapie mit Neuroleptika fanden sich damals 10 Studien, von denen 9 positive Therapieresultate, 1 einen Therapiemißerfolg berichteten. Monk (1990) spricht sogar von nur 5 methodisch adäquat kontrollierten Studien über die eigenständige analgetische Wirkung von Neuroleptika, auch danach wird in der Mehrheit der Fälle eine analgetische Wirkung gezeigt, nur in einer Studie hatte Haloperidol den gleichen Effekt wie Placebo (Tabelle 2).

Tabelle 1. Übersicht der Resultate einer Behandlung chronischer Schmerzen mit Kombinationen sog. Adjuvantien (Antidepressiva, Neuroleptika, Carbamazepin) nach Kocher (1987)

Schmerztyp	Anzahl der Studien (15)	Positive Resultate
Diabetische Neuropathien	2 Studien	1 doppelblind
		1 offen
Mono- und Polyneuropathien	2 Studien	2 offen
Trigeminusneuralgien	2 Studien	2 offen
Neurologische Leiden	2 Studien	2 offen
Tumore	3 Studien	2 offen
Schmerz verschiedener Ätiologie	2 Studien	2 offen

Tabelle 2. Übersicht der Resultate einer Behandlung chronischer Schmerzen mit Neuroleptika nach Kocher (1987)

Schmerztyp	Anzahl der Studien (10)	
Herpes Zoster	5 Studien	4 offen
		1 doppelblind (mit neg. Resultat)
Neuropathien	1 Studie	Offen
Migräne	1 Studie	Offen
Tumore	1 Studie	Offen
Unterschiedliche Ätiologie	2 Studien	1 offen
		1 doppelblind

9 positive Resultate (1: mit 45 %, 8: mit mehr als 50 % Besserung); 1 negatives Resultat

Einsatz von Neuroleptika bei Schmerzsyndromen im Rahmen sonstiger psychischer Erkrankungen

Unbestritten ist die spezifische Indikation der Neuroleptika bei Schmerzen im Rahmen von schizophrenen Erkrankungen oder bei wahnhaften Depression und auch bei monosymptomatischen psychotischen Hypochondrien. Hier werden Neuroleptika aber nicht wegen ihrer adjuvanten analgetischen Wirkung eingesetzt, sondern unmittelbar wegen ihrer ureigensten antipsychotischen Wirkung. Indikationsstellung, Dosierung und Kombination mit anderen Wirkgruppen werden hier nicht primär aufgrund der Schmerzsymptomatik entschieden, sondern aufgrund des psychopathologischen Befundes und des Verlaufes der Grunderkrankung.

Komplizierter ist die Anwendung von Neuroleptika bei schweren Somatisierungsstörungen mit Schmerzerleben. Unbefriedigend ist es, wenn, wie immer wieder im schmerztherapeutischen Bereich noch beobachtbar, vom „psychogenen Schmerz" gesprochen wird. Diesem Begriff entspricht keine psychiatrisch diagnostische Einheit und er ist auch nicht therapeutisch wegweisend. Es sollte zwischen Schmerzsyndromen unterschieden werden, für die überhaupt kein somatisches Korrelat gefunden werden kann (das wären dann in älterem diagnostischen

Vokabular die Konversionsstörungen) und den Syndromen mit einem somatischen Korrelat, das aber nicht ein strukturell verändertes somatisches Korrelat darstellt, das als *Ursache* der Schmerzen angesehen werden kann (in dem älteren diagnostischen Vokabular wären das die psychosomatischen Störungen). Der eingangs erwähnte Circulus vitiosus kann ja auch so ablaufen, daß seelischer Dauerstreß, vegetative Daueranspannung zu Körperreaktionen führen, die Schmerz auslösen, der vom Betroffenen inadäquat interpretiert oder angegangen wird, dadurch wieder selber eine Streßquelle darstellen kann, so daß schließlich ein überdauerndes psychophysisch verursachtes Schmerzsyndrom vorliegt: Streß/ Daueranspannung vegetative Erregung Angst chronifizierter negativer Affekt Absenkung der Schmerzschwelle Schmerz Streß/negativer Affekt usw.

Wenn eine Zielsymptomatik auch im körperlichen Bereich nachweisbar ist, z. B. die häufige muskuläre Verspannung im HWS/Nackenbereich bei chronischem Spannungskopfschmerz oder paravertebral bei chronischen Rückenbeschwerden, kann eher erwartet werden, daß durch eine neuroleptische Therapie die erwähnte psychophysische Entkoppelung analgetisch wirkt. Dies wird am ehesten zu erwarten sein, wenn zusätzlich psychotherapeutische Verfahren, wie Streßbewältigungstechniken, Entspannungstechniken, Schmerzaufmerksamkeitslenkung u. ä. eingesetzt werden. Die Neuroleptikatherapie bei chronischem Schmerz wäre in diesem Fall ein Weg, den Patienten bei seinem eigenen Schmerzkonzept abzuholen, die Voraussetzung für eine psychotherapeutische Schmerztherapie zu schaffen.

Die große Mehrheit der Schmerzpatienten, die auf Neuroleptika positiv reagieren, zeigen keine zusätzlichen psychotischen Symptome und ihr Schmerzerleben hat auch keine Wahnqualität

Als Besonderheit muß noch das sogenannte algogene Psychosyndrom (Wörz u. Lendle 1980) erwähnt werden: Diese Kategorie wurde gerade geschaffen, um trotz der psychopathologischen Ähnlichkeiten (Verlangsamung, resignative Grundhaltung, negative Zukunftserwartung, Insuffizienzerleben, herabgestimmter Affekt, eingeschränkte Affektmodulation) das chronische Schmerzsyndrom von z. B. einem eigenständigen depressiven Syndrom in Therapie und Prognose abzugrenzen. Das algogene Psychosyndrom ist in psychiatrischen Kategorien am ehesten als Persönlichkeitsveränderung bei chronischen Schmerzen (ICD 10: F62.8) zu verstehen und als solches abzugrenzen von somatoformen Schmerzstörungen (F45.4). Bei einem algogenen Psychosyndrom ist oft schon eine Besserung durch eine suffiziente konventionelle Schmerztherapie zu erwarten. Werden hier Neuroleptika und/oder psychotherapeutische Verfahren eingesetzt, muß dies z. B. auch den anderen beteiligten Ärzten deutlich gemacht werden, weil sonst leicht die Tatsache der Verordnung eines Psychopharmakons mißverstanden wird und die somatischen Ärzte plötzlich restriktiv bezüglich der konventionellen Schmerztherapie werden (Saupe u. Diefenbacher 1996).

Vorgehen für die Entscheidung über die Gabe eines Neuroleptikums bei chronischen Schmerzen

Die meiste empirische Literatur über den Einsatz von Neuroleptika bei chronischen Schmerzen ist älteren Datums (Monk 1990). Auch die wenigen jüngeren Studien ergeben gegenüber den zitierten älteren Übersichtsarbeiten keine neuen Gesichtspunkte. Für die neueren Neuroleptika liegen für das Anwendungsgebiet des chronischen Schmerzes überhaupt keine Studien vor.

Der Einsatz der klassischen Neuroleptika bei chronischen Schmerzen scheint ein Bereich zu sein, der stark von kasuistischen Strategien geprägt ist. Ich habe in zwei spezialisierten Schmerzdiensten in großen Allgemeinkrankenhäusern folgendes Vorgehen als sinnvoll erlebt:

1. Unabhängig von den anamnestischen Vorgaben des Somatikers: eigenständige Anamnese, einschließlich einer sehr sorgfältigen Medikamentenanamnese.
2. Ausschluß einer eigenständigen psychiatrischen Ko-Diagnose über das algogene Psychosyndrom hinaus.
3. Bei Vorherrschen eines eher passiv resignativen Psychosyndroms und bei dem Ziel der adjuvanten Therapie zu einem analgetischen Therapieschema im typischen Dosierungsbereich: primäre Wahl eines Antidepressivums.
4. Bei zusätzlichem Zielsymptom schwerer Schlafstörungen bei chronischem Schmerz bzw. bei partiellem Erfolg mit dem Antidepressivum: zusätzliche Gabe eines Neuroleptikums. Für die Zielsymptomatik Schlaf reichen i. d. R. 50-100 mg Perazin aus. Allerdings immer zu Beginn mit höherer Dosis und dann in den folgenden Tagen Reduktion.
5. Bei Vorherrschen großer Agitation oder Angespanntheit und bei bereits Bestehen einer Opiattherapie in einem ungewöhnlich hohen Dosisbereich eigenständige adjuvante Therapie mit einem Neuroleptikum.
   - Typische Dosis: 1-5 mg Haloperidol/die per os
   - oder: 50-300 mg Perazin/die.
6. Bei chronischer Gabe Umstellung auf Perazin wegen des geringeren Spätdyskinesie-Risikos.

Aufklärung über Risiken der Neuroleptikatherapie chronischer Schmerzen

Legt man die hohen Standards für die Aufklärung schizophrener Patienten an, wie sie z. B. von Helmchen (1991) formuliert worden sind, so stehen wir bei nichtpsychotischen Patienten erst recht vor der Notwendigkeit zur Aufklärung über mögliche unerwünschte Wirkungen dieser Stoffgruppe und insbesondere über das Spätschädigungsrisiko. Angesichts der zunehmend kritischeren Einstellung der Patienten und der Gerichte gehen Ärzte ein großes Risiko ein, wenn sie Patienten dieser Indikation nicht mit schriftlicher Bestätigung aufklären. Nicht selten passiert es, daß ohne differenzierte Aufklärung probatorisch eine adjuvante Schmerztherapie mit einem Neuroleptikum niedrig dosiert begonnen wird und der Patient dann eine orofaciale Frühdyskinesie entwickelt. Das belastet dann jedesmal die Vertrauensbeziehung erheblich; man muß auch schon in diesem

Frühstadium der Therapie über die besonderen Eigenschaften dieser Stoffgruppe aufklären. Das Risiko der Spätdyskinesie verlangt über die schriftlich bestätigte Aufklärung hinaus auch eine klare Beratung an den Patienten, daß bei chronischer Gabe ein Mittel vorzuziehen ist, bei dem dieses Risiko geringer ist. Vielleicht kann man sich bei der Aufklärung über die Implikationen einer Neuroleptika-Therapie an standardisierten Informationsblättern orientieren, wie sie z.B. für Amitriptylin von einer Pharmafirma (Bayer, Saroten) entwickelt worden sind. In diesem Informationsblatt wird auch offen angesprochen, daß der Einsatz eines entsprechend bekannten Psychopharmakons für den Patienten nicht den Rückschluß auslösen sollte, daß der verordnende Arzt bei diesem Patienten die seelische Grunderkrankung des Standardanwendungsbereiches (hier also eine Psychose) unterstellt. Wir müssen damit rechnen, daß gerade chronische Schmerzpatienten mit ihren oft langjährigen Medizinerfahrungen auf einen solchen Eindruck sehr heftig und oft mit Beziehungsabbruch reagieren.

Andererseits kann auch immer wieder die Erfahrung gemacht werden, daß Patienten, die eine Verbesserung ihres chronischen Schmerzes erlebt haben, sich durch die Aufklärung über Risiken nicht von dem Einsatz dieser Mittel abhalten lassen. Der Einsatz dieser Mittel als Adjuvans der Schmerztherapie hängt mehr von der Sorgfalt der Führung dieser Patienten ab und von unserer verantwortlichen Entscheidung, ob die Langzeitrisiken im Vergleich zu dem therapeutischen Gewinn zu rechtfertigen sind!

Literatur

Helmchen H (1991) Aufklärung über Spätdyskinesien. Nervenarzt 62 (5): 265–268

Kelly AM, Ardagh M, Curry C, D'Antonio J, Zebic S (1997) Intravenous chlorpromazine versus intramuscular sumatriptan for acute migraine. J accid Emerg Medicine 14 (4): 209–211

Kocher R, Müller O (1987) Analgetische Wirkung von Psychopharmaka. In: Kocher R (Hrsg) Psychopharmaka bei chronischen Schmerzen. Ciba Geigy Pharma, Basel

Monks R (1990) Psychotropic Drugs. In: Bonica JJ (ed) The management of Pain. Lea & Febiger, Philadelphia

Perkoutka SJ, Wilhoit T, Kaves J (1997) Clinical susceptibility to migraine with aura is modified by dopamine D_2 receptor (DRD$_2$) NcoI allels. Neurology 49 (1): 201–206

Rothrock JF (1997) Treatment of acute migraine with intravenous droperidol. Headache 37 (4): 256–257

Saupe R, Diefenbacher A (1996) Praktische Konsiliarpsychiatrie und –psychotherapie. Enke, Stuttgart

Wörz R (1994) Differenzierte medikamentöse Schmerztherapie auf neurologischem und psychiatrischen Gebiet. In: Wörz R (Hrsg) Differenzierte medikamentöse Schmerztherapie. Gustav Fischer Verlag, Stuttgart New York

Wörz R, Lendle R (1980) Schmerz – psychiatrische Aspekte und psychotherapeutische Behandlung. Gustav Fischer Verlag, Stuttgart, New York

Diskussion

Müller
Bei den Antidepressiva werden z. B. das Amitriptylin oder das Clomipramin eingesetzt. Gehen auch die neuen, z. B. die SSRIs?

Saupe
Ja. Es gibt noch nicht viele Daten, aber in den letzten drei Jahren wurden solche Befunde publiziert.

Saß
Ich möchte zum Begriff des algogenen Psychosyndroms etwas nachtragen: Für mich geht das in zwei Richtungen. Einerseits gibt es die psychischen Veränderungen bei Patienten, die unter lange bestehenden, quälenden Schmerzen leiden, und in der Folge dann dysphorisch, depressiv oder z. B. aggressiv werden. Andererseits geht es um psychische Voreigenschaften oder Persönlichkeitseigenschaften, die dazu prädisponieren, mit Schmerz in besonderer Weise umzugehen und chronischen Schmerz zu entwickeln.

Saupe
Zu dieser speziellen Frage gibt es keine Literatur. Es gibt ja keine Längsschnittstudie, die schon vor Einsetzen der Schmerzsymptomatik die prämorbide Persönlichkeitsstruktur erfaßt hätte. Der Begriff des algogenen Psychosyndroms will vermeiden, beim Vorliegen einer chronischen Schmerzsymptomatik von vornherein eine entsprechende Persönlichkeitsdisposition zu unterstellen, auch um eine gemeinsame Basis für eine Psychotherapie zu schaffen.

Volz
Einige der gezeigten Studien machen den Eindruck, als ob hier eine somatoforme Schmerzstörung, und keine tatsächlichen Schmerzsyndrome als Folge organischer Korrelate vorgelegen haben.

Saupe
Ich denke das auch. Bei bestimmten Schmerztypen kann man eine strukturelle Schädigung nicht sicher nachweisen oder widerlegen. Ihre Hypothese ist nach der Art, wie der Schmerz in den Studien diagnostiziert wurde, nicht sicher ausschließbar. Meine Empfehlung für die Leitlinien wäre, diese Patienten, die wir durch eine frühzeitige psychiatrische Konsiliaruntersuchung identifizieren können, nicht in der therapeutischen Schmerzkette zu belassen, sondern sie psychiatrisch zu behandeln.

Steinberg
Wenn ich die Tagespresse richtig lese, wird ja gegenwärtig eine andere Therapielinie favorisiert, nämlich die Opiate, und den Ärzten wird das restriktive Verschreibungsverhalten vorgehalten. Ist das, was Sie und wir hier meinen, mit dieser Mode kompatibel?

Saupe

Es gibt seit Jahren eine offene Diskussion darüber, daß in der Bundesrepublik wesentlich weniger Opiate verschrieben werden, als im Ausland, und daß das wahrscheinlich zu tun hat mit einem komplizierten, viele Niedergelassenen überfordernden Verschreibungsverfahren. Hier gibt es auf der Ebene somatischer Patienten wahrscheinlich eine Unterversorgung. Die war in den 80er Jahren eklatant, und das ist heute schon besser geworden. Immer, wenn es eine solche Kampagne gibt, dann gibt es auch überschießende Reaktionen. Den chronischen Lumbago-Patienten mit 700 mg Morphin habe ich inzwischen gesehen, und sein Hausarzt war überzeugt, damit eine moderne Therapie zu machen. Diesen Patienten habe ich dann mit einer Kombination von Neuroleptikum und Antidepressivum erfolgreich von den Opiaten abgesetzt. Aber wo die wirklich Schwerstkranken versorgt werden, sollte man die Diskussion nicht wieder in die Gegenrichtung lenken.

Linden

Migraine, Tumorschmerz oder Herzinfarkt sind ja doch sehr unterschiedliche Krankheiten oder pathophysiologische Zusammenhänge. Warum taucht die differentialdiagnostische Unterteilung in den therapeutischen Empfehlungen nicht mehr auf?

Saupe

Ich gebe die Neuroleptika bei psychischen Störungen mit Schmerzsyndromen bzw. bei schweren organischen Schmerzsyndromen aus ganz unterschiedlichen Gründen. Bei den psychischen Störungen komme ich mit einem Antidepressivum und ggf. einem Neuroleptikum erst einmal weg von den problematischen Schmerzmitteln. Das ist etwas ganz anderes als bei dem schwer organisch Kranken, bei dem das Neuroleptikum zusätzlich zu einer bestehenden komplexen Schmerzmedikation zu einer zeitweiligen Verbesserung seiner Lebensqualität beitragen kann. Daten zur Differenzierung gibt es keine.

Linden

Gäbe es denn bei Migraine, z. B. unter der Annahme der serotonergen Hypothese, Neuroleptika, die man speziell empfehlen könnte?

Saupe

Das wäre ja nun das Niveau rein persönlicher Erfahrungen, wenn man hier eine Empfehlung gäbe. Im Bereich der chronischen Spannungskopfschmerzen kann das sinnvoll sein, wenn man mit der neuroleptischen Medikation den Schlaf „erzwingen" und damit wieder eine Tag-Nacht-Rhythmik etablieren kann.

Schmidt

Ich denke, es gibt relativ Konsens über die beiden Extremgruppen, nämlich Patienten mit ausgeprägten psychischen Störungen bzw. Patienten z. B. mit Tumorschmerzen. Nur machen die Patienten, die diagnostisch dazwischen liegen, eigentlich die meisten Probleme. Insbesondere Patienten mit chronischen Rükkenschmerzen, das sind nämlich diejenigen, die in Deutschland am häufigsten zur Invalidisierung kommen.

Saupe

Wobei mich die Neurologen bzw. Neurochirurgen gelehrt haben, daß der objektive stoffliche Befund nicht immer mit der Stärke der Schmerzen korreliert, und man das dem Patienten gerechterweise bis zu einem gewissen Grad auch zubilligen muß. Wir werden im Berentungsverfahren natürlich häufiger mit Patienten konfrontiert, bei denen eine Fehlverarbeitung der Schmerzen vorliegt, die sich zu frühzeitig aus dem Erwerbsleben zurückgezogen haben und dann in eine fordernde Grundhaltung verfallen sind. Aber es gibt auch die anderen. Die längerfristige Behandlungsstrategie sollte immer auch verhaltensbeeinflussende Maßnahmen umfassen, also z.B. verstärkte Außenorientierung, Aktivierung und Besinnen auf die eigenen Ressourcen.

Trieloff

Chronischer Spannungskopfschmerz wird doch auch als Depressionsäquivalent diskutiert. Sollte man da nicht auch ein Antidepressivum verordnen?

Saupe

Das Mittel der ersten Wahl ist hier natürlich ein Antidepressivum.

Medikamentöse Therapie von Persönlichkeitsstörungen?

H. Saß · S. Herpertz · A. Schürkens

Prof. Dr. med. H. Saß
Universitätsklinik für Psychiatrie und Psychotherapie, RWTH Aachen
Pauwelsstraße 30, 52074 Aachen

Vorbemerkung

Wenn es in diesem Symposium um den Stellenwert der klassischen Neuroleptika bei der Behandlung nicht schizophrener Krankheitsbilder geht, so gebührt den Persönlichkeitsstörungen schon allein im Hinblick auf ihre epidemiologische Bedeutung besondere Aufmerksamkeit. Allerdings sind die Kenntnisse zur medikamentösen Therapie von Persönlichkeitsstörungen heute noch so unzureichend, daß dem in der Überschrift gesetzten Fragezeichen eher noch ein Ausrufungszeichen hinzuzufügen ist. Darüber hinaus begegnen wir in diesem Bereich eine Reihe von konzeptionellen und diagnostischen Problemen, die einige Vorüberlegungen erfordern (Saß et al. 1995).

Der Begriff Persönlichkeit umfaßt die Summe aller psychischen Eigenschaften und Verhaltensbereitschaften, die dem Einzelnen seine eigentümliche, unverwechselbare Individualität verleihen, wobei sich unterschiedliche Eigenschaftsbereiche unterscheiden lassen, etwa die Merkmale des Wahrnehmens, Denkens, Fühlens, Wollens sowie der Beziehungsgestaltung. Stimmt man dieser allgemeinen Definition von Persönlichkeit zu, so stellt sich sofort die Frage, ob man denn in eine so verstandene Persönlichkeit überhaupt medikamentös einwirken kann oder darf. Sicherlich sollte das Ziel nicht die globale Veränderung der eigentümlichen und unverwechselbaren Individualität des Patienten sein, am ehesten könnte es um den Versuch der Modifikation von relativ umschriebenen Reaktionsbereitschaften in den genannten Bereichen des Wahrnehmens, Denkens, Fühlens, Wollens und der Beziehungsgestaltung gehen.

Einschränkende Überlegungen hinsichtlich der Möglichkeit medikamentöser Beeinflussung von Persönlichkeitseigenschaften drängen sich auch dann auf, wenn man die aktuellen Definitionen der Persönlichkeitsstörung in den modernen Klassifikationssystemen betrachtet. So wird in DSM-IV von einem überdauernden Muster von innerem Erleben und Verhalten gesprochen, das merkliche Abweichungen von den Erwartungen der soziokulturellen Umgebung zeigt, tiefgreifend und unflexibel ist, seinen Beginn in Adoleszenz oder frühem Erwachsenenalter hat, einen stabilen Zeitverlauf aufweist und zu relevantem Leiden des Betroffenen oder zur Beeinträchtigung seiner sozialen Funktion führt. Derart tiefgreifende, unflexible und im Zeitverlauf stabile Eigenschaften lassen Versuche einer medikamentösen Intervention, die sich ja üblicherweise auf die Behebung einer episodenhaften Funktionsstörung richten, von vornherein als problematisch erscheinen.

Zum biologischen Kenntnisstand

Was könnte also angesichts derartiger konzeptioneller Caveats das Recht geben, über Versuche nachzudenken, mit einem biologisch fundierten Eingriff auf bestimmte Eigenschaften und Verhaltenstendenzen der Persönlichkeit einzuwirken? Zunächst wären einige neurobiologische Aspekte synaptischer Organisation und Reorganisation bei frühkindlichen Erfahrungs- und Lernprozessen zu nennen, wie sie sich in Analogie zu entsprechenden Tierversuchen ergeben. So führt die frühkindliche Deprivation von Versuchstieren zu übermäßigem Verlust und/oder verminderter Neubildung von synaptischen Verschaltungen (Poeggel u. Braun 1996). Folge ist ein weniger leistungsfähiges synaptisches Netzwerk, was eine insuffizientere neuronale Basis für Lernprozesse bedeuten könnte. Hier wären in verhaltensrelevanten Transmittersystemen funktionelle Dysbalancen denkbar, die einer medikamentösen Modulierung zugänglich sind.

Konkreter werden derartige Überlegungen bei biologisch begründeten Hypothesen zu Transmitterfehlfunktionen im Feld der Persönlichkeitsstörungen, wie sie sich aus Arbeiten von Siever u. Davis (1991), Coccaro u. Siever (1995) sowie Tuinier u. Verhoeven (1995) ableiten lassen. Aufgrund dieser Studien wird beispielsweise der psychopathologische Phänomenbereich der kognitiven Desorganisation mit Funktionsbesonderheiten des dopaminergen Systems in Verbindung gebracht, für die Impulsivität wird eine Unterfunktion des serotonergen Systems angenommen, die affektive Hyperreagibilität soll an eine Tonussteigerung des noradrenergen Systems gebunden sein und für die Dysphorie wird eine Hyperfunktion im cholinergen System angenommen. Ähnliche Überlegungen zu Beziehungen zwischen Verhaltens- und Persönlichkeitfunktionen einerseits sowie Transmitterfunktionen andererseits ergeben sich aus den Persönlichkeitsmodellen von J. Gray (1975), der ein „behavioural activation system" und ein „behavioural inhibition system" unterschied. In der Weiterentwicklung dieser Konzeption durch Cloninger (1987, 1993) wird die Funktion der „reward dependence" mit dem noradrenergen System in Beziehung gesetzt, die des „novelty seeking" mit dem dopaminergen System und die der „harm avoidance" mit dem serotonergen System.

Allerdings sind die nachstehend beispielhaft aufgeführten Daten zu Beziehungen zwischen den genannten Transmittersystemen und bestimmten Persönlichkeitsdimensionen derzeit noch selten und in ihren Ergebnissen nicht immer konsistent. Darüber hinaus sind bei vielen Studien noch keine klaren diagnostischen Zuordnungen im Sinne der heute gültigen Klassifikationssysteme vorgenommen worden. Bezüglich des noradrenergen Systems gibt es interessante Befunde über eine Erhöhung der Wachstumshormon-Antwort auf Clonidin bei hyperaktiven Kindern (Hunt et al. 1984; Roy et al. 1988, 1989). Auch fand sich eine Erhöhung des MHPG im Liquor von Probanden mit ausgeprägtem „sensationseeking" (Roy et al. 1988). Darüber hinaus korrelierte das Maß der Wachstumhormon-Antwort auf Clonidin bei persönlichkeitsgestörten Patienten mit dem Ausprägungsgrad bestimmter Erregbarkeitsscores, allerdings nicht mit aggressivem Verhalten (Coccaro u. Kavoussi 1991, Trestman et al. 1992, Steinberg et al. 1995). Ferner war der Serumspiegel von Norepinephrin positiv mit Messungen des Risikoverhaltens und der Impulsivität korreliert (Steinberg et al. 1995).

Hinsichtlich des dopaminergen Systems fand sich bei Studien an persönlich-keitsgestörten Patienten eine Erhöhung der Homovanillinsäure im Liquor und Serum bei Patienten mit schizotypischer Persönlichkeit und quasi-psychotischen Symptomen (Siever u. Davis 1991). Empirische Untersuchungen am Tiermodell wurden bei Primaten zum Studium von aggressivem Verhalten durchgeführt. Dabei führten Dopaminagonisten bei Versuchstieren mit denervierten, hypersen-siblen dopaminergen Neuronen zu autodestruktivem Verhalten (Goldstein et al. 1986). Darüber hinaus gibt es Erklärungsmodelle von autodestruktivem Verhal-ten bei Lesch-Nyhan-Syndrom und Gilles de la Tourette Syndrom, die auf Fehl-funktionen des dopaminergen Systems zurückgehen (Shapiro et al. 1978). Hinzu-weisen ist schließlich auf die aktivitätssteigernden und aggressionsauslösenden Wirkungen von Amphetaminen, die ebenfalls über das dopaminerge System ver-mittelt werden.

Derzeit am dichtesten erscheint die Datenlage in den Studien zum serotoner-gen System bei Patienten mit Persönlichkeitsauffälligkeiten. So ergaben die Arbeiten von Åsberg et al. (1976) eine Erniedrigung von Hydroxyindolessigsäure (HIES) bei depressiven Patienten mit nachfolgendem Suizid(versuch) und bei anamnestisch bekannten Suizidversuchen. Auch Montgomery u. Montgomery (1982) zeigten eine Erniedrigung von HIES bei Patienten mit Borderline-Persön-lichkeitsstörungen und anamnestisch bekannten Suizidversuchen und/oder aggressiven Verhaltensweisen. Herabgesetzte serotoninvermittelte Prolaktinaus-schüttungen nach Gabe des Serotoninagonisten Fenfluramin bei persönlichkeits-gestörten Patienten mit impulsiver Aggressivität wurden von Coccaro et al. (1989) berichtet, bei Patienten mit antisozialer Persönlichkeitsstörung von O'Keane et al. (1992). Kürzlich konnten auch bei weiblichen Probanden mit impulsivem selbstbeschädigendem Verhalten mittels des D-Fenfluoamin-Funkti-onstestes Hinweise für eine zentrale serotonerge Minderfunktion gefunden wer-den (Herpertz et al. 1997). Ferner konnte Coccaro (1992) zeigen, daß die Prolak-tinantwort auf D-Fenfluramin positiv mit der Neigung zu aggressiven Tätlichkeiten, Erregbarkeit und motorischer Impulsivität in Verbindung steht, auch korrelierte die herabgesetzte Prolaktinantwort auf D-Fenfluramin mit impulsiven Persönlichkeitszügen bei erstgradigen Verwandten (Coccaro et al. 1994). Über das cholinerge System liegen Befunde von Tandon et al. (1993) vor, wonach die Physostigmingabe bei Normalprobanden zu Verhaltenshem-mung, emotionaler Lethargie und Denkverlangsamung führt. Steinberg et al. (1997) konnten zeigen, daß Physiostigmin bei Patienten mit Persönlichkeitsstö-rungen depressive und dysphorische Stimmungsschwankungen erzeugt.

Klinische und genetische Aspekte

Grundsätzlich kann die psychopharmakologische Behandlung von Patienten mit Persönlichkeitsstörungen allenfalls auf bestimmte Zielsymptome bzw. -syndrome, nicht aber auf die Persönlichkeitsstörungen insgesamt gerichtet sein. Im einzel-nen kann man sich auf bestimmte *Merkmale* der Persönlichkeitsstörung konzen-trieren, etwa kognitive Defizite, Verstimmungen und Stimmungsschwankungen, impulsives Verhalten oder Ängstlichkeit. Auf der anderen Seite kann die Behandlung sich gegen *Komplikationen* der Persönlichkeitsstörungen richten, wobei Suizidalität, Fremdaggressivität und mangelnde soziale Einordnungsfähigkeit wichtige Bereiche darstellen. Schließlich kann es um die *Mitbehandlung* assoziierter Achse-I-Störungen gehen, die den Verlauf der Persönlichkeitsstörung komplizieren. Hier sind vor allem depressive und ängstliche Syndrome zu nennen, ferner eine Zwangssymptomatik oder auch bestimmte Verhaltensweisen im Rahmen von Eßstörungen.

Ein weiteres Rationale für die Versuche, medikamentös auf Symptome von Persönlichkeitsstörungen einzuwirken, kann sich aus genetischen und klinischen Beziehungen zwischen den Achse-I- und den Achse-II-Störungen ergeben, wie sie in der DSM-IV-Klassifikation dargestellt sind. In Tabelle 1 sind diese Beziehungen, geordnet nach der im DSM-IV vorgenommenen Cluster-Einteilung, zusammenfassend dargestellt. Insbesondere Aspekte der Komorbidität, besser als Kosyndromalität bzw. gemeinsames Auftreten bestimmter Störungsbereiche bezeichnet, können Anregungen für medikamentöse Behandlungsversuche geben, etwa hinsichtlich kognitiver Defizite, Stimmungsveränderungen, Impulskontrolle oder Ängstlichkeit. Derartige Beziehungen zwischen Achse-I und Achse-II, die sich in zugehörigen Merkmalen, in Komorbidität oder familiärem Verteilungsmuster zeigen können, legen etwa bei Cluster A den versuchsweisen Einsatz von Neuroleptika oder bei Cluster B und C von unterschiedlichen Antidepressiva nahe. Eine besondere Bedeutung besitzen in diesem Zusammenhang die subaffektiven Persönlichkeitsstörungen, die einen Übergang zwischen den affektiven Erkrankungen der Achse-I mitsamt der dysthymen Störungen einerseits und den Persönlichkleitsstörungen der Achse-II andererseits darstellen (Herpertz et al. 1998).

Tabelle 1. Beziehungen zwischen Achse-I und Achse-II Störungen nach DSM-IV

Cluster A	
Paranoide PS	Zwangsstörungen, Phobien
Schizoide PS	Major Depression
Schizotypische PS	Major Depression
Cluster B	
Antisoziale PS	Mißbrauch und Abhängigkeit von psychotropen Substanzen
Borderline PS (75 % ♀)	Affektive Störungen, Eßstörungen, Substanzstörungen Posttraumatische Belastungsstörung
Histrionische PS	Somatisierungsstörung, Konversionsstörung, Major Depression
Narzißtische PS (50–75 % ♂)	Dysthyme Störung, Major Depression, Anorexia Nervosa (♀)
Cluster C	
Vermeidend-Selbstunsichere PS	Affektive Störungen, Angststörungen
Dependente PS	Affektive Störungen, Angststörungen, Anpassungsstörungen
Zwanghafte PS	Affektive Störungen, Angststörungen, Bezug zur Zwangsstörung fraglich

Medikamentöse Therapiestudien

Die Datenlage bei Studien, in denen unterschiedliche Psychopharmaka für die Behandlung von Persönlichkeitsstörungen eingesetzt wurden, ist derzeit sowohl hinsichtlich des Studiendesigns wie der Konsistenz der Ergebnisse noch sehr mangelhaft. Die Tabellen 2 und 3 geben einen Überblick hinsichtlich der vorliegenden Studien unterschiedlicher Arbeitsgruppen, die mit Neuroleptika und Antidepressiva bei persönlichkeitsgestörten Patienten durchgeführt wurden. Wie ersichtlich, haben die Studien einen unterschiedlichen methodischen Standard, wobei häufig nur Pilot- oder offene Studien durchgeführt wurden, während ein strenges doppelblindes und placebokontrolliertes Vorgehen noch selten ist. Häufig handelt es sich auch nur um kasuistische Mitteilungen, die als Anregung für weitere Überprüfungen und Therapieversuche dienen können.

Tabelle 2. Doppelblinde, placebokontrollierte Therapiestudien mit Neuroleptika bei Persönlichkeitsstörungen

Probanden		n (Art der Studie)	Testmedikation	Resultat
Montgomery u. Montgomery (1982)	Wiederholte Suizidversuche: DSM-III histrionisch 12, BPS 30	42	Flupenthixol 20 mg i. m. alle 4 Wochen	Signifikante Reduktion in der Frequenz von Suizidversuchen nach 6 Monaten
Goldberg et al. (1986)	Probanden durch Anzeige rekrutiert, per DSM-III auf Persönlichkeitsstörungen untersucht: 17 BPS, 13 PPS, 20 SPS, 20 BPS	50	Thioridazin 5–40 mg	Signifikante Unterschiede zwischen Medikation und Placebo für Wahn, Selbstbezogenheit, psychotisches Verhalten und Zwangssymptomatik, aber nicht für Depression
Cowdry u. Gardner (1988)	Überweisungen (privater Psychotherapeut): 16 BPS, alle mit gestörter Verhaltenskontrolle	16	Trifluoperazin 7.8 mg (von 7 Probanden drei Wochen lang genommen)	Trifluoperazin schlecht verträglich aber verbesserte signifikant gestörte Verhaltenskontrolle, Angst und Depression
Soloff et al. (1993)	Konsekutiv aufgenommene BPS-Patienten	36 38 34	Haloperidol 4 mg/die Phenelzin 60 mg/die Placebo	Haloperidol u. Placebo schlechter als Phenelzin gegen Depression, Wut, Feindseligkeit u. Angst
Frankenburg u. Zanarini (1993)	BPS-Patienten, welche gleichzeitig die Kriterien für eine atypische psychotische Störung erfüllten	15 (offene Studie)	Clozapin 253.3±163.7 mg/d über 2–9 Monate	Signifikante Reduktion in 12 der 18 spezifischen vom BPRS erfaßten Symptombereiche, Schwere (nach CGI) signifikant erniedrigt; GAS-Score signifikant erhöht
Chengappa et al. (1995)	32 Jahre alte weibliche BPS-Patientin mit schwerem Selbstverletzungsverhalten	1 Kasuistik	Clozapin 300 mg/d	Signifikante Abnahme von Impulsivität und selbstverletzendem Verhalten
Khouzam und Donnelly (1997)	31 Jahre alte weibliche Patientin mit einer 13-jährigen BPS-Geschichte	1 Kasuistik	Risperidon 4 mg/d	Rückgang von extremer Impulsivität (gekoppelt mit Selbstverletzungsverhalten)
McDougle et al. (1997)	18 Jugendliche (15 männlich, 3 weiblich, durchschnittlich 10,2±3,7 Jahre) mit tiefgreifenden Entwicklungsstörungen	18 (12-wöchige Studie)	Risperidon 1,8±1,0 mg/d	Signifikante Abnahme an unkontrolliertem Verhalten, Aggressivität und Impulsivität; etwas besser sozial integriert

Tabelle 3. Doppelblinde, placebokontrollierte Therapiestudien mit Antidepressiva bei Persönlichkeitsstörungen

	Probanden	n	Testmedikation	Resultat
Soloff et al. (1986)	Stationär aufgenommene Patienten mit DSM-III BPS, SPS und kombiniertem BPS und SPS	60	Amitryptilin 147 mg, Haloperidol 4.8 mg	Haloperidol für Depression besser geeignet als Amitryptilin. Einige Patienten hatten sich gebessert, andere hingegen sehr verschlechtert mit paradoxen Reaktionen
Cowdry u. Gardner (1988)	DSM-III BPS mit Verhaltensdysfunktion	12	Tranylcypromin, 40 mg/d im Durchschnitt	Bewirkte verglichen mit Trifluoperazin, Aprazolam, Carbamazepin und Placebo die größten Verbesserungen der Stimmungslage
Liebowitz et al. (1984)	Atypische Depression, hysteroide Dysphorie	60	Phenelzin, Imipramin	67 % Wirkungsrate bei Phenelzin, signifikant höhere Raten für Dysphorie als bei Imipramin und Placebo
Parsons et al. (1989)	Atypische Depression, hysteroide Dysphorie	?	Phenelzin, Imipramin	Ein signifikant größerer Anteil der Probanden besserte sich mit Phenelzin als mit Imipramin
Soloff et al. (1993)	Konsekutiv aufgenommene BPS-Patienten	38 36 34	Phenelzin 60 mg/d Haloperidol 4 mg/d Placebo	Phenelzin besser gegen Depression, Wut, Feindseligkeit und Angst als Haloperidol und Placebo
Markovitz (1995)	BPS	22	Fluoxetin 80 mg/d	Signifikante Besserung von Angst und Depression
Simeon et al. (1997)	Acne excoriae	17	Fluoxetin 55 mg/d	Signifikante Abnahme des Ziehens
Coccaro und Kavoussi (1997)	Persönlichkeitsstörung mit impulsivem aggressiven Verhalten und Irritabilität	40	Fluoxetin 20–60 mg/d	Signifikante Abnahme der offenen verbalen und impulsiven Aggression und Irritabilität in der 6. und 12. Woche, kein Einfluß auf Self-Report, Besserung des CGI-Scores belegt keine verminderte auf andere gerichtete Aggression

Nimmt man die Informationen aus den zitierten Studien zusammen, so können einige vorläufige Behandlungsvorschläge mit aller Vorsicht, die sich aus den methodischen Beschränkungen ergibt, formuliert werden. Diese finden sich in der Tabelle 4.

Tabelle 4. Behandlungsvorschläge

Stoff-gruppe[1]	Kognitive Störungen, psychotische Episoden	Unruhe/ Erregungs-zustände	Ängstlich-depressive Verstimmun-gen, soziale Angst	Depressiv-dysphorische Verstimmun-gen, Stim-mungswechsel	Impulsives Verhalten, Autoaggressi-vität, Fremd-aggressivität
TZAD	n.i.	Doxepin, Trimipramin	Amitryptilin, Doxepin	n.i.	k.i.
SSRI	n.i.	n.i.	Fluvoxamin, Sertralin, Paroxetin	Fluoxetin, Fluvoxamin, Venlafaxin, Mirtazapin	Fluoxetin
H/MPNL	Sulpirid, Perazin, Haloperidol	n.i.	n.i.	n.i.	selten indi-ziert, z. B. Halope-ridol
Atypische Neurolep-tika	Olanzapin, Sertindol	n.i.	n.i.	n.i.	Clozapin, Risperidon, Olanzapin
NPNL	n.i.	Promethazin, Levomepro-mazin, Thioridazin	n.i.	n.i.	als Notfall-medikation
Benzo-diazepine	n.i.	Diazepam	n.i.	n.i.	k.i.
MAO-H	n.i.	n.i.	Moclobemid, Phenelzin	Moclobemid, Phenelzin, Tranylcypromin	n.i.
Li/Carbar-mazepin	n.i.	n.i.	n.i.	Dosis nach Serumspiegel	Dosis nach Serumspiegel
Persönlich-keitsstö-rungstypen[2]	STPS, BPS, PPS	PPS, BPS, HPS, NPS	SUPS, DPS, BPS	BPS, NPS, HPS	BPS, APS

Abkürzungen:

[1]	H/MPNL	hochpotente Neuroleptika	[2] STPS	Schizotypische Persönlichkeitsstörung (P. S.)
	NPNL	niederpotente Neuroleptika	BPS	Borderline P. S.
	TZAD	trizyklische Antidepressiva	PPS	Paranoide P. S.
	SSRI	selektive Serotonin-Wiederaufnahme-Hemmer	HPS	Histrionische P. S.
			NPS	Narzißtische P. S.
	MAO-H	Monoaminooxydase-Hemmer	SUPS	Selbstunsichere P. S.
	n.i.	nicht indiziert	DPS	Dependente P. S.
	k.i.	kontraindiziert	APS	Antisoziale P. S.

Schlußbemerkungen

Mit Nachdruck ist allerdings darauf hinzuweisen, daß die Psychopharmakobe-
handlung bei der Therapie von Persönlichkeitsstörungen nur einen und sicherlich
in den allermeisten Fällen nicht den wichtigsten Baustein eines Gesamtbehand-
lungsplans darstellen kann. Neben der Psychopharmakotherapie spielen vor
allem die tiefenpsychologisch fundierte Psychotherapie, kognitiv-behaviorale
Techniken und die supportive Psychotherapie eine wichtige Rolle. Darüber hinaus
sind bei der medikamentösen Behandlung von Patienten mit Persönlichkeitsstörungen einige therapeutische Maßregeln zu beachten. So sollte die Möglichkeit
einer pharmakologischen Begleittherapie schon zu Behandlungsbeginn mit dem
Patienten erörtert und ihr begrenzter Stellenwert im Behandlungskonzept geklärt
werden. Insbesondere müssen dabei mögliche negative Auswirkungen auf die
Übertragungsbeziehung reflektiert werden. Eine erstmals in therapeutischen Krisen eingesetzte medikamentöse Behandlung kann z. B. abhängig vom Attributions-
stil des Patienten sowohl als Hilflosigkeit und Inkompetenz des Behandlers als
auch als eigenes Versagen bewertet werden (Kapfhammer 1998). Stets ist der Stellenwert der Medikation genau zu beschreiben, über Wirkungen und Nebenwirkungen muß eine sorgfältige Aufklärung erfolgen. Gerade gegenüber sedierenden Substanzen ist Zurückhaltung geboten, da sie zu einer Beeinträchtigung in der
allgemeinen Lebensführung, vor allem aber zu einer Beeinträchtigung der Arbeits-
fähigkeit der Psychotherapie führen können. Substanzen mit großer therapeutischer Breite sind zu bevorzugen. Streng muß auf das Problem der suchterzeugen-
den Substanzen geachtet werden, insbesondere erscheinen Benzodiazepine bei der
Behandlung von Persönlichkeitsstörungen, die qua definitionem langdauernde
Zustände darstellen, in aller Regel kontraindiziert. Zur Vorsicht mahnen auch Hinweise, daß es unter Benzodiazepinen zu einer Reduktion angstbedingter Hem-
mungsvorgänge sowie zur Enthemmung suizidaler Impulse kommen kann.

In Tabelle 5 sind die wesentlichen Vor- und Nachteile bei der medikamentösen
Unterstützung der Behandlung von Persönlichkeitsstörungen noch einmal zusam-

Tabelle 5. Begleitende Psychopharmakotherapie bei der Behandlung von Persönlichkeitsstörungen

Vorteile:
- Symptombesserung als Vorbereitung der Psychotherapie
- Besserung in suizidalen Krisen
- Besserung bei schwerer sozialer Funktionsbeeinträchtigung
- Schnelle Entlassung in krisenhaften Zuspitzungen

Nachteile:
- Einfluß auf Motivation und Dynamik
- Begünstigung externaler Attribuierung und externaler Kontrollüberzeugung
- Beeinflussung der Übertragungsbeziehung
- Gefahr der Suchtentwicklung
- Agieren:
  - Klagen über Nebenwirkungen
  - Compliance-Probleme
  - Parasuizidales Verhalten

menfassend dargestellt. Als wichtigster Gesichtspunkt bleibt festzuhalten, daß Persönlichkeitsstörungen ein integriertes therapeutisches Vorgehen erfordern, bei dem die medikamentöse Behandlung derzeit sicherlich nicht an erster Stelle steht.

Literatur

Åsberg M, Träskman L, Thorén P (1976) 5-HIAA in the cerebrospinal fluid: a biocemical suicide predictor? Arch Gen Psychiatry 33: 1193-1197

Chengappa KNR, Baker RW, Sirrit C (1995) The successful use of clozapine in ameliorating severe self mutilation in a patient with borderline personality disorder. J Person Disòrd 9: 76-82

Cloninger CR (1987) A systematic method for clinical description and classification of personality variants. Arch Gen Psychiatry 44: 573-588

Cloninger RC, ävrakiæ DM, Przybeck TR (1993) Psychobiological model of temperament and character. Arch Gen Psychiatry 50: 975-999

Coccaro EF (1992) Impulsive aggression and central serotonergic system function in humans: An example of a dimensional brain-behavior relationship. Internat Clin Psychopharmacol 1: 3-12

Coccaro EF, Kavoussi RJ (1991) Biological and pharmacological aspects of borderline personality disorder. Hosp Commun Psychiatry 42 (10): 1029-1032

Coccaro EF, Siever LJ (1995) The neuropsychopharmacology of personality disorders. Bloom FE, Kupfer DJ (eds) Psychopharmacology: the fourth generation of progress. Raven Press, New York, pp 1567-1579

Coccaro EF, Siever LJ, Klar HM et al. (1989) Serotonergic studies in patients with affective and personality disorders. Arch Gen Psychiatry 46: 587-599

Coccaro EF, Silverman JM, Klar HM, Horvath TB (1994) Familial correlates of reduced central serotonergic system function in patients with personality disorders. Arch Gen Psychiatry 1: 318-324

Cowdry RW, Gardner DL (1988) Pharmacotherapy of borderline personality disorder: alprazolan, carbamazepine, trifluroperazine, and tranycypromine. Arch Gen Psychiatry 45: 111-119

Frankenburg FR, Zanarini MC (1993) Clozapine treatment of borderline patients: a preliminary study. Compr Psychiatry 34: 402-425

Goldberg SC, Schulz SC, Schulz PM, Resnick RJ, Hamer RM, Friedel RO (1986) Borderline and schizotypal personality disorders treated with low-dose thiothixene vs placebo. Arch Gen Psychiatry 43: 680-686

Goldstein M, Kuga S, Kusano N et al. (1986) Dopamine agonist induced self-mutilative biting behavior in monkeys with unilateral ventromedial tegmental lesions of the brainstem: possible pharmacological model of Lesch-Nyhan syndrome. Brain Res 367: 114-119

Gray JA (1975) Elements of a two-process theory of learning. Academic Press, New York

Herpertz S, Steinmeyer EM, Saß H (1998) On the conceptualisation of subaffective personality disorders. Eur Psychiatry 13: 9-17

Hunt RD, Cohen DJ, Anderson G (1984) Possible change in noradrenergic receptor sensitivity following methylphenidate treatment: growth hormone and MHPG response to clonidine challenge in children with attention deficit disorder and hyperactivity. Life Sci 35: 885-897

Kapfhammer HP (1998) Integrative Therapieansätze bei Borderline-Persönlichkeitsstörungen. In: Saß H (Hrsg) Psychotherapie der Persönlichkeitsstörungen. Thieme, Stuttgart New York, im Druck

Khouzam HR, Donnelly NJ (1997) Remission of self-mutilation in a patient with borderline personality during risperidone therapy. J Nerv Ment Dis 185: 348-349

204   H. Saß · S. Herpertz · A. Schürkens

Liebowitz MR, Quitkin FM, Stewart JW, McGrath PJ, Harrison W, Rabkin JG, Tricamo E, Markowitz JS, Klein DF (1984) Psychopharmacologic validation of atypical depression. J Clin Psychiatry 45: 22–25

Markovitz P (1995) Pharmacotherapy of impulsivity, aggression, and related disorders. In: Hollander E, Stein DJ (eds) Impulsivity and Aggression. John Wiley & Sons, Chichester New York Brisbane Toronto, Singapore pp 263

McDougle CJ, Holmes JP, Bronson MR, Anderson GM, Volkmar FR, Price LH, Cohen DJ (1997) Risperidone treatment of children and adolescents with pervasive developmental disorders: A prospective open-label study. J Am Acad Child Adolesc Psychiatry 36: 685–693

Montgomery SA, Montgomery DB (1982) Pharmacological prevention of suicidal behavior. J Affect Disord 4: 291–298

O'Keane V et al. (1992) Blunted Prolactin responses to D-fenfluramine in sociopathy. Evidence for subsensititvity of a central serotonergic function. Brit J Psychiatry 160: 643–646

Parsons B, Quitkin FM, McGrath PJ, Stewart JW, Tricamo E, Ocepek Welikson K, Harrison W, Rabkin JG, Wager SG, Nunes E (1989) Phenelzine, imipramine, and placebo in borderline patients meeting criteria for atypical depression. Psychopharmacol Bull 25: 524–534

Poeggel G, Braun K (1996) Early auditory filial learning in degus (Octodon degus): Behavioral and autoradiographic studies. Brain Res 743: 162–170

Roy A, Adinoff B, Linnoila M (1988) Acting out hostility in normal volunteers: Negative correlation with levels. Psychiatric Res 4: 187–194

Roy A, DeJong J, Linnoila M (1989) Extraversion in pathological gamblers: correlates with indices of noradrenergic function. Arch Gen Psychiatry 46: 679–681

Saß H, Steinmeyer EM, Ebel H, Herpertz S (1995) Untersuchungen zur Kategorisierung und Dimensionierung von Persönlichkeitsstörungen. [Studies on categorical and dimensional concepts of personality disorders.] Zeitschr klin Psychol 24: 239–251

Shapiro AK, Shapiro E, Bruun RD, Sweet RD (1978) Gilles des la Tourette's syndrome. Raven Press, New York

Siever LJ, Davis KL (1991) A psychobiological perspective on the personality disorders. Am J Psychiatry 148: 1647–1658

Simeon D, Stein DJ, Gross S, Islam N, Schmeidlger J, Hollander E (1997) A double-blind trial of fluoxetine in pathologic skin picking. J Clin Psychiatry 58: 341

Soloff PH, George A, Nathan RS, Schulz PM, Perel JM (1986) Paradoxical effects of amitriptyline in borderline patients. Am J Psychiatry 143:1603–1605

Soloff PH, Cornelius J, George A, Nathan S, Perel M, Ulrich RF (1993) Efficacy of phenelzine and haloperidol in borderline personality disorder. Arch Gen Psychiatry 50: 377–385

Steinberg BJ, Trestman RL, Siever LJ (1995) The cholinergic and noradrenergic neurotransmitter systems affective instability in borderline personality disorder. In: Biological and neurobehavioral studies in borderline personality disorder. American Psychiatric Press, Washington, DC, pp S41-S59

Steinberg BJ, Trestmann R, Mitropoulou V, Serby M, Silverman J. (1997) Depressive response to physostigmine challenge in borderline personality disorder patients. Neuropsychopharmacol 17: 264–273

Tandon R, Greden JF, Haskett RF (1993) Cholinergic hyperactivity and negative symptoms: behavioral effects of physostigmine in normal controls. Schizophr Res. 9: 19

Trestman Rl, Coccaro EF, Weston S, Mitropoulou V, Ramella F, Gabriel S, Siever LJ (1992) Impulsivity, suicidal behavior, and major depression in the personality disorder: differential correlates with noradrenergic and serotonergic function. Biol Psychiatry 31: 68 A

Tuinier S, Verhoeven WMA (1995) Dimensional classification and behavioral pharmacology of personality disorders; a review and hypothesis. Eur Neuropsychopharmacol 5: 135–146

Diskussion

Gaebel

Sie haben versucht, eine Brücke auch zur Neurobiologie dieser Störungen zu schlagen, was ja für die Frage der Indikation bestimmter Substanzgruppen sehr hilfreich sein könnte. Würden Sie soweit gehen, aus Ihrem Schema, in dem Sie Bezug zu verschiedenen Neurotransmitter-Systemen herstellen, Empfehlungen für bestimmte Substanzgruppen und Syndrome abzuleiten?

Saß

Es gibt immerhin eine ganze Reihe von biologischen Studien, die es sinnvoll erscheinen lassen, solche Hypothesen aufzustellen, wie dies Herr Schmidt z. B. auch für die Suchterkrankungen aufgezeigt hat. Ich meine, daß dies neben dem klinisch-intuitiv gelenkten Vorgehen, eine gute Ergänzung wäre, um die medikamentöse Behandlung von Persönlichkeitsstörungen auf rationale Füße zu stellen.

Linden

Sie haben bei den Zielsymptomen im Wesentlichen Affektqualitäten genannt. Spielen nicht auch Störungen der Affektmodulation bei einer Reihe von Patienten mit Persönlichkeitsstörungen eine Rolle?

Saß

Das ist ein ganz wichtiger Aspekt. Sie wissen, daß wir in unserer Klinik uns neben der Affektqualität vor allem mit der Affektregulation und -modulation beschäftigen, z. B. im Rahmen von Affektinduktionsexperimenten. Das Ausmaß der Reagibilität und die Fähigkeit, die Affektmodulation zu kontrollieren, spielt eine ganz wichtige Rolle gerade im zweiten Cluster, bei der Borderline-Persönlichkeitsstörung, aber auch der narzistischen Persönlichkeitsstörungen mit der überschießenden Wut.

Linden

Wenn es im Gehirn ein System gibt, das pharmakonresponsiv ist, bis hin zu Alkohol, dann ist es das limbische System und die Affektregulation, -ausbildung und -steuerung. Daher ist es völlig legitim, zu untersuchen, ob die Affektproduktion und -modulation z. B. durch Neuroleptika stabilisiert werden können oder bestimmte Affektqualitäten dauerhaft verändert werden können. Vieles, was sonst in den Definitionen steht, sind doch nur Sekundär- und Tertiärfolgen dieser primären Affektstörungen, die z. T. noch sehr unspezifisch sind. Schließlich sind ja alle anderen Behandlungsoptionen bei den Persönlichkeitsstörungen nicht so, daß man nicht das Recht hätte, auch medikamentös weiter zu denken.

Warnke

Die Frage ist, ob nicht das hyperkinetische Syndrom ein Modell für alle diese Überlegungen sein könnte. Wenn wir feststellen können, daß ein Großteil der Kinder mit hyperkinetischem Syndrom, gekennzeichnet durch Aufmerksamkeitsstörungen, Impulsivität und motorische Unruhe, sich im Kindes- und Jugendalter zu dissozialen Verhaltensstörungen entwickelt, bis hin zur antisozialen Persönlichkeitsstörung, behandeln wir dieses Syndrom hocheffektiv mit Stimulantien, andere aber auch mit Neuroleptika. Wenn man das jetzt Persönlichkeitsstörung nennen würde, dann käme man in die Diskussion wie in der Erwachsenenpsychiatrie, und tatsächlich ist das ein Grund, warum die Stimulantiendiskussion teilweise so emotionalisiert geführt wird, daß man hier Menschen einfach ändert. Ich bin nicht dieser Meinung, sondern sehe hier die Chance, vielleicht auf dem Modell der Teilleistungsstörungen aufgebaut, spezifische Schwächen zu behandeln. Das ist meine zweite Frage: Gibt es zum Asperger-Syndrom Befunde?

Saß

Patienten mit Asperger-Syndrom gehen über in häufig eigenartige Cluster-A-Syndrome. Wir haben zufälligerweise gerade drei solche Patienten in der Klinik, schizoide, paranoide, exzentrische, schizotypische Patienten. Das sind sicher interessante Modelle, bei denen wir aus der Zusammenarbeit zwischen Kinder- und Jugendpsychiater und Erwachsenenpsychiatrie sehr viel lernen können.

Natürlich ist es wissenschaftlich vorsichtig, die Problematik unter dem Aspekt der Teilleistungsstörungen, z. B. im Umgang mit Affekten, zu sehen. Aber gerade der Verweis auf die antisoziale Persönlichkeitsstörung zeigt, daß das vielleicht doch zu kurz gegriffen ist. Der Mensch besteht nicht nur aus bestimmten, biologisch fundierten Temperamentseigenschaften, sondern er erwirbt auch im Laufe seines Lebens in seiner Lerngeschichte Prägungen, baut ein Gewissen auf, hat Identifikationen mit Menschen oder Normen, identifiziert sich zum Beispiel mit einer antisozialen oder normentreuen Gruppe. Wir kommen deshalb bei den Persönlichkeitsstörungen um die Berücksichtigung des lebensgeschichtlichen und biographischen geformten Strukturaspekts der Persönlichkeit nicht herum. Der letztere Aspekt ist der medikamentösen Behandlung natürlich nicht zugänglich, sondern er gehört zur psychiatrisch-psychotherapeutischen Behandlung.

Steinberg

Ich habe Unbehagen bei dem Anspruch der Psychotherapie, daß dies zu einer Änderung der Persönlichkeitsstruktur führen soll. Ich selber lehne dieses Ziel eigentlich ab. Andererseits sehen wir tatsächlich im Laufe eines Lebens Persönlichkeits- und Charakteränderungen, nicht nur z. B. bei hebephrenen Psychosen, sondern es gibt sie z. B. stoffgebunden bei Verwendung bestimmter Drogen, wo wir Endstrecken sehen, wo es zu einer Verarmung vorher bestehender Valenzen gekommen ist. Ich würde als Ziel einer solchen Therapie nicht die Strukturänderung im positiven Sinne postulieren, sondern mich z. B. auf den Begriff der Einsichtsfähigkeit, der besseren Reagibilität im Sozialbereich einschließlich des sozial besser verträglichen Verhaltens beschränken.

Saß

Das sind natürlich jetzt Überlegungen über die Wortwahl. Natürlich muß man mit dem Strukturbegriff sehr vorsichtig sein, es gibt aber auch Persönlichkeitsänderungen unabhängig von Drogen. Wenn Sie in ein bestimmtes Milieu gehen, dann gibt es eine Depravation unabhängig von Drogen, und daran sehen Sie die Bedeutung der Lebensentwicklung und der biographischen Einflüsse auf die Persönlichkeit.

Ihl

Die Begrifflichkeit der Persönlichkeitsstörung bringt natürlich Probleme mit sich. In der neueren Persönlichkeitspsychologie haben die Eigenschaftsmodelle nicht umsonst eine gewisse Dominanz erworben. Die Eigenschaften wollen wir ja nicht abschaffen. Sie haben unterschiedliche Ausprägungen, und wir müssen irgendwann einmal definieren, wann Eigenschaften zu Symptomen werden. Da geht es dann darum, die Symptome zu behandeln, die von uns als wirkliche Störungen wahrgenommen werden. Das sind aber keine Störungen der Persönlichkeit an sich, sondern Ausprägungsabweichungen einzelner Eigenschaften. Wenn man dann daran geht, diese Symptomkonstellationen oder Syndrome zu behandeln, ist man weg von dem lästigen Begriff der Persönlichkeitsstörung.

Sachverzeichnis

A

Abhängigkeitserkrankungen
(*siehe auch* Alkohol) 11, 95–107
Abhängigkeitspotential, Benzodiazepin
138
Acetylcholin 81
affektive
– Entkoppelung 186
– Hyperreagibilität 195
– Psychosen 49–53
Aggressivität 72
– autoaggressives Verhalten 10, 196
– Durchbrüche 10
– pathologische 51
Agranulozytose 44
Akathisie 6, 85
akute dyskinetische Syndrome 6
Alimenazin 140
Alkoholentwöhnung 101
Alkoholentzugsanfälle 98
Alkoholentzugsdelir 99
Alkoholentzugssyndrom 11, 97
Alkoholhalluzinose 11, 101
allergische Erkrankungen 172
alogenes Psychosyndrom 188
Ältere Patienten (*siehe auch*
Gerontopsychiatrie) 52, 166
Alzheimer Krankheit 87
Amisulprid 15, 44, 51, 157
Amitriptylin 150
Amphetamin 95
Angsterkrankungen 36, 54
ängstlich-depressive Syndrome 158
Angststörungen 19–25, 169
– Pharmakotherapie-Empfehlungen
123
Angstsyndrome 10, 72
anhaltende somatoforme Schmerzstörung
114
anticholinerge Effekte 83

Antidepressiva
– Persönlichkeitsstörungen,
Therapiestudien 201
– sedierende 138
antiemetische Wirkung 186
antihistaminerge Substanzen 143
Apomorphineffekte 21
Area tegmentalis ventralis 95
Arzneimittelinteraktionen 82
Arzneimittelstatistiken, skandinavische 39
Arzneiverordnungsreport 31
atypische Neuroleptika 9, 43
Aufklärung 8, 9
Aufmerksamkeitsstörungen 81
autistische
– Kinder 72
– Syndrome 10
autoaggressive Verhaltensweisen 10, 196
D_2-Autorezeptoren 15–25
– Blockade 22

B

„behavioral activation system" 195
„behavioral inhibition system" 195
Belohnungssystem 24, 95
Benzamide 15
Benzodiazepine 202
bipolare affektive Störungen 149
Borderline-Persönlichkeitsstörung 10, 47
Bromazepam 126
Buprenorphin 100
Butyrophenone 178
– bei Schlafstörungen 141

C

Carbamazepin 69, 178
– beim Alkoholentzugssyndrom 98
Chlordiazepoxid 128

Chlorpromazin   15, 150
Chlorprothixen   20, 65, 100, 126, 178
Chorea *Huntington*   48, 53
chronische Schmerzen   189
Clomethiazol   139, 140, 144
Clonidin   100
Clozapin   9, 16, 43, 51, 65, 140, 150, 154
- bei Schlafstörungen   141
- Wirksamkeit bei nichtschizophrenen
  Erkrankungen   45
Cocain   95
Compliance   63

D

Delir   13, 83, 169
Demenz   85
Depression   12, 19–25, 50, 149–165
- chronische bzw. therapieresistente   156–158
- wahnhafte   10, 150
Dermatozoenwahn   110
Diabetes mellitus   171
Diazepam   158
Dipiperon   65
Dixyrazin   140
L-DOPA-induzierte Psychose   47
Dopamin   24, 81
- Rezeptoren
- - Autorezeptoren, Desensitivierung   24
- - Blockade   1, 43
- - D_2 -Rezeptoren   15–25
dopaminerge Synapse, Modell   23
Doxepin   100
DSM-IV-Klassifikation von
  Persönlichkeitsstörungen   197, 198
Durchgangssyndrom   10, 72
Dyskinesien
- Spätdyskinesien   159
- tardive   6, 8, 53, 84
dyskinetische Syndrome, akute   6
dyskognitive
- Begleitwirkungen   7
- Störungen   6

E

einfache Phobie (*siehe* isolierte Phobie)
Elektroenzephalogramm   180
Elektrokrampfbehandlung   24
Eltern, sorgeberechtigte   65
Engwinkelglaukom   171

Entzugskrämpfe   97
Entzugssyndrome   96–100
Epilepsie   13, 175–184
- Anfälle, neuroleptikainduzierte   180
Epilepsiepsychosen   175, 176
- Prophylaxe und Therapie   177
epileptische Anfälle, neuroleptikainduziert
  180
Erbrechen, Opioidanalgetika induziert   186
Erregungszustände   176
Ethosuximid   178
extrapyramidal-motorische Nebenwirkugnen
  7, 82, 140

F

First-pass-Metabolismus   80
Flupentixol   20, 101, 102, 127
- Depot   155
Flupentixoldecanoat   158
Fluphenazin   19, 20, 102, 126
Fluphenazindecanoat   158
Fluspirilen   19, 20, 65, 158, 159
- bei generalisierter Angststörung   126
funktionelle Störungen psychischen
  Ursprungs   36

G

gastrointestinale Störungen   170
Gedächtnisstörungen   81
generalisierte Angststörung   11, 123, 125
Gerinnungsstörungen   171
Gerontopsychiatrie   34, 80–94
- geriatrische Patienten   52, 144, 166
Gille-de-la-Tourette-Syndrom   10, 73

H

Haldol   65
Haloperidol   20, 65, 102, 178
- Indikationen   5
hämatopoetisches System   171
„harm avoidance"   195
Heilversuch   64
Heroin   95
Hiatushernie   171
hirnorganische Psychosyndrome   166
Histamin-H_1-antagonistische Eigenschaften
  18

Homovanillinsäure   23
5HT$_2$ -Rezeptoren   160
Hydroxyindolessigsäure   196
Hyperaktivität   10
Hyperkinesen, späte   6, 43
hyperkinetisches Syndrom   10, 73
Hypermotilität   20
Hypertonie   170
Hypnotikum, Anforderung an   138
hypnotische Wirkung   137
Hypochondrien, psychotische   187
hypochondrische Störung   109
- psychotische   187
Hypotension   84
- orthostatische   82
Hypothermie   20
Hypotonie   170

I

iktale
- Erregungszustände   13
- Psychosen   13, 176
Iloperidon   44
Imap   32, 65
Impulsivität   195
Impulskontrolle, Störung   72
Infektionserkrankungen   171
interiktale Psychosen   13, 177
internistische Erkrankungen   166–174
isolierte Phobie   11

K

kardiovaskuläre
- Erkrankungen   169
- Veränderungen   84
Kinder- und Jugendliche   34, 63–75
- Neuroleptika, Indikationen   71
- pharmakokinetische Besonderheiten   68
kognitive Desorganisation   195
Konversionsstörung   12, 114
körperdysmorphe Störung   113

L

Lamotrigin   178
Lebererkrankungen   171
Leberfunktion   80
Leponex   65
Levomepromazin   140, 178

M

„Major Depression"   50
„major tranquilizer"   137
malignes neuroleptisches Syndrom   73
manische Psychose   10, 49
- Phasen, Rezidivprophylaxe   155
Metabolisierung   68
Miktionsstörungen   171
Morbus *Parkinson*   47, 54
Multimorbidität älterer Menschen   82
myoklonisch-impulsive Anfälle   176

N

Nebenwirkungen, extrapyramidal-motorische
    82, 140
Nervenschwäche   36
Neurasthenie   36
Neurobiologie, synaptische Organisation   195
Neuroleptika
- beim Alkoholentzugssyndrom   98
- analgetische Wirkung   185
- bei Angst   19–25
- Anhedonie-Hypothese   95
- und Antidepressiva,
    Kombinationstherapie   153
- Anwendungsbeschränkungen   168
- atypische   9, 43, 103, 108
- Behandlung, Einwilligung   8
- bei Depression   19–25
- Empfehlungen für den Einsatz im Alter
    87, 88
- häufig verordnete Präparate   32
- Heilversuch   9
- Hemmung präsynaptischer D$_2$-Rezeptoren
    20
- hypnotische Wirkung   18, 138
- Indikationen   3, 4
- - für nichtschizophrene Erkrankungen
    10–13
- Kinder- und Jugendpsychiatrie   63–75
- Nebenwirkungen   6, 108
- neue   43–62
- niedrigdosierte   19, 33, 158
- Persönlichkeitsstörungen,
    Therapiestudien   200
- Pharmakologie   16
- prokonvulsive Wirkung   175, 179
- als Schlafmittel   137–150
- Schlafparameter   144
- Suizidalität   153

- Tagesdurchschnittsdosis   32
- Therapie
- - Aufklärung   189
- - Risiken   189
- Tranquilizer-Indikationen   32
- Verordner   37
- Verordnungen   35
- - nach Altersgruppen   34
- - nach Diagnosen   34
- Verordnungstrends   38
- Wirkung
- - im Alter   80
- - antiadrenerge   168
- - anticholinerge   167
- - antidopaminerge   167
- - antihistaminerge   168
neuroleptikainduziertes Parkinsonoid   6
neuroleptische Potenz   18
Neurolepttranquilizer   39
neurologische Syndrome   53
Neurorezeptorenblockade, Wirkungen   17
Neurotoxizität   69
Neurotransmitter, Ontogenese   66
nichtschizophrene Erkrankungen   2
- Indikation für Neuroleptika   10–13
- Therapieempfehlungen   6
nicht-wahnhafte körperdysmorphe Störungen
  12
Nierenerkrankungen   170
Nierenfunktion   80
Nikotin   95
Non-Compliance   82
Non-Responder auf Phasenprophylaktika
  155
Noradrenalin   81, 160
Norepinephrin, Serumspiegel   195
Nortriptylin   158
„novelty seeking"   195
Nucleus accumbens   95

O

Olanzapin   9, 44, 48, 52, 65
Ontogenese der Neurotransmitter   66
Opiatentzugssyndrom   11, 100
Opioidanalgetika, Erbrechen   186
Opioid-System   95
Orap   65
organische(s)
- Psychose   10, 72
- Psychosyndrom, Ursachen   167
Orientierungsstörungen   81

orthostatische
- Dysregulation   170
- Hypotension   82

P

pädiatrische Indikationen   70
Panikstörung   11, 123, 128
Parkinsonoid, neuroleptikainduziertes   6
Perazin   65
Persönlichkeitsstörungen   194–208
- biologisch begründete Hypothesen   195
- Definition   194
- DSM-IV-Klassifikation   197, 198
- Psychotherapie   202
PET (Positronenemissionstomographie)   16
Pharmakoepidemiologie   31–40
Pharmakokinetik   80
- im Alter   81
Phenobarbital   178
Phenothiazine bei Schlafstörungen   142
Physiostigmin   196
Pimozid   65, 95, 110
Pipamperon   140, 65
Plasmaalbuminbildung   80
Positronenemissionstomographie (PET)   16
postiktale Psychosen   176
Präparatwahl   8, 9
Primidon   178
Prolaktinfreisetzung   43
Promazin   140, 142
Promethazin   1, 140, 178
Prostata Hypertrophie   171
Prothipendyl   140
Pseudodemenz, medikamentös verursacht
  81
Psychopharmakaverordnung   65
psychoreaktive Störung   127
Psychose(n)
- affektive   49–53
- L-DOPA-induzierte   47
- iktale   13, 176
- interiktale   13, 177
- manische   10
- organische   10, 72
- postiktale   176
- schizoaffektive   12
psychotische Hypochondrien   187
psychovegetative
- Beschwerden   108
- Störung   127
Pylorusstenose   171

Q

Quetiapine 44

R

Racloprid 44
Refluxösophagitis 171
Remoxiprid 44, 52
„reward dependence" 195
Rezeptorprofile 20
Risperidon 9, 44, 49, 51, 65, 150
Rote Liste 3

S

schizoaffektive Psychose 12, 149
schizophrene Minussymptomatik 43
Schizophrene, Substanzmittelmißbrauch 102
schizotypische Persönlichkeit 196
Schlafmittel, ideales 138
Schlafstörungen 12, 34, 36, 169
– somatoforme 109
– therapieresistente 54
Schmerzsyndrome 13, 185–193
Schmerzzustände 172
sedierende Antidepressiva 138
Sedierung 137
Serdolect 65
Seroquel 44
serotonerges System 46, 186
Serotonin-Reuptake-Inhibitoren 113
Serotoninstoffwechsel 66, 154
Sertindol 9, 44, 65
skandinavische Arzneimittelstatistiken 39
Somatisierungsstörung 109
– mit Schmerzerleben 187
somatoforme
– autonome Störung 114
– Schmerzstörung 12
– Störungen 11, 108–122
soziale Phobie 11, 123
Spätdyskinesien 159
späte Hyperkinesen 6
spezifische Phobie (siehe isolierte Phobie)
Status epileptici 179
Stereotypien 10, 20
Stimulanzienintoxikation 10, 72
striatale dopaminerge Innervation 68
Substanzmittelmißbrauch bei Schizophrenen 102

Suizidprophylaxe 154
Suizidversuche 196
Sulpirid 15, 20, 44, 157

T

Tabakrauchen 103
tardive Dyskinesien 6, 53, 84
– Inzidenz 8
Taxilan 65
Temporallappenepilepsien 176
Thioridazin 20, 113
Tics 10, 73
Topiramat 178
Tractus spinothalamicus 185
Tranylcypromin 113
Trichotillomanie 129
Truxal 65

U

Umtriebigkeit 10
Unruhezustände 169

V

Valproat 178
vaskuläre Prozesse 172
Verhaltensprobleme bei Demenzen 85
Verhaltensstörungen 34, 51
Vigabatrin 178

W

wahnhafte
– Depression 10, 149, 150
– hypnochondrische Störung 110
– Störungen 10

Z

Ziprasidon 44
Zotepin 44, 50
Zwangsstörung 11, 123
– Pharmakotherapie 129
– Therapieresistenz 129
Zyprexa 65
Zytokine 160

Printed in Poland
by Amazon Fulfillment
Poland Sp. z o.o., Wrocław

91041305R00128